国家级技工教育规划教材
全国技工院校医药类专业教材

中药提取物生产技术

李莲芳　施金榆　主　编

中国劳动社会保障出版社

图书在版编目（CIP）数据

中药提取物生产技术/李莲芳，施金榆主编. --北京：中国劳动社会保障出版社，2023

全国技工院校医药类专业教材

ISBN 978-7-5167-5866-3

Ⅰ. ①中… Ⅱ. ①李… ②施… Ⅲ. ①中药化学成分-提取-技工学校-教材 Ⅳ. ①R284. 2

中国国家版本馆 CIP 数据核字（2023）第 103654 号

中国劳动社会保障出版社出版发行

（北京市惠新东街 1 号　邮政编码：100029）

*

北京市科星印刷有限责任公司印刷装订　　新华书店经销

787 毫米×1092 毫米　16 开本　22. 25 印张　483 千字

2023 年 6 月第 1 版　　2023 年 6 月第 1 次印刷

定价：56. 00 元

营销中心电话：400-606-6496

出版社网址：http://www. class. com. cn

《中药提取物生产技术》编审委员会

主　　编　李莲芳　施金榆

副 主 编　杨　芬　刘海周　毛　磊

编　　者　**（以姓氏笔画为序）**

毛　磊（杭州第一技师学院）

刘海周（云南蓝钻生物科技股份有限公司）

杜春华［云南技师学院（云南工贸职业技术学院）］

李莲芳［云南技师学院（云南工贸职业技术学院）］

杨　燕（云南农业职业技术学院）

杨　芬［云南技师学院（云南工贸职业技术学院）］

吴保峰［养立方中药科技（云南）有限公司］

张　毅（昆药集团股份有限公司）

郝孟珂（河南医药健康技师学院）

施金榆［云南技师学院（云南工贸职业技术学院）］

主　　审　赵　斌（广东江门中医药职业学院）

卢鹏伟（河南医药健康技师学院）

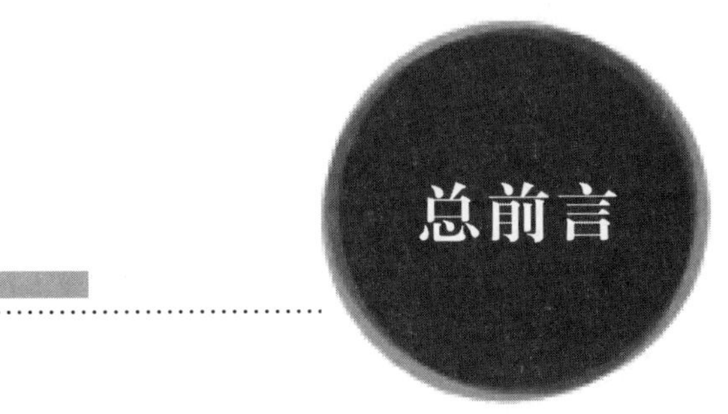

总前言

为了深入贯彻党的二十大精神和习近平总书记关于大力发展技工教育的重要指示精神，落实中共中央办公厅、国务院办公厅印发的《关于推动现代职业教育高质量发展的意见》，推进技工教育高质量发展，全面推进技工院校工学一体化人才培养模式改革，适应技工院校教学模式改革创新，同时为更好地适应技工院校医药类专业的教学要求，全面提升教学质量，我们组织有关学校的一线教师和行业、企业专家，在充分调研企业生产和学校教学情况、广泛听取教师意见的基础上，吸收和借鉴各地技工院校教学改革的成功经验，组织编写了本套全国技工院校医药类专业教材。

总体来看，本套教材具有以下特色：

第一，坚持知识性、准确性、适用性、先进性，体现专业特点。教材编写过程中，努力做到以市场需求为导向，根据医药行业发展现状和趋势，合理选择教材内容，做到“适用、管用、够用”。同时，在严格执行国家有关技术标准的基础上，尽可能多地在教材中介绍医药行业的新知识、新技术、新工艺和新设备，突出教材的先进性。

第二，突出职业教育特色，重视实践能力的培养。以职业能力为本位，根据医药专业毕业生所从事职业的实际需要，适当调整专业知识的深度和难度，合理确定学生应具备的知识结构和能力结构。同时，进一步加强实践性教学的内容，以满足企业对技能型人才的要求。

第三，创新教材编写模式，激发学生学习兴趣。按照教学规律和学生的认知规律，合理安排教材内容，并注重利用图表、实物照片辅助讲解知识点和技能点，为学生营造生动、直观的学习环境。部分教材采用工作手册式、新型活页式，全流程体现产教融合、校企合作，实现理论知识与企业岗位标准、技能要求的高度融合。部分教材在印刷工艺上采用了四色印刷，增强了教材的表现力。

本套教材配有习题册和多媒体电子课件等教学资源，方便教师上课使用，可以通过技工教育网（http://jg.class.com.cn）下载。另外，在部分教材中针对教学重点和难点制作了演示视频、音频等多媒体素材，学生可扫描二维码在线观看或收听相应内容。

本套教材的编写工作得到了河南、浙江、山东、江苏、江西、四川、广西、广东等省（自治区）人力资源社会保障厅及有关学校的大力支持，教材编审人员做了大量的工作，在此我们表示诚挚的谢意。同时，恳切希望广大读者对教材提出宝贵的意见和建议。

本书前言

中药提取物的生产是中药制剂生产过程中的关键环节，中药饮片质量的好坏，溶剂提取方法和提取液处理方法的得当与否，新技术、新工艺的应用和设备配置等都直接关系被提取有效成分的数量和质量，从而影响提取物质量的稳定性和有效性等。教材的编写思路是：以中药制药生产企业开展中药提取物生产的工作流程和技术为核心，以“职业岗位（典型工作任务）→学习项目（参考性学习任务）→岗位工作任务（具体工作任务）”为主线，基于中药提取物生产各环节岗位实际，以中药饮片生产等参考性工作任务为载体，构建以工作过程为导向的课程体系。教学内容的设计具有“工学结合、成果导向”的鲜明特色，从易到难，从简单到复杂，遵循学生职业能力培养的基本规律，科学设计学习性工作任务，挖掘思政元素，以适应现代职业教育的新需求，即：每个岗位工作任务按思维导图→学习目标→案例导入→建议学时→学习过程→作业单→学习评价的思路进行设计；每个学习项目（参考性学习任务）结束后都设计有项目学习总结评价，以此来综合评价学习项目（参考性学习任务）的综合职业能力和学习效果。同时教材的编写采用“校企”合作的开发方式，邀请多位技能娴熟、工作经验丰富的企业实践专家参与教材的编写，配套信息化资源，将传统纸质教材与数字资源相结合，使教材具备专业知识和技能学习、工种鉴定和培训的双向功能。

教材内容按照中药提取物生产的工作环节进行设计，采用项目化、任务引领的方式编写，共包括八个项目。各项目具体编写分工如下：项目一中药化学成分，由杨芬、施金榆编写；项目二中药提取溶剂，由杜春华、施金榆编写；项目三中药饮片生产技术，由李莲芳、杨燕编写；项目四中药饮片粉碎、过筛和混合，由毛磊编写；项目五中药提取方法，由李莲芳、郝孟珂编写；项目六中药提取液的分离与纯化，由刘海周、李莲芳编写；项目七中药提取液的浓缩与干燥，由李莲芳、吴保峰编写；项目八中药提取物的质量控制，由张毅编写。全书由李莲芳、施金榆统稿，河南医药健康技师学院卢鹏伟、广东江门中医药职业学院赵斌主审，在此表示衷心的感谢。

由于编者的水平有限，书中难免有疏漏和不足之处，恳请使用本教材的教师、学生和其他读者批评指正。

编者

2023 年 5 月

目　录

项目一

中药化学成分

中药是我国传统药物的主要组成部分。自古以来，人类在与疾病作斗争的长期实践中，通过以身试药，对中药的应用积累了丰富的经验。中药无论是单方用药还是复方使用，保证其疗效的物质基础是中药中所含的化学成分，特别是生物活性成分，即有效成分，在防治疾病方面发挥了重要作用。

中药中化学成分的种类、数量是极为复杂的，研究清楚中药化学成分，特别是有效成分的理化性质等，对中药在炮制、提取、分离、纯化、浓缩、干燥等环节中选择合适的方法、溶剂和设备等，在保证中药提取物的质量方面具有非常重要的意义。

岗位任务一　认识中药化学成分

思维导图

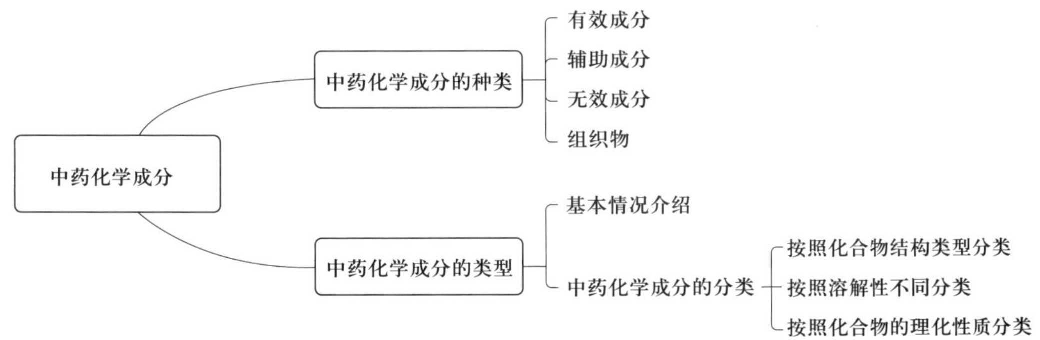

学习目标

知识目标

熟悉中药化学成分种类、中药化学成分类型。

技能目标

1. 能根据阅读材料，提取知识点，正确有效地完成作业单。

2. 能将学到的有关中药化学成分的理论知识运用到生产实际中，用学到的理论知识解决生产实际问题。

素质目标

1. 具有团队协作、沟通交流的能力。

2. 培养爱岗敬业、无私奉献、不懈追求、开拓创新的精神。

3. 倡导传承精华、守正创新的思想理念，培植爱国主义情怀，坚定中医药自信。

4. 具备优良的劳动纪律观念、心理素质、职业道德和素养。

【案例导入】

20 世纪 60 年代以来，由于恶性疟原虫对常用抗疟药氯喹等喹啉类药物产生抗药性，疟疾在东南亚地区、南美洲和非洲蔓延，全球防治疟疾的形势非常严峻。多年从事中药和中西药结合研究的屠呦呦，创造性地研制出抗疟新药——青蒿素和双氢青蒿素，对疟原虫有 100% 的抑制率。2015 年 10 月，屠呦呦获诺贝尔生理学或医学奖，成为第一个获得诺贝尔自然科学奖的中国人。屠呦呦在获奖感言中说道："青蒿素是中医药给世界的一份礼物。"青蒿素是从黄花蒿茎叶中提取的含过氧基团的倍半萜内酯。屠呦呦发现青蒿素的灵感来自晋代葛洪《肘后备急方·治寒热诸疟方》中的"青蒿一握，以水二升渍，绞取汁，尽服之"这段文字。1971 年，在经历了 190 次失败之后，屠呦呦成功地用低沸点的乙醚制取青蒿提取物；次年成功分离得到抗疟有效单体化合物的结晶，后被命名为"青蒿素"。自 1973 年起，为研究青蒿素结构中的功能基团而制备衍生物，经构效关系研究，明确了青蒿素结构中的过氧基团是抗疟活性基团，后开发出双氢青蒿素、蒿甲醚等系列衍生物及制剂。

讨论：

1. 查阅文献资料，结合以上案例，说明黄花蒿茎叶中的化学成分有哪些，有效成分是什么。

2. 作为一名医药人，屠呦呦的伟大发现对你有何启示？

建议学时

2 学时

学习过程

一、阅读以下材料

（一）中药化学成分的种类

中药也称中草药，是我国传统医学治疗和预防疾病所使用的独特药物。中药来源于植物、动物、矿物、微生物和海洋生物等，以植物来源为主，种类繁多。中药中化学成分的种类极为复杂，概括来说可以分为以下 4 类：

1. 有效成分

有效成分是指具有显著生理活性和药理作用，在临床上有一定应用价值的成分。有效成分可以是一种单一成分，如青蒿素，是从中药黄花蒿（*Artemisia annua* Linn.）中提取的一种抗疟有效成分，具有抗白血病和免疫调节功能，单一性成分能用分子式和结构式表达；也可以是一大类成分，如生物碱类、黄酮类、苷类、醌类、甾类、萜类等。大类成分是含有效成分但尚未提纯为单体化合物的混合物，如人参总皂苷、三七总皂苷、葛根总黄酮、丁香茎叶油等。

2. 辅助成分

辅助成分是指本身没有特殊疗效，但能增强或缓和有效成分作用的物质，或是有利于有效成分浸出或增强有效成分稳定性的物质。如大黄中所含的鞣质可以缓和大黄蒽醌苷的泻下作用；洋地黄中的皂苷可帮助洋地黄苷溶解或促进其吸收；麦角中的组胺、酪胺及乙酰胆碱可增强麦角碱的药效。

3. 无效成分

无效成分是指本身无生理活性或药效的物质，有的甚至会影响浸出效能、制剂的稳定及外观和药效等，如树脂、黏液质、果胶等。

4. 组织物

组织物是指构成中药的细胞或其他不溶性物质，如栓皮、纤维素、石细胞等。

鉴于中药所含成分的复杂性，中药的提取、分离与纯化、浓缩与干燥等应在分析处方组成、参考各中药所含成分的理化性质和药理作用的基础上，根据与治疗作用相关的有效成分的理化性质，结合制剂制备上的要求、大生产的实际情况、环境保护的要求，进行工艺路线的设计及工艺方法和条件的筛选。其目的是最大限度地提取中药中的有效成分及辅助成分，使无效成分及组织物尽量少混入或者不混入提取物中。

中药有效成分与无效成分不是绝对的。一些曾经被认为是无效的成分，后来发现它们在某些中药里具有显著的生理活性和医疗价值而成为有效成分。相反，某些曾被认为是主要有效成分的化合物，随着中药化学、药理活性研究的深入而被认为是无效成分或非主要有效成分。如麝香的抗炎活性成分，近年来的实验证明是其所含的多肽而不是麝香酮；山茱萸的质量控制曾经以熊果酸作为指标性成分，现在则修订为马钱苷。另外，所谓的有效成分都是针对一定的疾病而言的，某种成分对治疗这种疾病来说是有效成分，但对另一种疾病而言，则可能会成为无效成分。如糖类、氨基酸、蛋白质、无机盐等，这些成分往往是维持植物生长所必需的物质，但曾经认为其与防治疾病没有很大关系而被视为无效成分，随着研究的深入，后来却发现其在一些中药中具有抗肿瘤、抗病毒、抗氧化、抗衰老、抗炎、降低血糖和提高免疫力等方面的重要生物活性而被广泛研究和应用；又如天花粉中的天花粉蛋白有引产、抗癌作用；再如植物体内普遍存在鞣质，对治疗疾病不起主导作用，常视为无效成分，但在中药五倍子、虎杖、地榆中却因鞣质含量较高且有一定收敛止血和抗菌消炎作用而成为有效成分。

（二）中药化学成分的类型

1. 基本情况介绍

在中药的种类中，以植物药居多。植物在体内物质代谢过程中发生着不同的生物合成反应，且不同的生物合成途径可产生结构千差万别的代谢产物。这些代谢产物按其生物合成途径可分为一次代谢产物和二次代谢产物。一次代谢产物是每种植物中普遍存在的维持有机体正常生存的必需物质，如叶绿素、糖类、蛋白质、脂类和核酸等。二次代谢是在特定条件下，一些重要的一次代谢产物作为前体或原料，进一步经历不同的代谢过程，生成生物碱类、苯丙素类、黄酮类、萜类、皂苷等。通常认为生物碱类、萜类、甾体、黄酮、蒽醌、香豆素、有机酸、糖类、蛋白质及氨基酸、酶、鞣质等具有药用价值的成分；纤维素、叶绿素、蜡、油脂、树脂和树胶等认为具有经济价值的成分，但是在进行生理活性成分研究时，这类物质常被作为杂质除去。

动物药中的化学成分有氨基酸、多肽、蛋白质、黏多糖、酶、生物碱及其他含氮化合物、皂苷、脂类、甾类、萜类等。动物体内游离的氨基酸，虽然含量较少，但种类多，往往具有显著的生理活性。而活性多肽与高血压、糖尿病、胃肠疾病、精神病、癌症、免疫功能低下等疑难性疾病的起因与治疗直接相关。胶类、角类、贝壳类、昆虫类等均含有丰富的氨基酸和蛋白质。黏多糖为动物界所特有，是动物药常见的活性成分，如皮类、角类、贝壳类、鳞甲类、骨类等中药中均含有。酶、生物碱及其他含氮化合物、甾类、萜类在动物中分布较广且种类繁多，具有一定的生物活性。皂苷在动物界分布较少，脂质在动物腹腔的脂肪组织、肝组织、神经组织中的含量很高。

矿物药主要成分多系无机化合物，所含有机物质甚微。

2. 中药化学成分的分类

中药化学成分复杂，结构类型多样，至今没有一个公认的分类系统，下面简单介绍一些常见的分类法。

（1）按照化合物结构类型分类。该分类方法是最常见的一种，如分为黄酮、蒽醌、香豆素、木脂素、萜类、甾体、生物碱、糖类等。同一种骨架类型的化合物，其理化性质、光谱特征都有相对特征的规律。但这种分类方法也有不足，如生物碱是一大类含氮的化合物，并没有固定的基本骨架。

（2）按照溶解性不同分类。中药中常见的成分按照溶解性不同一般可分为亲水性成分、亲脂性成分两大类；也可分为水溶性成分、醇溶性成分、脂溶性成分三大类。具体如图 1－1 所示。

一般来说，亲水性成分，也称为水溶性成分，溶于水，多数也溶于醇，而不溶于亲脂性有机溶剂；亲脂性成分，也称脂溶性成分，不溶于水，溶于有机溶剂。醇溶性成分，指能溶于乙醇的成分，包括大部分亲水性成分和绝大部分亲脂性成分。

（3）按照化合物的理化性质分类。化学成分往往有其特有的理化性质，如挥发油、色素、皂苷、有机酸、生物碱、鞣质、油脂和蜡类等。这种分类方法，方便掌握其在植物中的存在状态，物理、化学性质，提取、分离、检识方法，但不能反映出各类成分的结构特征，如色素不仅包括胡萝卜素、叶绿素，也包括黄酮、蒽醌等。

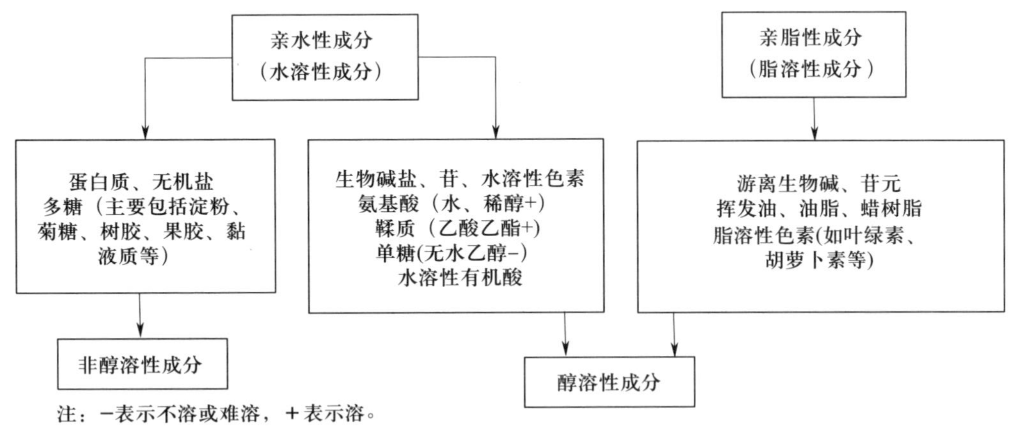

图 1－1　中药化学成分按照溶解性不同的分类图

二、填写工作单

（一）阅读以上材料

以小组为单位阅读以上材料，记录学习要点。

（二）听取教师 PPT 讲解

每位学生认真记录笔记。

（三）查阅资料回答问题

以小组为单位，结合阅读材料、PPT 和查阅资料的情况，回答作业单中的各项问题。

作业单

一、单项选择题

1. 下列物质中，（　　）常被认为是有效成分。

A. 生物碱类　B. 树脂　C. 叶绿素　D. 油脂

2. 下列不属于亲水性成分的是（　　）。

A. 黏液质　B. 蛋白质　C. 单糖　D. 树脂

3. 可溶于水的成分是（　　）。

A. 鞣质　B. 树脂　C. 油脂　D. 苷元

4. 下列不是植物的一次代谢产物的是（　　）。

A. 叶绿素　B. 糖类　C. 蛋白质　D. 生物碱类

二、多项选择题

1. 中药中的多糖主要有（　　）。

A. 黏液质　B. 树脂　C. 蔗糖　D. 树胶　E. 淀粉

2. 下列属于亲水性成分的是（　　）。

A. 生物碱盐　B. 苷　C. 多糖　D. 蛋白质　E. 挥发油

3. 下列属于亲脂性成分的是（　　）。

A. 树脂　B. 鞣质　C. 油脂　D. 苷元　E. 无机盐

4. 动物药中的化学成分有（　　）。

A. 无机盐　B. 氨基酸　C. 多肽　D. 蛋白质　E. 黏多糖

三、简答题

1. 简述中药有效成分中单一成分与大类成分的关系。
2. 如何理解有效成分和无效成分？
3. 中药化学成分的种类包括哪些？

学习评价

根据每一小组成员在本学习过程中的表现，填写学习任务过程性考核记录表（见书后附表）。

岗位任务二　中药有效成分及其特性

思维导图

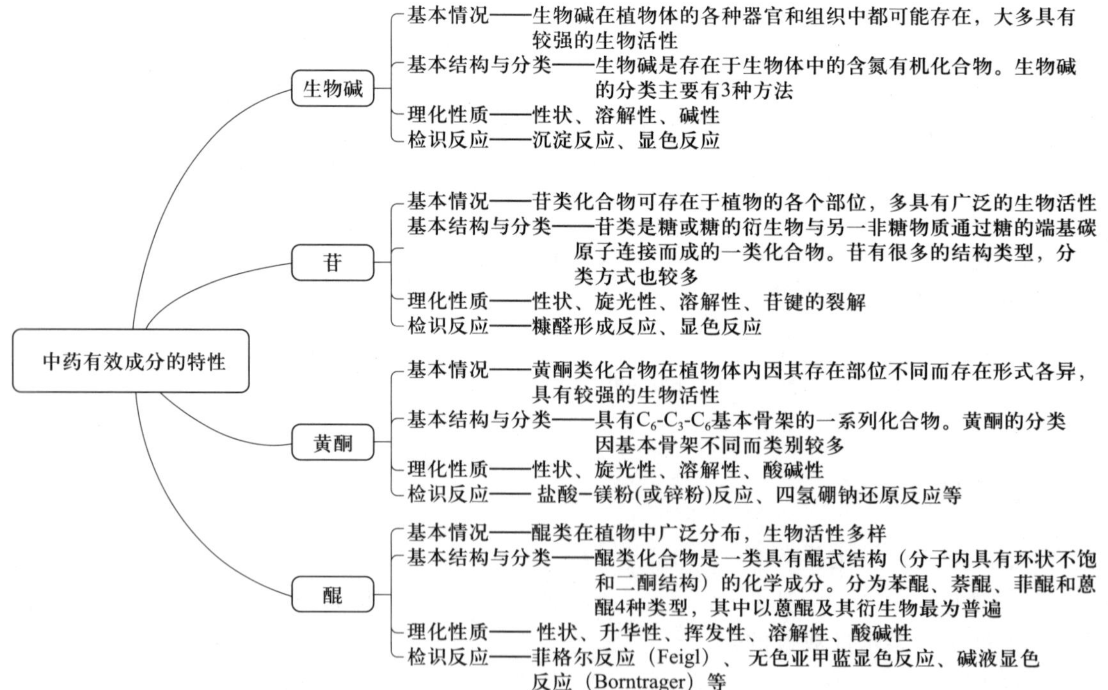

学习目标

知识目标

1. 掌握中药有效成分的理化性质。

2. 熟悉中药有效成分的基本结构和分类。

3. 了解中药有效成分的分布情况和生物活性，中药化学成分的检识反应。

技能目标

1. 能根据阅读材料，提取知识点，正确有效地完成作业单。

2. 能将学到的有关中药有效成分特性的理论知识运用到生产实际中，学会用学到的理论知识解决生产实际问题。

素质目标

1. 具有团队协作、沟通交流的能力。

2. 具备爱岗敬业的工匠精神、科学严谨的学习态度、一丝不苟的工作作风和守正创新的意识。

3. 树立人与自然和谐共生的生态观。

4. 树立正确的规范意识、效率意识和安全意识。

5. 具备优良的劳动纪律观念、心理素质、职业道德和素养。

【案例导入】

麻黄碱亦称麻黄素，是从中药麻黄中提取分离的一种生物碱，属芳烃仲胺类生物碱，为麻黄平喘的有效成分。我们祖先使用麻黄科植物的历史可以追溯到几千年前。

从植物中提取麻黄碱主要是利用麻黄碱既能溶于水，又能溶于亲脂性有机溶剂的性质，也可以利用麻黄碱在游离状态时具有挥发性的特性而采用水蒸气蒸馏法。由于麻黄素类产品在国际、国内市场上走俏，各地竞相上马采用麻黄提取麻黄素项目。全国生产天然麻黄素所用的麻黄95%以上来自于天然草场，而麻黄产区主要分布于内蒙古、山西、陕西、宁夏、甘肃、新疆等地，麻黄是西北部干旱地区维护生态平衡的主要植被。各生产厂家大肆发展麻黄素生产线，导致麻黄采挖过度，不仅直接影响植物提取麻黄素企业的生存，而且造成生态环境的不断恶化。由于存在植物产地、含碱量及工艺控制等诸多差异，造成产品质量均一性较差等问题。与传统植物提取相比，化学合成麻黄素质量稳定、均一性好，成本低廉。大力推广化学合成麻黄素，逐渐降低植物提取麻黄素的产量，甚至最终取消植物提取麻黄素的生产，对于提升麻黄素的附加值和保护生态环境具有非常重要的意义。

讨论：

1. 查阅文献资料，结合以上案例，说明麻黄中的有效成分有哪些？

2. 野生麻黄的过度采挖导致的后果给你什么启示？人类应如何利用野生中药资源和开发新资源？

建议学时

4 学时

学习过程

一、阅读以下材料

（一）生物碱

1. 基本情况

生物碱在植物界分布广泛，主要存在于高等植物中，尤其是双子叶植物中的毛茛科、罂粟科、茄科、豆科、防己科、小檗科、夹竹桃科等；单子叶植物如石蒜科、百合科和兰科等，麻黄科、三尖杉科、红豆杉科等少数裸子植物，以及在蕨类植物的卷柏科和石松科、菌类植物如麦角菌科等个别植物中也存在生物碱。生物碱在动物体中也有存在，如蟾酥中的蟾酥碱。

生物碱在植物体的各种器官和组织中都可能存在，往往会集中分布在某一器官。如黄柏生物碱主要存在于树皮部分，麻黄生物碱在髓部含量最高。也有少数植物的生物碱分布于植物不同部位，如喜树碱在喜树的木质部、根皮和种子中均有分布。在植物体内，只有少数碱性极弱的生物碱以游离状态存在，多数生物碱与酸结合成盐。

生物碱大多具有较强的生物活性，是一类重要的中药有效成分。如麻黄中的麻黄碱具有平喘作用，延胡索中的延胡索乙素具有镇痛作用，黄连中的小檗碱具有抗菌消炎作用。

2. 基本结构与分类

生物碱是存在于生物体中的含氮有机化合物。通常具有复杂的环状结构，氮原子常在环内。它们多具有类似碱的性质，能与酸结合生成盐。生物体所含的一些含氮有机物，如氨基酸、肽类、蛋白质、核苷等不归为生物碱。

生物碱的分类主要有 3 种方法：

（1）按植物来源分类。根据所得到生物碱的植物的属名或种名进行分类，如喜树碱、麻黄生物碱等。同一植物来源的生物碱通常具有相似化学结构。

（2）按化学结构类型分类。根据生物碱具有的化学结构母核分类，如喹啉类生物碱、莨菪烷类生物碱等。该方法将同样骨架的生物碱归在一起，利于结构分析。

（3）按生源途径结合化学结构类型分类。将生物碱的生物合成前体分为两大类——来源于氨基酸和异戊烯，氨基酸包括鸟氨酸、赖氨酸、邻氨基苯甲酸、苯丙氨酸和色氨酸，异戊烯包含萜类和甾体。该分类法一方面能反映出生物碱的结构母核，另一方面又能反映出结构与生源的关系。

3. 理化性质

- （1）性状
  - 组成：由C、H、N元素组成，绝大多数含O，个别含其他元素
  - 形态：多数为结晶，有一定熔点，有些为无定形粉末。少数无氧原子的为液体
  - 有些具有挥发性，如麻黄碱、槟榔碱
  - 味道：多数具苦味，少数有其他味道，如甜味的甜菜碱
  - 颜色：一般是无色的，但分子结构中具有较长的共轭体系，则在可见光下呈现颜色
  - 旋光性：结构中具有手性碳或本身为手性分子，具有旋光性。生理活性与旋光性有关
- （2）溶解
  - 游离生物碱
    - 亲脂性生物碱——数目较多，包括绝大多数叔胺碱和仲胺碱。易溶于亲脂性有机溶剂，特别是氯仿；亲水性有机溶剂也能溶，不溶或难溶于水，可溶于酸水
    - 亲水性生物碱——主要是季铵型、含氮-氧化物的生物碱，以及生物碱的糖苷类化合物。易溶于水、甲醇、乙醇，难溶于亲脂性有机溶剂
    - 其他——①有些结构既具有碱性氮原子，又具有酸性基团，如酚羟基、羧基等称为两性生物碱 ②具有内酯结构或内酰胺结构的生物碱，难溶于冷苛性碱溶液，而易溶于热苛性碱溶液
  - 生物碱盐——一般易溶于水，可溶于醇类，但难溶或不溶于亲脂性有机溶剂。在水中溶解度大小与成盐所用酸的种类有关
- （3）碱性
  - 碱性是重要的化学性质之一，生物碱分子中氮原子上具有孤对电子，可作为电子供体或接受质子，从而使生物碱显碱性
  - 碱性强弱表示方法：可用碱的碱式解离常数pK_b表示，也可用共轭酸的酸式解离常数pK_a表示。目前统一用pK_a表示，pK_a值越大，碱性越强。碱性基团碱性强弱顺序一般是：胍基 >季铵碱>脂肪氨基和脂氮杂环>芳胺和芳氮杂环>多氮同环芳杂环>酰胺≈吡咯
  - 分子结构与碱性的关系
    - 氮原子的杂化方式：有sp^3、sp^2和sp 3种杂化方式，杂化轨道中p电子比例多，其活动性大，且易供给电子，碱性强，即$sp^3 > sp^2 > sp$
    - 电性效应
      - ①诱导效应：供电子基使氮原子电子云密度增加，碱性增强；吸电子基使氮原子电子云密度降低，碱性减弱
      - ②诱导—场效应：分子中有一个以上的氮原子，当其中一个氮原子质子化后，就产生一个强吸电基团，对另一个氮原子产生两种碱性降低的效应
      - ③共轭效应：形成p－π共轭体系，碱性降低
    - 空间效应及分子内氢键效应

4. 检识反应

（1）沉淀反应。多数生物碱能和生物碱沉淀试剂在酸水或稀醇溶液中生成难溶于水的复盐或分子络合物，这种沉淀反应不仅可以提取分离纯化生物碱，还可以对生物碱成分进行鉴定。

但需要注意的是植物的酸水浸出液常含有蛋白质、多肽、鞣质等，也能与生物碱沉淀试剂产生沉淀的成分，需要尽可能排除这些成分的干扰。有个别生物碱与某些生物碱沉淀试剂不能产生沉淀，因此进行沉淀反应时，需要采用3种以上试剂进行判断。

常用的生物碱沉淀试剂与生物碱反应的沉淀颜色见表1－1。

表1－1　常用的生物碱沉淀试剂与生物碱反应的沉淀颜色

序号	生物碱沉淀试剂名称	反应颜色
1	碘化铋钾（Dragendorff）试剂	橘红色至黄色无定形沉淀
2	碘化汞钾（Mayer）试剂	类白色沉淀
3	碘－碘化钾（Wagner）试剂	红棕色无定形沉淀
4	氯化金试剂	黄色结晶
5	硅钨酸（Bertrand）试剂	灰白色或淡黄色沉淀
6	苦味酸（Hager）试剂	黄色结晶
7	硫氰酸铬铵（雷氏铵盐）试剂	红色沉淀或结晶（季铵型生物碱）

（2）显色反应。某些较纯的生物碱单体能与一些由浓无机酸为主的生物碱显色试剂反应，生成不同的颜色。显色反应主要用于薄层色谱鉴别中，常用的显色剂是改良碘化铋钾试剂，其他的一些显色剂如马尔基斯试剂（Marquis，30%甲醛溶液0.2 ml与10 ml硫酸混合溶液）能与吗啡显橙色至紫色、可待因显洋红至黄棕色；曼德林试剂（Mandelin，1%钒酸铵的浓硫酸溶液）与莨菪碱显红色、吗啡显蓝紫色，可待因显蓝色；弗勒德试剂（Fröhde，1%钼酸钠或5%钼酸铵的浓硫酸溶液）与乌头碱显黄棕色、吗啡显紫色转棕色、黄连素显棕绿色、可待因显暗绿色至淡黄色、阿托品和士的宁不显色。

（二）苷

1. 基本情况

在自然界中，各种类型的天然成分均可以作为苷元与糖结合成苷，因此，苷类化合物数量多且广泛存在，尤以高等植物中更为普遍。苷元的结构类型不同，形成各种结构不同的苷类，在植物中的分布情况也不一样。如黄酮苷在近200个科的植物中都有分布，强心苷主要分布于玄参科、夹竹桃科10多个科。

苷类化合物可存在于植物的各个部位，如在人参的根、茎、叶、花、种子中均含有三萜皂苷。很多中药的根及根茎往往是苷类分布的重要部位，但不同成分在不同的植物中分布情况也不同。如三七皂苷在三七的根和根茎中含量最高；强心苷则在黄花夹竹桃的种子中含量最高。

苷类化合物多具有广泛的生物活性。如天麻中的天麻苷有安神镇静作用、黄芩中的黄芩苷有抗菌消炎作用。

2. 基本结构与分类

苷类是糖或糖的衍生物与另一非糖物质通过糖的端基碳原子连接而成的一类化合物。苷类又称为配糖体，苷中的非糖部分称为苷元或配基。苷类多具有缩醛结构。苷元与糖之间的化学键称为苷键；苷元上与糖连接的原子称为苷键原子，也称苷原子。苷原子通常是氧原子，也有硫原子、氮原子、碳原子。苷的结构表达通式如下：

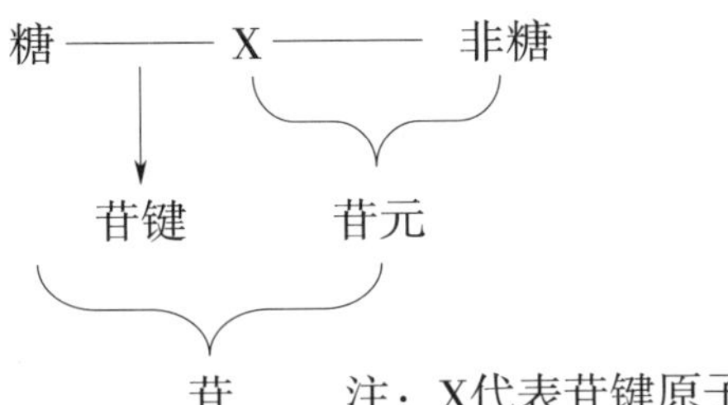

苷有很多种结构类型，分类方式也较多，常见分类方式见表1－2。

表1－2　苷的常见分类

序号	分类依据	类型
1	苷键原子不同	氧苷（可分为醇苷、酚苷、酯苷、氰苷、吲哚苷等）、硫苷、氮苷、碳苷
2	苷元的结构类型	黄酮苷、蒽醌苷、香豆素苷等
3	苷类在植物体内的存在状况	原生苷、次生苷
4	组成苷的糖的名称或种类	葡萄糖苷、去氧糖苷、木糖苷等
5	苷中单糖基的个数	单糖苷、双糖苷、三糖苷等
6	苷分子中的糖链数目	单链糖苷、双链糖苷等
7	理化性质及生理活性	皂苷、强心苷等
8	植物来源	人参皂苷、柴胡皂苷等

3. 理化性质

（1）性状
- 形态。一般为固体，糖基少的苷可形成结晶，糖基多的苷因具有吸湿性多为无定形粉末
- 味道。一般是无味的，但有的苷很苦（新橙皮苷）或很甜（甜菊苷）
- 颜色。多无色，苷类的颜色取决于苷元部分共轭系统的大小和助色团，如花色素苷为红、蓝、紫色，蒽醌苷为黄色

（2）旋光性——苷类具有旋光性，多数苷呈左旋。苷类水解后，由于生成的糖是右旋的，使水解混合物呈右旋。因此可通过对比水解前后旋光性的变化来提示苷存在的可能性，当然还必须在水解产物中找到苷元才能确认苷的存在

（3）溶解性

- 苷结构中含糖，多数具有水溶性，苷分子的极性、亲水性随糖基数目的增加而增强。苷可溶于水、甲醇、乙醇、含水正丁醇等极性有机溶剂，难溶于石油醚等极性小的有机溶剂
- 苷元呈亲脂性，苷分子中苷元比例越大，亲脂性越强。可溶于有机溶剂，难溶或不溶于水

（4）苷键的裂解

- 酸催化水解反应。苷键原子质子化后使得苷键键力松弛而后断键，苷元与糖断开，糖在水中溶剂化而生成糖分子。常用的酸有盐酸、硫酸、甲酸、乙酸等
- 碱催化水解反应。苷键为缩醛型的醚键，一般对碱相对稳定。但对于酯苷、酚苷、烯醇苷或苷键原子的β位有吸电子基的苷，遇碱能水解
- 酶催化水解反应。专属性高，条件温和（30～40℃）。用酶水解可以得到苷键的构型，不会破坏苷元的结构，还可保留部分苷键得到次级苷、单糖或低聚糖，以便获知苷元和糖、糖和糖之间的连接方式
- 乙酰解反应。所用试剂为乙酸酐和酸的混合液，常用的酸有硫酸、高氯酸或Lewis酸（如氯化锌、三氟化硼等）。反应机制与酸催化水解类似。研究多糖苷的结构时，需要确定糖与糖之间的连接位置
- 氧化开裂反应。又称Smith降解法，特点是反应条件温和、易得到原苷元。适用于苷元不稳定的苷以及碳苷的裂解

4. 检识反应

苷包括苷元和糖，苷结构中糖的部分表现出与糖相同的性质，可用糠醛形成反应（如Molish反应、邻苯二甲酸—苯胺反应等）、氧化亚铜反应等鉴别。苷元的检识根据化学结构类型不同，可用不同的显色反应鉴别，如蒽醌遇碱呈红色。

（三）黄酮

1. 基本情况

黄酮类化合物大多呈黄色或淡黄色，且分子中多有羰基，因此称为黄酮。黄酮结构类型多样，广泛分布于自然界。具体分布情况见表1－3。

表1－3　黄酮主要分布情况

类型	分布情况
黄酮类	主要是被子植物（唇形科、伞形科、菊科等）；苔藓植物、蕨类植物和裸子植物亦有
黄酮醇类	双子叶植物（木本植物的花和叶中）
查耳酮类	主要是蕨类植物、苔藓植物；在玄参科、菊科等亦有
异黄酮类	豆科、鸢尾科、桑科等
二氢黄酮类	姜科、杜鹃花科、菊科、蔷薇科等
二氢黄酮醇类	双子叶植物（豆科）
双黄酮类	主要是裸子植物；苔藓植物、蕨类植物亦有

黄酮类化合物在植物体内因其存在部位不同而存在形式各异。在植物的木质部大多以黄酮苷元或者游离形式存在，而在植物的花、果、叶中则多以与糖结合成黄酮苷的形式存在。

黄酮类化合物具有较强的生物活性，如甘草总黄酮、苦参总黄酮、沙棘总黄酮和黄芩茎叶总黄酮等具有显著的抗心律失常作用；银杏叶黄酮具有良好的镇痛、抗凝血、降压等作用；山楂叶黄酮能抑制血小板聚集，具有抗血栓形成、降血压、强心等作用。

2. 基本结构与分类

黄酮类化合物原是指以2－苯基色原酮为基本母核的一类化合物，现在则泛指两个苯环（A环与B环）通过3个碳原子相互连接的具有 $C_6-C_3-C_6$ 基本骨架的一系列化合物。

黄酮类化合物根据两端苯环与中间三碳的连接方式、位置、直链或环合以及其氧化水平，衍生成一大类化合物。它们具有如图1－2所示的骨架，具体分类见表1－4。

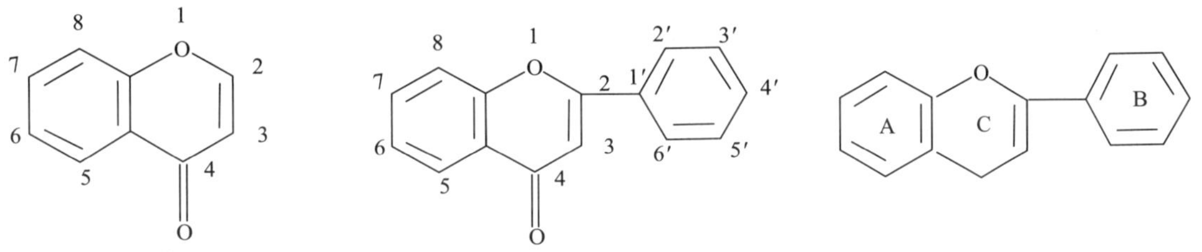

色原酮　　2-苯基色原酮　　C_6-C_3-C_6

图1－2　黄酮类基本骨架

表1－4　　黄酮类化合物的主要结构类型

类　型	基本结构	类　型	基本结构
黄酮类	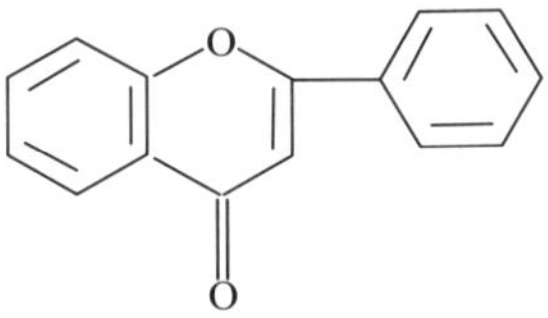	查耳酮类	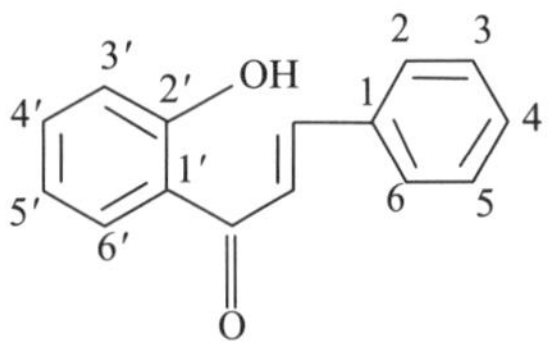
黄酮醇类	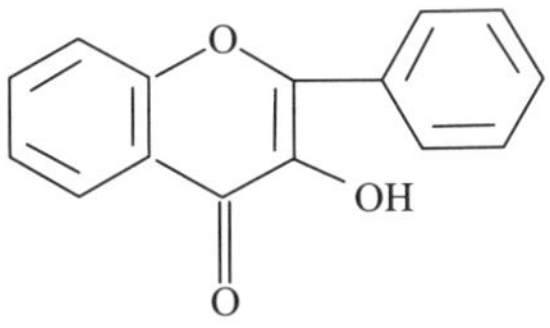	二氢查耳酮类	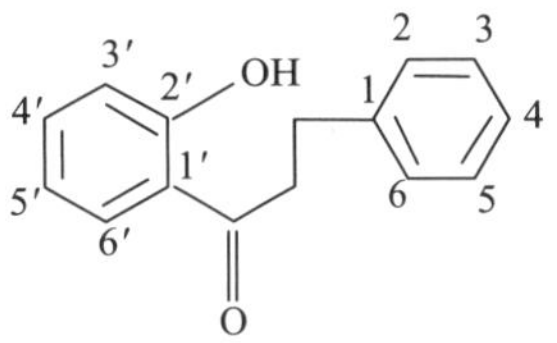
二氢黄酮类	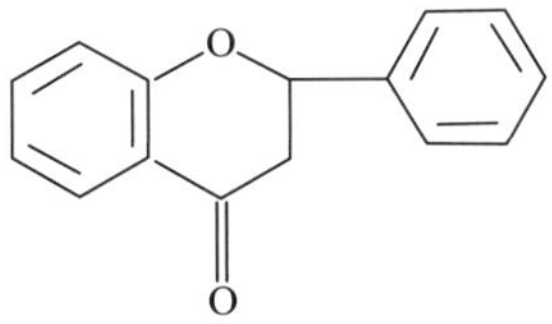	花色素类	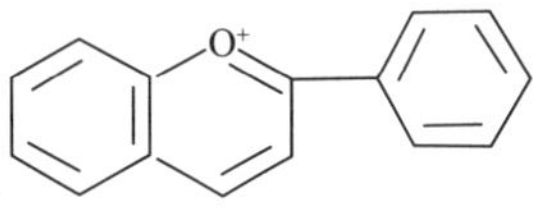

续表

类　型	基本结构	类　型	基本结构
二氢黄酮醇类	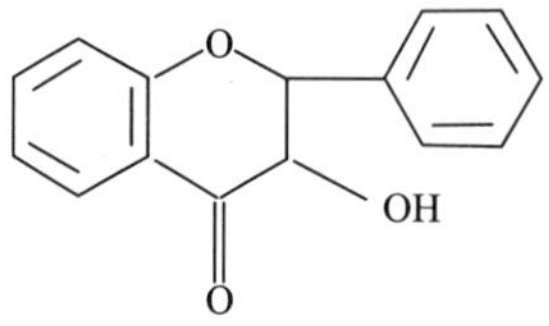	黄烷－3－醇类	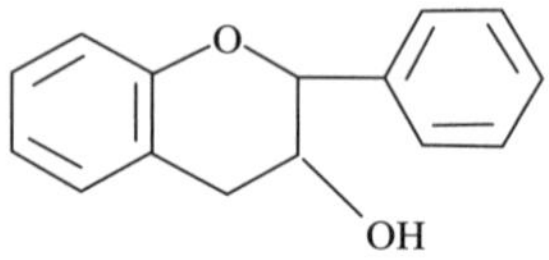
异黄酮类	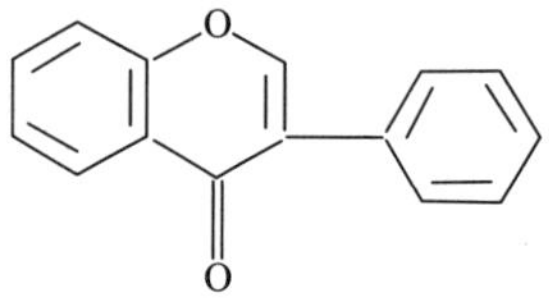	黄烷－3，4－二醇类	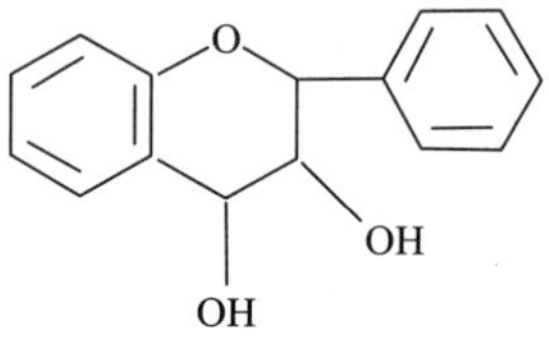
二氢异黄酮类	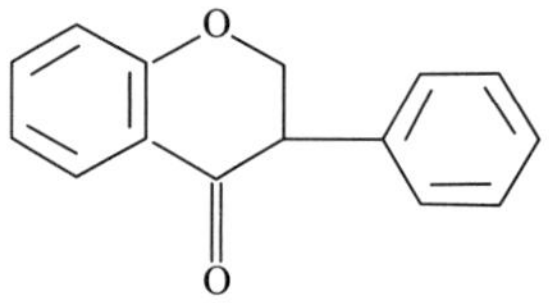		

3. 理化性质

- （1）性状
  - 形态。多为结晶性固体，少数（如黄酮苷类）为无定形粉末
  - 颜色。多呈黄色
    - 黄酮、黄酮醇及其苷类多呈灰黄色至黄色
    - 查耳酮呈黄色至橙黄色
    - 二氢黄酮和二氢黄酮醇类不显色
    - 异黄酮类显微黄色
- （2）旋光性
  - 游离黄酮类。二氢黄酮、二氢黄酮醇、二氢异黄酮和黄烷醇类等因分子中含手性碳原子（2-、3-或4-位），因此具有旋光性。其余无旋光性
  - 黄酮苷类。因结构中含有糖基，均具有旋光性，且多为左旋
- （3）溶解性
  - 游离黄酮类。一般易溶于甲醇、乙醇、乙酸乙酯、三氯甲烷、乙醚等有机溶剂及稀碱水溶液中，难溶或不溶于水
  - 黄酮苷类。易溶于水、甲醇、乙醇等强极性溶剂，难溶或不溶于苯、三氯甲烷、乙醚等亲脂性有机溶剂
- （4）酸碱性
  - 酸性。大多数黄酮类因分子中具有酚羟基而显酸性，可溶于碱性水溶液以及吡啶、甲酰胺、二甲基甲酰胺等碱性有机溶剂。黄酮类的酸性强弱与酚羟基的数目和位置有关，如黄酮的酚羟基酸性由强至弱的顺序是7，4'-二 OH >7-或4'-OH >一般酚羟基>5-OH
  - 碱性。黄酮类因分子中1-位氧原子有未共用的电子对而表现出微弱的碱性，可与强无机酸（浓硫酸、盐酸等）生成𬭩盐（极不稳定，加水可分解），𬭩盐常显现出特殊的颜色

4. 检识反应

（1）盐酸－镁粉（或锌粉）反应。盐酸－镁粉（或锌粉）反应是鉴定黄酮类化合物最常用的显色反应。

1）方法。向样品的甲醇或乙醇溶液中，加入少许镁粉（或锌粉）振摇，滴加几滴浓盐酸，1～2 min 内（必要时可在水浴微热）即可显色。

2）现象。多数黄酮、黄酮醇、二氢黄酮及二氢黄酮醇类化合物显红至紫红色；少数显蓝或绿色；查耳酮、橙酮、儿茶素类无显色反应；异黄酮类多数也不显色。

（2）四氢硼钠还原反应。四氢硼钠对二氢黄酮（醇）类化合物专属性较高。

1）方法。样品的甲醇溶液中，加四氢硼钠少许，1 min 后滴加浓盐酸或浓硫酸数滴，观察颜色变化。

2）现象。可与二氢黄酮（醇）类化合物反应产生红色至紫红色。

（3）其他常用的检识反应，见表 1－5。

表 1－5　　黄酮类化合物的其他检识反应

反应类型	常用试剂	对象	现象
与金属盐类试剂的络合反应	铝盐（1%三氯化铝）	3－羟基、4－羰基 5－羟基 邻二酚羟基	黄色络合物，并显鲜黄色或黄绿色荧光
		4′－羟基黄酮醇 7，4′－二羟基黄酮醇	显天蓝色荧光
	锆盐（先加 2%二氯氧锆甲醇溶液，再加 2%枸橼酸甲醇溶液）	有 3－羟基或 3,5－二羟基	黄色络合物，且黄色不减褪
		无 3－羟基，但有 5－羟基	黄色络合物，黄色减褪
	锶盐（氯化锶甲醇溶液和被氨气饱和的甲醇溶液）	邻二酚羟基	绿色至棕色乃至黑色沉淀
	镁盐（醋酸镁甲醇溶液）	二氢黄酮、二氢黄酮醇类	显天蓝色荧光
		黄酮、黄酮醇、异黄酮类	显黄至橙黄至褐色
与碱性试剂显色反应	碱性溶液	黄酮类	黄至橙色
		查耳酮类或橙酮类	红或紫红色
		二氢黄酮类	先呈黄色至橙色，后呈深红色至紫红色
		黄酮醇类	先呈黄色，后变为棕色
		邻三羟基的黄酮类	暗绿色或蓝绿色纤维状沉淀
硼酸显色反应	硼酸	5－羟基黄酮和 2′－羟基查耳酮	亮黄色

（四）醌

1. 基本情况

醌类在植物中广泛分布。如蓼科的大黄、何首乌、虎杖，紫草科的紫草，豆科的决明子、番泻叶，百合科的芦荟，茜草科的茜草，唇形科的丹参，鼠李科的鼠李等，均含有醌类化合物。醌类化合物多数存在于植物的根、皮、叶及心材中，也存在于茎、种子和果实中。醌类在一些低等植物（如地衣类和菌类）的代谢产物中也有存在。醌类成分在植物体内会与糖结合成苷（醌苷），或以游离形式（游离醌）存在，苯醌和萘醌多以游离状态存在，而蒽醌一般成苷存在。

醌类化合物的生物活性多样。如大黄中的蒽醌类化合物具有较强的泻下作用，大黄中游离的羟基蒽醌类化合物具有抗菌作用；丹参中的丹参醌类具有扩张冠状动脉的作用；茜草和紫草中的萘醌类成分有止血作用。

2. 基本结构与分类

醌类化合物是一类具有醌式结构（分子内具有环状不饱和二酮结构）的化学成分。根据结构骨架中苯环的数目和稠合方式，分为苯醌、萘醌、菲醌和蒽醌 4 种类型，其中以蒽醌及其衍生物最为普遍。醌类母核上多具有酚羟基、甲氧基、甲基、异戊烯基等。

苯醌类化合物分为邻苯醌和对苯醌两大类；萘醌类化合物分为 α -（1，4）、β -（1，2）及 *amphi* -（2，6）3 种类型；天然菲醌包括邻菲醌及对菲醌两种类型；蒽醌类化合物按母核的结构可分为单蒽核及双蒽核两大类。

各主要结构类型基本母核见表 1 -6。

表 1 -6　醌类化合物的主要结构类型基本母核

类　型	基本母核
苯醌类	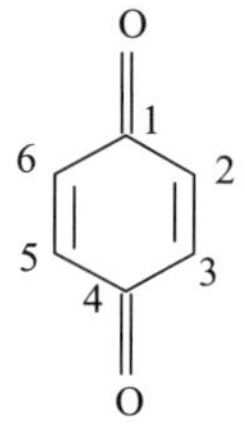 对苯醌 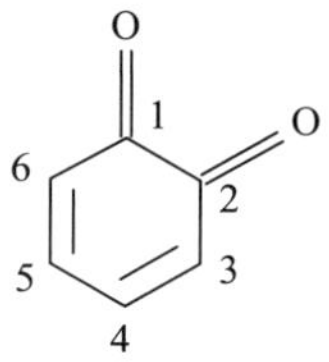　邻苯醌
萘醌类	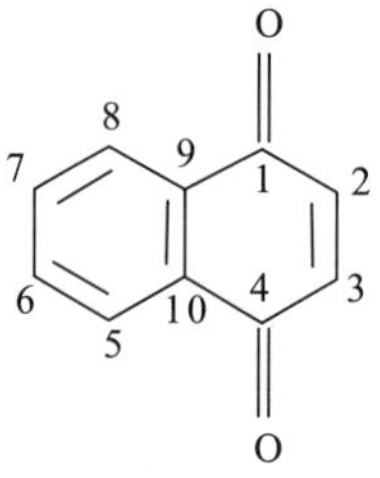 α-（1，4）萘醌 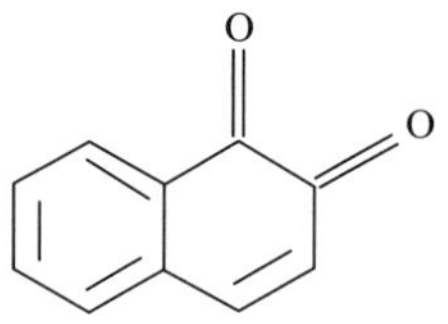　β-（1，2）萘醌 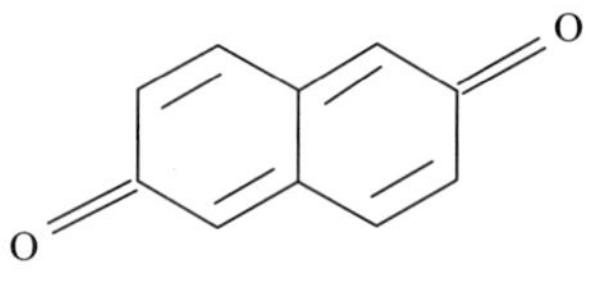　*amphi*-（2，6）萘醌
菲醌类	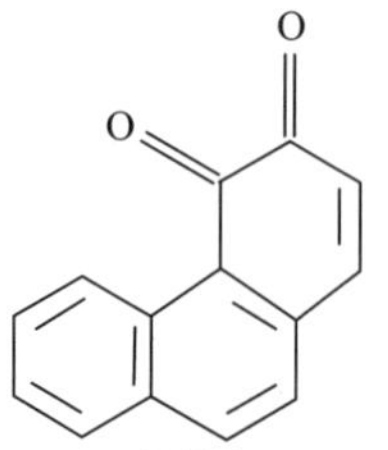 邻菲醌 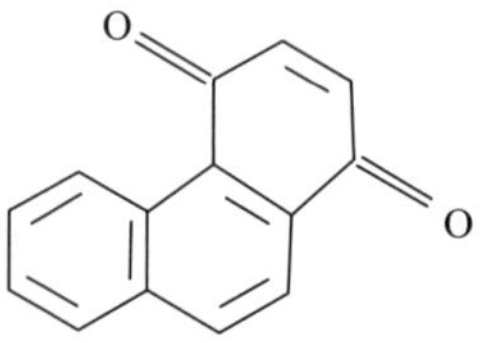　对菲醌

续表

类　型	基本母核
蒽醌	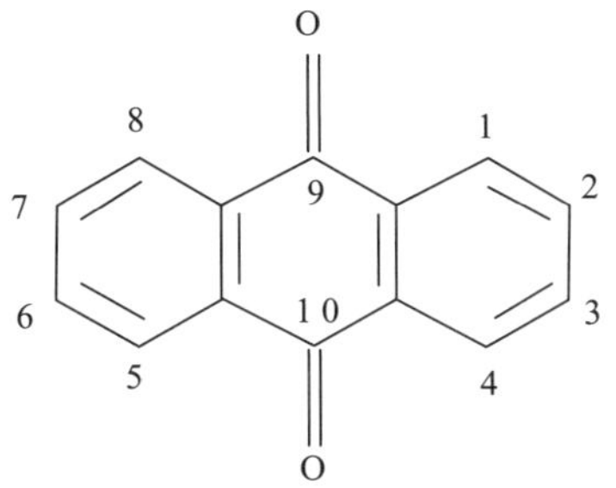 1，4，5，8 位　为 α 位 2，3，6，7 位　为 β 位 9，10 位　为 *meso* 位（中位）

3. 理化性质

（1）性状 —— 醌类母核上若没有酚羟基取代则基本无色，天然存在的醌类成分因分子中多有取代，故为有色结晶，如黄、橙、棕红色以至紫红色等。蒽醌以苷的形式存在，难以得到结晶

（2）升华性 —— 游离的醌类成分一般具有升华性

（3）挥发性 —— 小分子的苯醌类及萘醌类具有挥发性，能随水蒸气蒸馏

（4）溶解性

- 游离的醌类化合物极性较小。一般溶于甲醇、乙醇、丙酮、乙酸乙酯、氯仿、乙醚、苯以及吡啶等有机溶剂，不溶或难溶于水
- 醌苷易溶于甲醇、乙醇；在热水中可溶，冷水中微溶；几乎不溶于苯、乙醚、氯仿等极性较小的有机溶剂
- 蒽醌的碳苷易溶于吡啶，其他溶剂难溶

（5）酸碱性

- 酸性。醌类化合物多具酚羟基，从而有一定的酸性。其酸性强弱与分子内是否存在羧基以及酚羟基的数目和位置有关
- 游离蒽醌类衍生物酸性强弱排列顺序：-COOH＞含2个或2个以上 β-OH＞含1个 β-OH＞含2个或2个以上 α-OH＞含1个 α-OH
- 碱性。具有羰基氧原子，蒽醌类成分也有微弱的碱性，能溶于浓硫酸中成锌盐再转成阳碳离子，伴有颜色的显著改变

4. 检识反应

（1）菲格尔（Feigl）反应。醌类衍生物在碱性条件下经加热能迅速与醛类及邻二硝基苯反应生成紫色化合物。

（2）无色亚甲蓝显色反应。无色亚甲蓝溶液是苯醌类及萘醌类的专用显色剂。此反应可在纸色谱或薄层色谱上进行，苯醌类及萘醌类的样品呈蓝色斑点，可与蒽醌类化合物相区别。

（3）碱液显色反应（Bornträger）。羟基醌类在碱性溶液中会出现颜色加深现象，多呈橙、红、紫红及蓝色。该显色反应是检识羟基蒽醌类成分存在的最常用的方法之一。

（4）Kesting-Craven 反应。也常被称为与活性亚甲基试剂的反应。苯醌及萘醌类化合物醌环上有未被取代的位置时，可在碱性条件下与一些含有活性亚甲基的试剂（如乙酰乙酸

酯、丙二酸酯和丙二腈等）的醇溶液反应，生成蓝绿色或蓝紫色。蒽醌类化合物因醌环两侧有苯环，不能发生该反应，可以此来区别。

（5）对亚硝基－二甲苯胺显色反应。此反应可用作蒽酮化合物的定性鉴别，通常用纸色谱。

9位或10位未取代的羟基蒽酮类化合物，尤其是1，8－二羟基衍生物，其羰基对位的亚甲基上的氢很活泼，可与0.1%对亚硝基－二甲苯胺吡啶溶液反应缩合而产生各种颜色。

（6）与金属离子的反应。蒽醌类化合物中，如果有 α－酚羟基或邻二酚羟基结构时，则可与 Pb^{2+}、Mg^{2+} 等金属离子形成颜色不同的络合物。

（五）香豆素

1. 基本情况

香豆素类成分往往以游离状态或与糖结合成苷形式广泛分布于高等植物中，仅有少数存在于动物和微生物中，如亮菌素类和黄曲霉素类都具有香豆素类成分的基本结构。香豆素类成分分布于30多个科中，富含香豆素类成分的植物类群主要有伞形科、芸香科、菊科、茄科、豆科、瑞香科、木犀科、兰科、五加科、藤黄科等。在植物体内，香豆素类成分分布于植物的花、茎、叶、皮、果实（种子）、根等各个部位。同科属植物中的香豆素类常具有相似的结构特点，往往是一族或几族混合物共存于同一植物中。

香豆素类通常具有芳香气味，香豆素及其苷类成分是重要的中药有效成分，具有多方面的生物活性。如秦皮中的七叶内酯和七叶苷是治疗细菌性痢疾的有效成分；滨蒿和茵陈蒿中的蒿属香豆素，可用于治疗急性肝炎；前胡、补骨脂等中药中的香豆素类成分对实验动物有一定的抗肿瘤作用；白芷中的白芷素有较显著的扩张冠状动脉的作用。

2. 基本结构与分类

香豆素是具有苯骈 α－吡喃酮母核的一类天然产物的总称，在结构上可以看成顺式邻羟基桂皮酸脱水而形成的内酯，具有 C_6-C_3 基本骨架，如图1－3所示。

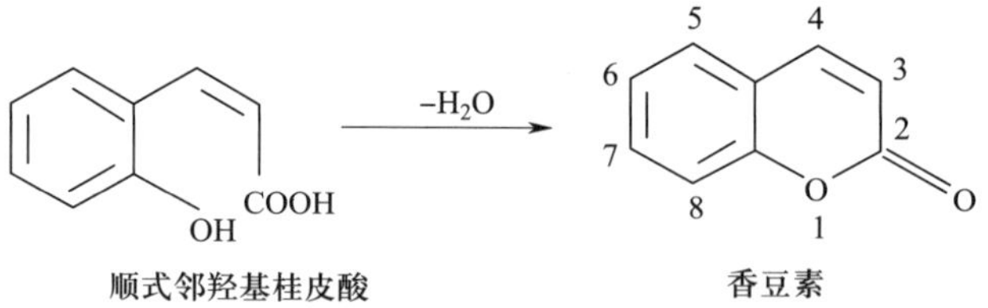

图1－3　香豆素类基本骨架

香豆素类化合物的基本母核为苯骈 α－吡喃酮，大多数香豆素成分只在苯环一侧有取代，在苯环上各个位置（5、6、7、8）均可能有含氧官能团。也有少部分香豆素成分在 α－吡喃酮环上有取代。由于母核上有羟基、烷氧基、异戊烯基及苯基等取代基，其中异戊烯基的活泼双键又可与邻位酚羟基缩合成呋喃或吡喃等环氧结构，因此依据 α－吡喃酮环上有无取代，7位羟基是否和6、8位取代异戊烯基缩合成呋喃环、吡喃环来分类，主要分为简单香豆素类、呋喃香豆素类、吡喃香豆素类、其他香豆素类。

3. 理化性质

（1）性状
- 形态。游离香豆素多为无色结晶固体，并具有一定的熔点，也有些呈玻璃态或液态，香豆素苷类一般呈粉末或晶体状
- 气味。游离香豆素大多有香气，味苦；香豆素苷无香气
- 挥发性和升华性。小分子的香豆素有挥发性，能随水蒸气蒸馏，并具升华性。香豆素苷无挥发性，也不能升华
- 荧光性。多数香豆素类在紫外光下显现蓝色或蓝紫色荧光

（2）溶解性
- 游离香豆素。可溶于乙醚、氯仿、丙酮、乙醇、甲醇等有机溶剂，部分溶于沸水，而不溶于冷水
- 香豆素苷。极性相对较大，易溶于甲醇、乙醇、水，难溶于乙醚、氯仿等低极性有机溶剂

（3）内酯的碱水解——分子中具有内酯环结构，碱性条件下可水解开环，加酸又可重新闭环成原来的内酯

（4）与酸的反应——在酸性条件下不稳定，能够发生环合反应、醚键开裂、双键加水等反应

4. 检识反应

（1）荧光检识。香豆素类化合物在紫外光（365 nm）照射下多显现蓝色至蓝紫色荧光。

香豆素类荧光强弱与其母核上取代基的种类和位置有一定关系。香豆素母核本身无荧光，通常在 C－7 位引入羟基即有强烈的蓝色荧光，加碱后荧光增强为绿色；但在 C－8 位再引入一羟基后，荧光则减至极弱，甚至不显荧光。羟基香豆素的羟基被甲醚化后荧光减弱。

（2）显色反应。香豆素结构中含有内酯环，且常含有酚羟基。常用异羟肟酸铁反应检识内酯环，用三氯化铁试剂检识游离酚羟基的有无。Gibb's 反应和 Emerson 反应可以用于判断香豆素的 C－6 位是否被取代。具体见表 1－7。

表 1－7　香豆素类化合物的主要显色反应

反应类型	常用试剂	对象	现象
异羟肟酸铁反应	碱性条件下加盐酸羟胺，酸性条件下加三氯化铁	香豆素	红色
酚羟基反应	三氯化铁	有酚羟基的香豆素	绿色至墨绿色沉淀
吉布斯（Gibb's）反应	Gibb's 试剂为 2，6－二氯（溴）苯醌氯亚胺	C－6 位无取代基的香豆素	蓝色
埃默森（Emerson）反应	Emerson 试剂由 4－氨基安替比林和铁氰化钾组成	C－6 位无取代基的香豆素	红色

（六）皂苷

1. 基本情况

皂苷是存在于自然界的一类结构比较复杂的苷类化合物，因为它的水溶液振摇后可产生大量持久肥皂样泡沫，故称为皂苷。皂苷是很好的表面活性剂，且多数还具有溶血特性。

皂苷类成分在自然界分布广泛，双子叶植物、单子叶植物、菌类、蕨类、动物及海洋生物中均有分布。植物中主要分布于菊科、石竹科、五加科、豆科、远志科、桔梗科、玄参科、薯蓣科、百合科、龙舌兰科等。许多中药如人参、三七、甘草、柴胡、远志、桔梗、知母等都含有皂苷类成分。

皂苷有多种生物活性，如祛痰、镇咳、抗炎、抗菌、降胆固醇、抗疲劳、抗肿瘤、增强机体免疫力等。

2. 基本结构与分类

皂苷由皂苷元和糖两部分组成。根据皂苷元的不同，可以把皂苷分为三萜皂苷和甾体皂苷两大类。

（1）三萜皂苷。三萜皂苷由三萜皂苷元和糖组成，因多数三萜皂苷具有羧基，又被称为酸性皂苷。根据皂苷元不同，将三萜皂苷分为四环三萜皂苷和五环三萜皂苷两大类。

四环三萜皂苷在中药中分布很广，许多植物以及某些动物都可能含有此类成分。其大部分具有环戊烷骈多氢菲的基本母核。五环三萜类成分在中草药中较为常见，主要的结构类型有齐墩果烷型、乌苏烷型、羽扇豆烷型和木栓烷型等。

（2）甾体皂苷。甾体皂苷由螺甾烷类化合物（甾体皂苷元）与糖结合而成，甾体皂苷元由 27 个碳原子组成，其基本碳架是螺甾烷的衍生物。甾体皂苷结构上与三萜皂苷类似，都有亲脂部分（甾体和三萜）和亲水部分（糖链），故也具有与三萜皂苷相似的表面活性和溶血作用。甾体皂苷分子结构中不含羧基，故呈中性，又被称为中性皂苷。

甾体皂苷元的结构有以下特点：

1）结构中含有 6 个环，由 27 个碳原子组成。除甾体母核 A、B、C 和 D 4 个环外，E 环（呋喃环）和 F 环（吡喃环）以螺缩酮形式相连接，构成螺甾烷结构，如图 1－4 所示。

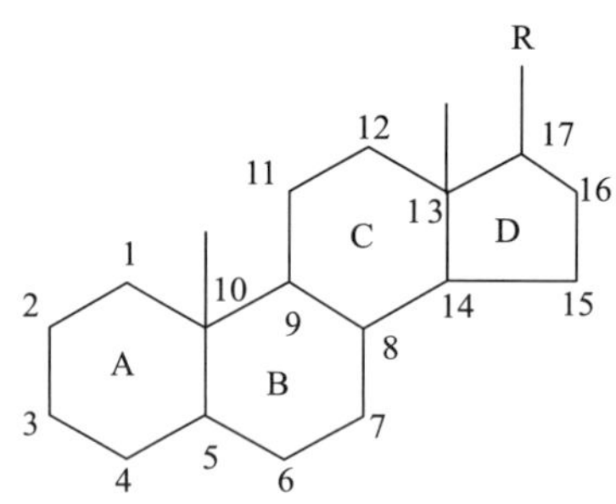

图 1－4　甾体化合物的母核结构

2）一般 B/C 和 C/D 环为反式稠合，而 A/B 环有顺式也有反式稠合。

3）E 环和 F 环中有 C_{20}、C_{22}和 C_{25} 3 个手性碳原子。

4）当 25 位上的甲基处于直立键时，为 β 取向，称为螺甾烷；当 25 位上的甲基处于平伏键时，为 α 取向，称为异螺甾烷，较螺甾烷稳定。

5）分子中含有多个羟基，C_3上的羟基多为 β 取向。

根据螺甾烷结构中 C_{25}的构型和 F 环的环合状态，可将甾体皂苷分为 4 种类型：螺甾烷醇型、异螺甾烷醇型、呋甾烷醇型、变形螺甾烷醇型。

3. 理化性质

(1) 性状
- 皂苷大多为无色或白色无定形粉末，不易结晶；而皂苷元多有较好的结晶形状
- 味苦而辛辣，对黏膜有强烈刺激性
- 甾体皂苷和苷元多具旋光性，且多为左旋；三萜皂苷也具有旋光性

(2) 溶解性
- 皂苷一般易溶于水、热水、稀醇、含水正丁醇，不溶或难溶于丙酮、石油醚、苯、乙醚等极性小的有机溶剂
- 皂苷元易溶于甲醇、乙醇、氯仿、乙醚等有机溶剂，难溶或不溶于水
- 皂苷水解成次级苷后易溶于低级醇、丙酮、乙酸乙酯

(3) 发泡性——皂苷水溶液经强烈振摇能产生持久性的泡沫，且不因加热而消失

(4) 沉淀反应
- 酸性皂苷（通常指三萜皂苷）的水溶液加入硫酸铵、乙酸铅或其他中性盐类即生成沉淀
- 中性皂苷（通常指甾体皂苷）的水溶液加入碱式乙酸铅或氢氧化钡等碱性盐类才能生成沉淀

(5) 水解反应——皂苷在酸水解时得不到原始皂苷元，要获得真正皂苷元则应采用两相酸水解、酶水解或Smith降解等方法

4. 检识反应

(1) 泡沫实验。皂苷水溶液经强烈振摇能产生持久性的泡沫，且不因加热而消失。此性质可用于皂苷的鉴别。

(2) 显色反应。常用显色反应见表1-8。

表1-8　皂苷类化合物的常用显色反应

反应类型	常用试剂	对象	现象
醋酐-浓硫酸反应（Liebermann-Burchard反应）	浓硫酸：醋酐（1：20）	三萜皂苷	黄→红→紫→蓝→褪色
		甾体皂苷	黄→红→紫→蓝→绿→污绿→褪色
三氯醋酸反应（Rosen-Heimer反应）	25%三氯醋酸乙醇溶液	三萜皂苷	加热至100 ℃，呈红色，逐渐变为紫色
		甾体皂苷	加热至60 ℃，呈红色，逐渐变为紫色
氯仿-浓硫酸反应（Salkowski反应）	氯仿、浓硫酸	皂苷	氯仿层呈红色或蓝色，硫酸层显绿色荧光
五氯化锑反应（Kahlenberg反应）	20%五氯化锑氯仿溶液（或三氯化锑饱和的氯仿溶液）	皂苷	加热至60~70 ℃，显蓝色、灰蓝色、灰紫色等多种颜色
冰醋酸-乙酰氯反应（Tschugaeff反应）	冰醋酸、乙酰氯	皂苷	稍加热，则呈现淡红色或紫红色

（七）强心苷

1. 基本情况

强心苷是生物界中存在的一类对心脏有显著生理活性的甾体苷类，主要存在于夹竹桃科、玄参科、萝藦科、百合科、毛茛科、十字花科、卫矛科、大戟科、桑科、菊科、五加科、蓼科、秋海棠科、无患子科等十几个科的植物中。动物药蟾酥是具有强心作用的甾体化合物，但不属于苷类。

强心苷通常以叶占多数，种子和根次之，茎较少，有些还会分布在花、树皮和木质部等部位。在同一种植物体中，通常含有几种或几十种结构类似、理化性质近似的苷，并且还有相应的水解酶存在。所以强心苷结构比较复杂，性质不稳定，易被水解为次生苷。

强心苷主要选择性作用于心脏，能加强心肌收缩性，减慢窦性频率，影响心肌电生理特性。临床上主要用于治疗慢性心功能不全，以及一些心律失常等心脏疾病。还有报道某些强心苷可抑制肿瘤。

2. 基本结构与分类

强心苷是由强心苷元与糖缩合的一类苷类化合物。强心苷元是由甾体母核和 C_{17} 侧链为不饱和内酯环组成的甾体衍生物。基本母核如图 1－5 所示。

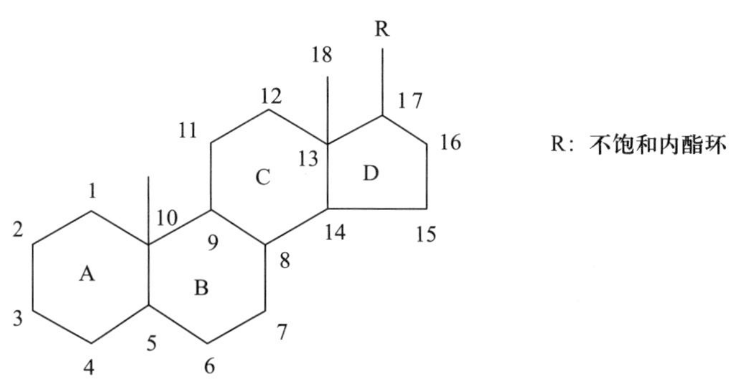

图 1－5　强心苷基本母核

（1）苷元部分。根据 C_{17} 侧链上的不饱和内酯环的大小，分为甲型强心苷元和乙型强心苷元两类。含不饱和五元内酯的称为甲型强心苷元（强心甾烯类），含不饱和六元内酯的称为乙型强心苷元（海葱甾二烯类或蟾蜍甾二烯类）。

强心苷元有以下结构特点：

1）甾体母核有 A、B、C、D 4 个环。其中：A/B 环有顺、反两种形式，但多为顺式；B/C 环均为反式；C/D 环多为顺式。

2）C_{10}、C_{13}、C_{17} 的取代基均为 β 型。C_{10} 被甲基或醛基、羟甲基、羧基等含氧基团取代，C_{13} 被甲基取代，C_{17} 被不饱和内酯环取代，C_3、C_{14} 位被羟基取代。

（2）糖部分。根据构成强心苷的糖的 C_2 位上有无羟基可以分成 2－羟基糖（α－羟基糖）和 2－去氧糖（α－去氧糖）两类。α－去氧糖常见于强心苷类，是区别于其他苷类成分的一个重要特征。

（3）苷元和糖的连接方式。强心苷大多是低聚糖苷，少数是单糖苷或双糖苷。按糖的种类以及和苷元的连接方式，通常可分为以下 3 种类型：

1）Ⅰ型。苷元 –（2，6 – 去氧糖）$_x$ –（D – 葡萄糖）$_y$，如紫花洋地黄苷 A。

2）Ⅱ型。苷元 –（6 – 去氧糖）$_x$ –（D – 葡萄糖）$_y$，如黄花夹竹桃苷甲。

3）Ⅲ型。苷元 –（D – 葡萄糖）$_y$，如绿海葱苷。

植物界存在的强心苷，以Ⅰ、Ⅱ型较多，Ⅲ型较少。

3. 理化性质

- （1）性状
  - 形态。多为无定形粉末或无色结晶
  - 味道。C_{17}位侧链为 β 构型者味苦；为 α 构型者不苦，但也无生物活性
  - 具有旋光性
  - 对黏膜有刺激性
- （2）溶解性
  - 强心苷。可溶于水、醇、丙酮等极性溶剂；微溶于乙酸乙酯、含醇氯仿；难溶或不溶于乙醚、苯、石油醚等极性小的溶剂
  - 溶解性与分子中所含糖基的数目、糖的种类，以及苷元中所含羟基数目和位置有关
- （3）脱水反应——强心苷用强酸（如 3%~5% HCl）加热进行酸水解时，苷元往往发生脱水反应，成为脱水苷元。C_5、C_{14} 位上的β羟基最易发生脱水。C_{16} 位上如有羟基，也较易脱水
- （4）水解反应
  - 酸水解
    - 温和酸水解。Ⅰ型强心苷与稀酸（如0.02~0.05 mol/L盐酸或硫酸）在含水醇中短时间加热回流，水解生成苷元和糖。该法不会引起苷元的脱水反应和2–去氧糖的分解
    - 强烈酸水解。Ⅱ型和Ⅲ型强心苷与苷元直接相连的均为 α –羟基糖，必须增高酸的浓度（3%~5%），增加作用时间或同时加压才能让苷键水解，生成单糖。但在此条件下，会引起苷元结构改变，形成脱水苷元
    - 氯化氢–丙酮法。将强心苷置于含1%氯化氢的丙酮溶液中，20℃放置2周，可得到原生苷元和糖衍生物。此法适用于多数Ⅱ型强心苷
  - 酶水解——酶水解具有专属性。在含强心苷的植物中，有水解葡萄糖的酶，但无水解 α –去氧糖的酶，水解生成次级苷
  - 碱水解——强心苷在碱性试剂作用下，可发生酰基水解、内酯环裂开、双键转位及苷元异构化等，但苷键不被碱水解

4. 检识反应

强心苷的显色反应可由甾体母核、不饱和内酯环和 α – 去氧糖产生。主要反应及现象见

表1－9。

表1－9　强心苷类化合物的常用检识反应

反应类型	常用试剂	检测对象	现象
醋酐－浓硫酸反应（Liebermann-Burchard 反应）	醋酐－浓硫酸（20：1）	强心苷甾体母核	黄→红→蓝→紫→绿→褪色
氯仿－浓硫酸反应（Salkowski 反应）	氯仿、浓硫酸	强心苷甾体母核	氯仿层呈血红色或青色，硫酸层有绿色荧光
三氯乙酸－氯胺 T（Chloramine T）反应	三氯乙酸－氯胺 T 试剂（25%三氯乙酸乙醇溶液 4 ml 加 3%氯胺 T 水溶液 1 ml 混匀）	强心苷甾体母核	100°C 加热数分钟，于紫外光下观察显不同颜色荧光
三氯化锑反应	三氯化锑氯仿溶液	强心苷甾体母核	100°C 加热 3～5 min，出现能在可见光和紫外光下观察到的色点
冰醋酸－乙酰氯反应（Tschugaev 反应）	冰醋酸、无水氯化锌及乙酰氯	强心苷甾体母核	紫红→蓝→绿
亚硝酰铁氰化钠试剂（Legal）反应	亚硝酰铁氰化钠溶液和氢氧化钠溶液各 1 滴	甲型强心苷	反应液呈深红色并渐渐褪去
间二硝基苯试剂（Raymond）反应	间二硝基苯乙醇溶液，氢氧化钠溶液	甲型强心苷	呈紫红色
3,5－二硝基苯甲酸试剂（Kedde）反应	3,5－二硝基苯甲酸试剂	甲型强心苷	红色或紫红色
碱性苦味酸试剂（Baljet）反应	碱性苦味酸试剂	甲型强心苷	橙色或橙红色
Keller-Kiliani（K-K）反应	冰醋酸、三氯化铁	游离的 α－去氧糖或 α－去氧糖与苷元连接的苷	醋酸层渐呈蓝或蓝绿色
呫吨氢醇（Xanthydrol）反应	呫吨氢醇试剂	α－去氧糖	沸水浴中加热，呈红色

（八）萜和挥发油

1. 基本情况

（1）萜。萜类化合物在自然界分布广泛，是天然产物中数量最多的一类化合物，如陆生植物和海洋生物中都发现了大量的萜类化合物。植物中的藻类、菌类、苔藓类、地衣类、蕨类、被子植物及裸子植物中均有萜类的存在，但最丰富的还是种子植物，尤其是被子植物。萜类化合物也是构成某些植物的香精、树脂、色素等的主要成分，如玫瑰油、桉叶油、松脂等都含有萜类。单萜主要分布在唇形科、伞形科、松科等；倍半萜主要分布在芸香目、山茱萸目及菊目等；二萜主要分布在五加科、马兜铃科、菊科、橄榄科、杜鹃花科、大戟科、豆科、唇形科和茜草科等。

萜类化合物结构复杂、种类繁多、性质各异，具有多方面的生物活性。如芍药苷对循环系统有作用；齐墩果酸对消化系统有作用；穿心莲内酯对呼吸系统有作用；莽草毒素对神经系统有作用；臭蚁内酯有抗病原微生物的作用；紫杉醇有抗肿瘤作用；芫花酯甲有抗生育作用；土木香内酯有杀虫驱虫作用；青蒿素有抗疟作用；甜菊苷是无毒、天然的有机甜味剂；天蚕蛾保幼激素等具有昆虫保幼激素样作用。

（2）挥发油。挥发油，又称精油，是存在于植物体内的一类气味芳香、具有挥发性、可随水蒸气蒸馏出来的油状液体的总称。

挥发油在植物界广泛分布，如菊科的菊、艾、苍术、白术、木香、佩兰等，芸香科的芸香、吴茱萸、枳实、花椒、佛手等，唇形科的薄荷、藿香、荆芥、紫苏等，木兰科的八角茴香、辛夷、厚朴、五味子等，樟科的乌药、肉桂等，姜科的姜、豆蔻、郁金、莪术、砂仁等，马兜铃科的细辛、马兜铃等，桃金娘科的桉、丁香等，伞形科的小茴香、当归、川芎、防风等，马鞭草科的马鞭草等都富含挥发油。此外，松科、柏科、杜鹃花科、木犀科、蔷薇科、瑞香科、檀香科、天南星科等的某些植物中也含有挥发油。

挥发油存在于植物的腺毛、油室、油管、分泌细胞或树脂道，大多数呈油滴状存在，有些可与树脂、黏液质共存，还有少数以苷的形式存在，如冬绿苷。植物中挥发油存在部位常随品种不同而有较大差异，有的全株均含，有的集中于根、茎、叶、花、果实、果皮或某一器官。此外，同一品种的植物因生长环境不同或采收期不同，所含挥发油的含量和品质也会有所差异。一般来说，全草类药材以开花前期或含苞待放时含油量最高，而根茎类药材则以秋天成熟后采集为宜。

挥发油具有多方面的生物活性，是一类常见而重要的中药成分。多具有止咳、平喘、祛痰、消炎、抗菌、解热、镇痛、解痉、驱风、健胃、杀虫、利尿、抗肿瘤、降压和强心等作用。

2. 基本结构与分类

（1）萜类化合物是指由异戊二烯聚合而成的化合物及其含氧衍生物。结构中具有醇、醚、醛、酮、羧酸、酯、内酯、亚甲二氧基等含氧基团，有的萜类化合物以苷的形式存在。萜类的结构通式为（C_5H_8）$_n$。

按结构中异戊二烯单位的数目来进行分类，常见分类见表 1－10。

表 1－10　萜类化合物的分类

类别	碳原子数	异戊二烯单位数	存在形式
单萜	10	2	挥发油
倍半萜	15	3	挥发油
二萜	20	4	树脂、苦味素、植物醇、叶绿素
二倍半萜	25	5	海绵、植物病菌、昆虫代谢物
三萜	30	6	皂苷、树脂、植物乳汁
四萜	40	8	植物胡萝卜素
多聚萜	$7.5\times10^3\sim3\times10^5$	n	橡胶

（2）挥发油的组成。挥发油是一种混合物，所含的化学成分比较复杂，一种挥发油中会含有数十种乃至数百种化学成分，但其中往往以某种或某几种成分占较大的比例，为主要成分。

按化学结构将挥发油中所含的化学成分分为萜类化合物、芳香族化合物、脂肪族化合物以及它们的含氧衍生物。此外，在少数挥发油中还存在一些含硫和含氮的化合物。

①萜类化合物。挥发油中的萜类主要是单萜、倍半萜及其含氧衍生物。含氧衍生物多具有较强的生物活性和芳香气味。

②芳香族化合物。挥发油中的芳香族化合物，多为含氧衍生物，有些是苯丙烷类衍生物。

③脂肪族化合物。挥发油中的脂肪族成分多为一些小分子化合物，具有挥发性。

3. 理化性质

（1）萜类主要理化性质

1）性状
- 形态。小分子化合物（单萜、倍半萜）多为具有特殊香气的油状液体。大分子的萜类化合物（二萜及二倍半萜）多为固体结晶，萜苷多为固体结晶或粉末
- 味道。常有苦味，因此又被称为苦味素。少数（甜菊苷）具有甜味

2）旋光性—多数具有手性碳原子而有光学活性和异构体存在

3）挥发性—单萜及倍半萜可随水蒸气蒸馏，具有挥发性，是挥发油的重要组成成分

4）溶解性
- 萜类化合物一般极性低，易溶于乙醚、氯仿、乙酸乙酯、苯等亲脂性有机溶剂，不溶或难溶于水
- 萜苷类化合物极性较大，能溶于热水、甲醇及乙醇，不溶或难溶于亲脂性有机溶剂

5）加成反应—含有双键或醛、酮等羰基的萜类化合物，可与卤素、卤化氢、亚硝酸氯、亚硫酸氢钠和吉拉德试剂等发生加成反应，其产物具有结晶性而析出

（2）挥发油主要理化性质

1）性状
- 颜色。常温下多为无色或淡黄色透明油状液体，也有少数有其他颜色
- 形态。常温下为透明液体，有的在冷却时其主要成分可析出结晶
- 气味。多具有浓烈的香气或其他特异气味，有辛辣烧灼感

2）挥发性—具有挥发性，常温下可自行挥发而不留任何痕迹，区别于脂肪油

3）溶解性—易溶于各种有机溶剂，难溶或不溶于水

4）稳定性—长时间暴露在空气中或置于光线下，会逐渐氧化变质（树脂化），相对密度增加，黏度增大，颜色变深，失去原有香味，不能随水蒸气蒸馏

5）物理常数—相对密度一般在0.85～1.065之间；几乎均有光学活性；比旋度在+97°~117°范围内；有强的折光性，折光率在1.43~1.61之间；挥发油的沸点一般在70～300℃之间

4. 检识反应

（1）萜类化合物的检识。萜类化合物多为不饱和的环状结构，其碳架类型复杂多样，除草酚酮类、环烯醚萜类及薁类化合物具有基本固定碳架结构和专属性的检识反应外，绝大多数的单萜、倍半萜、二萜及二倍半萜缺乏专属性强的检识反应，目前对萜类化合物检识主要利用如硫酸、乙醇等通用显色剂或羰基类显色剂进行。

1）草酚酮类的检识。草酚酮具有芳香化合物性质，具有一般酚类的性质，能与铁、铜等重金属离子生成具有一定颜色的络盐。

2）环烯醚萜类的检识。环烯醚萜分子结构中具有半缩醛羟基，性质活泼，对酸碱试剂敏感，通常发生分解、聚合、缩合、氧化等反应而形成不同颜色的产物。

3）薁类化合物的检识。薁类化合物检识多用 Sabety 反应。取挥发油 1 滴溶于 1 ml 氯仿中，加入 5% 溴的氯仿溶液，若产生蓝、紫或绿色，表示含有薁类衍生物。薁类衍生物也可与 Ehrlich 试剂（对－二甲氨基苯甲醛浓硫酸试剂）反应，产生紫色或红色。

（2）挥发油成分的检识

1）物理常数的测定。挥发油常测的物理常数包括相对密度、比旋度、折光率和凝固点等。

2）化学常数的测定。酸值（代表挥发油中游离羧酸和酚类成分含量）、酯值（代表挥发油中酯类成分含量）、皂化值（代表挥发油中所含游离羧酸、酚类成分和酯的总量）是重要的化学常数，也是衡量挥发油质量的重要指标。

3）功能基的鉴定。各种成分含的功能基不同，会表现出不同的化学性质，因而可采用相对应的方法或试剂来对该功能基进行鉴别，如酸碱性、酚类、羰基化合物、内酯类化合物、不饱和化合物和薁类衍生物。

二、填写工作单

（一）阅读材料

以小组为单位阅读中药有效成分及其特性，记录学习要点。

（二）听取教师 PPT 讲解

每位学生认真记录笔记。

（三）查阅资料回答问题

以小组为单位，结合阅读材料、PPT 和查阅资料的情况，回答作业单中的各项问题。

作业单

一、单项选择题

1. 生物碱沉淀反应的条件是（　　）。

A. 碱性水溶液　　B. 酸性水溶液　　C. 中性水溶液　　D. 乙醇溶液

2. 以下哪个溶剂可以溶解游离亲脂性生物碱（　　）。

A. 氯仿　B. 盐水　C. 酸水　D. 碱水

3. 生物碱碱性的表示方法常用（　　）。

A. pH 值　B. K_b　C. pK_a　D. pK_b

4. 生物碱与碘化汞钾（Mayer）试剂反应生成的沉淀颜色是（　　）。

A. 类白色　B. 黄色　C. 橘红色　D. 棕色

5. 苷类不溶于（　　）。

A. 甲醇　B. 乙醇　C. 石油醚　D. 水

6. 反应条件温和、易得到原苷元，适用于苷元不稳定的苷以及碳苷的裂解的是（　　）。

A. 酶催化水解　B. 酸催化水解　C. 碱催化水解　D. 氧化开裂反应

7. 黄酮类化合物大多呈黄色或淡黄色，且分子中多有（　　），因此称为黄酮。

A. 羰基　B. 羧基　C. 苯环　D. 甲氧基

8. 黄酮类化合物的基本母核是（　　）。

A. 环戊烷骈多氢菲　B. 2－苯基色原酮

C. 异戊二烯单位　D. 异喹啉

9. 醌类化合物是一类具有（　　）的化学成分。

A. 环状不饱和二酮结构　B. 内酯结构

C. 不饱和的环状结构　D. 缩醛结构

10. 下列关于醌类化合物的理化性质，描述错误的是（　　）。

A. 天然存在的醌类成分多为有色结晶

B. 游离的醌类成分一般具有升华性

C. 醌类普遍具有挥发性

D. 醌苷易溶于甲醇、乙醇

11. 从化学结构上看，香豆素是一种（　　）。

A. 羧酸　B. 内酯　C. 糖　D. 酰胺

12. 关于香豆素的理化性质，下列说法错误的是（　　）。

A. 游离的香豆素多为无色结晶固体　B. 碱性条件下会水解开环

C. 香豆素苷溶于水　D. 紫外光照射下显现红色

13. 香豆素类化合物在紫外光（365 nm）照射下多显现（　　）荧光。

A. 红色　B. 鲜黄色

C. 蓝色至蓝紫色　D. 绿色至墨绿色

14. 以下对皂苷理化性质的描述，错误的是（　　）。

A. 大多为白色结晶　B. 味苦而辛辣

C. 对黏膜有强烈刺激性　D. 振摇后能产生泡沫

15. 下列哪种成分的水溶液经强烈振摇后能产生大量持久性泡沫，且不因加热而消失（　　）。

A. 蛋白质　B. 皂苷　C. 蒽醌　D. 黄酮

16. 具有溶血现象的化学成分是（　）。

A. 香豆素　B. 黄酮　C. 挥发油　D. 皂苷

17. 甲型和乙型强心苷结构的主要区别点是（　）。

A. A/B 环稠和方式不同　B. 内酯环连接位置不同

C. 糖链连接位置不同　D. C_{17}不饱和内酯环不同

18. 水解强心苷，而不使苷元发生变化可用（　）。

A. 0.02~0.05 mol/L 盐酸　B. 3%~5%硫酸

C. 3%~5%盐酸　D. 碳酸氢钠/水

19. 萜类的结构通式为（　）。

A. $(C_3H_6)_n$　B. $(C_4H_7)_n$　C. $(C_5H_8)_n$　D. $(C_4H_8)_n$

20. 倍半萜和二萜在化学结构上的明显区别是（　）。

A. 氮原子数不同　B. 碳原子数不同

C. 氧原子数不同　D. 碳环数目不同

21. 挥发油不能溶于下列（　）溶剂。

A. 浓乙醇　B. 乙醚　C. 水　D. 石油醚

二、多项选择题

1. 以下游离生物碱中，（　）是亲水性的生物碱。

A. 叔胺型生物碱　B. 仲胺型生物碱

C. 季铵型生物碱　D. 含氮－氧化物的生物碱

E. 含酚羟基的生物碱

2. 苷类结构中含糖，可溶于（　）。

A. 水　B. 乙醇　C. 甲醇

D. 含水正丁醇　E. 氯仿

3. 根据苷键原子不同，可将苷分成（　）。

A. 氧苷　B. 硫苷　C. 氮苷

D. 碳苷　E. 氰苷

4. 下列关于黄酮化合物的理化性质，描述错误的是（　）。

A. 多为结晶性固体，黄酮苷类为无定形粉末

B. 多为无色

C. 均具有旋光性

D. 游离黄酮类难溶或不溶于水

E. 黄酮苷类难溶或不溶于水

5. 醌类化合物根据结构骨架中苯环的数目和稠合方式，通常分为（　）4 种类型。

A. 苯醌　B. 萘醌　C. 菲醌

D. 蒽醌　　　　E. 蒽酮

6. （　　）可用来检识醌类化合物。

A. 菲格尔（Feigl）反应

B. 碱液显色（Bornträger）反应

C. 无色亚甲蓝显色反应

D. 与活性亚甲基试剂的反应（Kesting-Craven）

E. 对亚硝基－二甲苯胺显色反应

7. 对植物中的香豆素进行提取，可能用到的溶剂是（　　）。

A. 甲醇　　　　B. 乙醇　　　　C. 水

D. 乙醚　　　　E. 乙酸乙酯

8. 可以用于皂苷显色反应的试剂有（　　）。

A. 浓硫酸—醋酐　　B. 三氯醋酸　　C. 三氯化铁

D. 五氯化锑　　　　E. 盐酸羟胺

9. 以下关于强心苷的说法，正确的是（　　）。

A. 是一类甾体苷类　　　　B. 由强心苷元与糖缩合而成

C. α－去氧糖常见于强心苷类　　　　D. 难溶于水、醇、丙酮等极性溶剂

E. 多为有色结晶

10. （　　）是衡量挥发油质量的重要指标。

A. 酸值　　　　B. pH 值　　　　C. 酯值

D. 皂化值　　　　E. 亲水亲油平衡值

11. （　　）具有挥发性，能随水蒸气蒸馏。

A. 单萜　　　　B. 倍半萜　　　　C. 二萜

D. 三萜　　　　E. 二倍半萜

12. 萜类化合物能溶解于（　　）溶剂中。

A. 乙醚　　　　B. 氯仿　　　　C. 乙酸乙酯

D. 苯　　　　E. 水

三、简答题

1. 简述生物碱在植物体内的存在形式。

2. 苷键的酶催化水解有什么特点？

3. 查阅资料认识黄芩苷的化学结构，思考其属于哪类成分。

学习评价

根据每一小组成员在本学习过程中的表现，填写学习任务过程性考核记录表（见书后附表）。

项目学习总结评价　中药有效成分的分析

学习目标

知识目标

1. 掌握中药有效成分的理化性质。
2. 熟悉中药有效成分的种类。
3. 了解中药有效成分的提取和检识反应。

技能目标

1. 能制定中药有效成分的分析报告单。
2. 能够根据所学知识和需要完成工作任务，规范撰写作业单。
3. 能对本次工作任务完成过程中存在的问题进行分析。

素质目标

1. 具有团队协作、沟通交流、查阅资料的能力。
2. 具备学以致用、科学严谨的学习态度、一丝不苟的工作作风和创新意识。
3. 树立正确的规范意识、效率意识和安全意识。
4. 具备优良的劳动纪律观念、心理素质、职业道德和素养。

建议学时

4 学时

学习过程

一、阅读以下材料

中药所含的化学成分比较复杂，研究中药的提取、分离与纯化、浓缩与干燥等工艺时，需要参考各药物所含有效成分的理化性质和药理作用等，来进行工艺路线的设计、工艺方法和条件的筛选。目的是最大限度地获得中药中的有效成分及辅助成分，使无效成分及组织物尽量少混入或者不混入提取物中。

四物汤是补血的常用方，也是调经的基本方。其最早见于晚唐蔺道人著的《仙授理伤续断秘方》，后来被载入宋代的《太平惠民和剂局方》。四物汤由当归、川芎、白芍、熟地黄组成。其具有养血调经的功效，跟四物汤中各中药所含的有效成分是分不开的，因此分析清楚四物汤中的有效成分，对于采用合适的工艺方法和溶剂最大限度地将方剂中的有效成分提取出来，再选用合适的分离纯化工艺方法、浓缩与干燥工艺方法进行处理是非常重要的，这样才能使得到的提取物满足治疗疾病的需要。

二、制定中药有效成分的分析报告单

以小组为单位，综合运用任务一、任务二中所学的知识和技能进行当归、白芍有效成分及相应成分理化性质的分析。填写作业单中的中药有效成分分析工作单，见表 1 – 11。

三、分析报告的展示、交流

以小组为单位，运用 PPT 演示文稿、纸质打印图样等形式，向全班同学展示、汇报分析报告成果，重点汇报有效成分和理化性质。展示中，其余小组对汇报小组所展示的内容进行评价。汇报小组根据其他小组的评价意见对本报告进行修改完善。

学习评价

按照实事求是的原则，在教师的指导下按照自我评价、小组评价和教师评价 3 种方式对本小组成员在学习任务完成过程中的表现进行综合评价，填写中药有效成分学习任务综合评价表，见表 1 – 12。

教师评价包括分析报告单的正确性、存在的问题，对完成工作任务过程中亮点与不足进行点评。

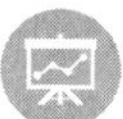

作业单

表 1 – 11　　中药有效成分分析工作单

姓　名		学　号		班　级	
组　号	第　组	组　长		日　期	年　月　日
项目	名称	有效成分	药理作用	所属化学成分类别	
中药 1					
中药 2					
有效成分 1：					

续表

理化性质	性状	形态	
		气味	
		颜色	
		其他	
	溶解性	易溶于	
		不溶于	
		其他	
	其他性质		
检识反应			
有效成分 2：			
理化性质	性状	形态	
		气味	
		颜色	
		其他	
	溶解性	易溶于	
		不溶于	
		其他	
	其他性质		
检识反应			
操作时长/min			
总结及问题分析			

表 1－12　中药有效成分学习任务综合评价表

姓　名			学　号					班　级			
组　号	第　组		组　长					日　期			
分析报告制定						分析报告展示、交流					
50 分		分值	自评	互评	教师评价	50 分		分值	自评	互评	教师评价
资讯	信息查阅	5				展示交流	报告描述	8			
	综合分析	5					报告展示	8			
	标准规范	4					交流沟通	9			
实施过程	规划分工	4					问题反馈	9			
	分析合理	5					接受批评	8			
	工作态度	4					提出建议	8			
	协作精神	4				减分					
结果	方案特色	5									
	工作有序	4									
	完成情况	5				加分					
	质量情况	5									
合　计						合　计					
自评、互评、教师评价平均值						自评、互评、教师评价平均值					
总计：											
									指导教师签字：		

项目二

中药提取溶剂

中药中各成分的提取、分离和纯化，通常要用到各种各样的溶剂，不同的溶剂所获得的成分不尽相同。反之，对不同目标的成分，根据其性质同样可选择适当的不同的溶剂进行提取。

岗位任务一　中药提取的基本原理

思维导图

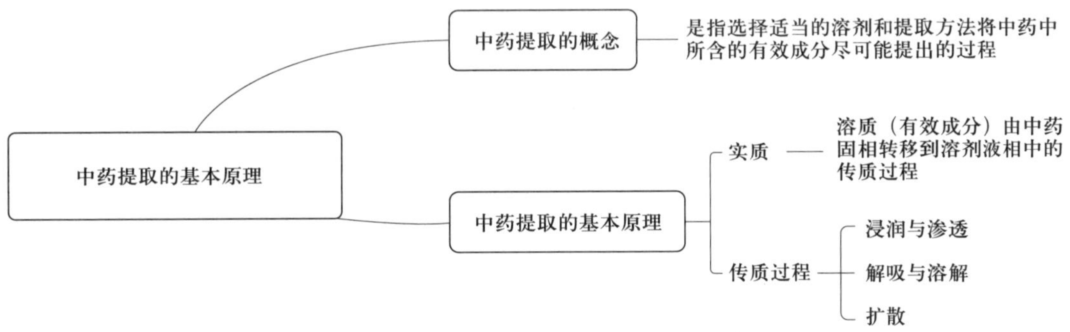

学习目标

知识目标

1. 掌握中药提取的概念。
2. 熟悉中药提取的基本原理。

技能目标

1. 能根据工作任务完成情况，填写作业单。
2. 能将学到的有关中药提取原理的理论知识运用到生产实际中，学会用学到的理论知识解决生产实际问题。

素质目标

1. 具有互相协调、互相督促的意识。
2. 具备信息检索，分析问题、解决问题的能力。
3. 具备责任心，诚实守信的职业素养。

【案例导入】

新型冠状病毒感染，是由新型冠状病毒引起的一种急性呼吸道传染性疾病。2020 年 3 月 11 日，世卫组织宣布，新冠病毒感染疫情为全球大流行病。新冠病毒感染疫情暴发后，给全世界人民带来了巨大的灾难，严重危害到人类的生命健康，同时给世界经济带来了极其不良的影响。在中国，新冠病毒感染疫情暴发后，中医药专家及医护人员积极参与患者的救治，中医药用临床实效向世界证明了其强大的生命力，在新冠病毒感染患者救治中发挥了非常重要的作用。临床试验表明：对症的中药能使新冠病毒感染轻症患者症状明显改善，降低向重症转变的比例。

对症的中药在治疗新冠病毒感染患者过程中能达到较好的疗效，取决于中药的合理配伍，制药过程的工艺等。中药无论是单方用药还是复方使用，保证其疗效的物质基础是中药中所含的有效成分，因此，在制药过程中，选择适当的提取方法和适宜的提取溶剂才能最大限度提取出中药中的有效成分，最终保证疗效。如何才能达到很好的提取效果，弄清楚中药提取的原理非常重要，这就要求我们要打开思维，思维不能受经验的束缚。

讨论

1. 你计划如何学好“中药提取的基本原理”这一内容？
2. 案例对你有何启示？

建议学时

2 学时

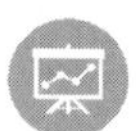

学习过程

一、阅读以下材料

（一）中药提取的概念

中药提取是指选择适当的溶剂和提取方法将中药中所含的有效成分尽可能提出的过程。中药提取是中药提取物生产的单元操作之一。

（二）中药提取的基本原理

中药有效成分绝大部分存在于细胞组织之中，中药提取的过程就是溶剂进入中药组织细胞将有效成分溶解形成提取液的全过程。提取的实质是溶质（有效成分）由中药固相转移到溶剂液相中的传质过程，如图 2－1 所示。

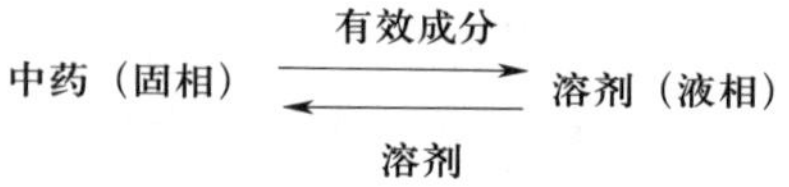

中药（固相） —有效成分→ 溶剂（液相）
中药（固相） ←溶剂— 溶剂（液相）

图 2－1　中药提取传质过程

中药主要来源于植物、动物和矿物 3 类物质。矿物和树脂类中药无细胞结构，其有效成分可直接溶解或分散悬浮于溶剂中。植物类中药有效成分的分子量一般都比无效成分的分子量小得多，溶剂浸提时有效成分可透过细胞膜和细胞壁渗出，无效成分仍留在细胞组织中。动物类中药的有效成分绝大部分是蛋白质或多肽类，分子量较大，难以透过细胞膜。中药经粉碎后，对破碎的细胞来说，其所含成分可被溶出、胶溶或洗脱下来。对具有完好细胞结构的动植物中药来说，细胞内的成分向细胞外转移溶出，需经过一个复杂的提取过程，一般认为传质过程主要经历浸润与渗透、解吸与溶解、扩散 3 个相互联系的阶段。

1. 浸润与渗透

中药与提取溶剂接触时，提取溶剂首先附着于中药的表面使之润湿，细胞膨胀恢复通透性，溶剂通过毛细管及细胞间隙、细胞膜渗入细胞组织中，即提取的浸润、渗透阶段。

提取溶剂能否使中药表面润湿，主要取决于溶剂与中药的性质、二者之间的界面情况。一般非极性溶剂不易湿润富含水分的中药，极性溶剂不易湿润含油脂的中药，难以提出有效成分。因此，富含水分的中药先进行干燥，富含油脂的中药如苦杏仁、五味子、肉豆蔻等往往先进行脱脂或榨去油脂，然后再用适宜的溶剂提取有效成分。

在实际生产中，为了提高浸润、渗透过程的速度，可采取强力搅拌、加表面活性剂和加热等适当措施。也可在加入溶剂后改变密闭容器的压力，使溶剂更容易通过细胞壁向细胞组织渗透，加速渗透过程。

2. 解吸与溶解

中药各成分之间或与细胞壁之间，存在一定的吸附作用，当溶剂渗入细胞中时，必须首先解除中药各成分之间、中药成分与细胞壁之间的吸附作用（即解吸过程），才能使有效成分以分子、离子或胶体粒子等形式分散于溶剂中（即溶解过程）。目标成分能否被溶解，取决于中药成分的结构和溶剂的性质，遵循“相似相溶”的规律。

随着中药成分的解吸和溶解，细胞内溶液的浓度逐渐增大，渗透压增高，溶剂继续向细胞内渗入，部分细胞膨胀破裂，为已溶解的成分向外扩散创造了有利条件。

提取过程中，应选择对有效成分具有解吸和溶解作用的溶剂，如水、乙醇等。必要时可通过加热提取，在溶剂中加入酸、碱、甘油或表面活性剂，来加速分子的运动或增加某些有效成分的溶解性，以助有效成分的解吸和溶解。

3. 扩散

当提取溶剂溶解大量有效成分后，细胞内溶液浓度显著增高，渗透压增大，细胞内外出现溶液浓度差而产生扩散，即细胞外侧纯溶剂或稀溶液向细胞内渗透，细胞内高浓度溶液中的溶质就不断地向周围低浓度方向扩散，至内外浓度相等，渗透压平衡时，扩散进程终止。扩散的实质是溶质从高浓度向低浓度方向渗透的过程，推动力来自于浓度差（也称浓度梯度）。

由扩散过程的描述可以看出，在实际生产中，提高中药有效成分的提取效果，最重要的是保持最大的浓度差。加强搅拌、更换新溶剂和动态提取，都可使溶剂或稀提取液随时置换中药周围的浓提取液，使提取继续进行。

二、填写工作单

（一）阅读以上材料

以小组为单位阅读以上材料，记录学习要点。

（二）听取教师 PPT 讲解

每位学生认真记录笔记。

（三）查阅资料回答问题

以小组为单位，结合阅读材料、PPT 和查阅资料的情况，回答作业单中的各项问题。

作业单

一、单项选择题

1. 中药提取是指选择适当的溶剂和提取方法将中药中所含的（　　）尽可能提出的过程。

A. 无效成分　　B. 有效成分　　C. 组织物　　D. 杂质

2. 中药主要来源于植物、动物和（　　）3 类物质。

A. 草药　　B. 矿物　　C. 菌类　　D. 藻类

3. 中药提取的基本原理是（　　）。

A. 溶剂的浸润与渗透，成分溶解溶出

B. 溶剂的浸润，成分的解吸与溶解

C. 溶剂的浸润与渗透，成分的解吸与溶解，溶质的扩散

D. 溶剂的浸润，成分的溶解，溶质的扩散

4. 中药提取过程中推动溶质扩散的是（　　）。

A. 温度　　B. 溶剂用量　　C. 时间　　D. 浓度差

5. 与溶剂能否使中药表面润湿无关的因素是（　　）。

A. 浓度差　　B. 药材性质　　C. 浸提压力　　D. 接触面的大小

6. 中药提取过程，溶剂通过（　　）的途径进入中药组织中。

A. 毛细管和细胞间隙、细胞膜　　B. 与蛋白质结合

C. 中药表皮　　D. 与极性物质结合

7. （　　）是有效成分最不易被提取的中药形状。

A. 极细颗粒　　B. 薄片　　C. 粗粒　　D. 小段

8. （　　）不能增加提取的浓度梯度。

A. 动态提取　　B. 更换新溶剂　　C. 高压提取　　D. 不断搅拌

二、判断题

1. 中药提取的实质是溶质（有效成分）由中药固相转移到溶剂液相中的传质过程。（　　）

2. 在中药提取过程中，提取溶剂的选用对有效成分提取效果没有显著影响。(　　)

3. 中药提取是中药提取物生产的单元操作之一。(　　)

4. 中药提取的传质过程是浸润与渗透、解吸与溶解、扩散等几个相互联系的阶段的综合过程。(　　)

5. 中药提取过程中溶质扩散的实质是溶质从高浓度向低浓度方向渗透的过程。(　　)

三、分析题

1. 提取溶剂能否使中药表面润湿？主要取决于什么？简要分析应对的措施。

2. 中药提取过程中，有效成分能否被溶解？取决于什么？遵循什么规律？简要分析应对的措施。

学习评价

根据每一小组成员在本学习过程中的表现，填写学习任务过程性考核记录表（见书后附表）。

岗位任务二　中药提取溶剂

思维导图

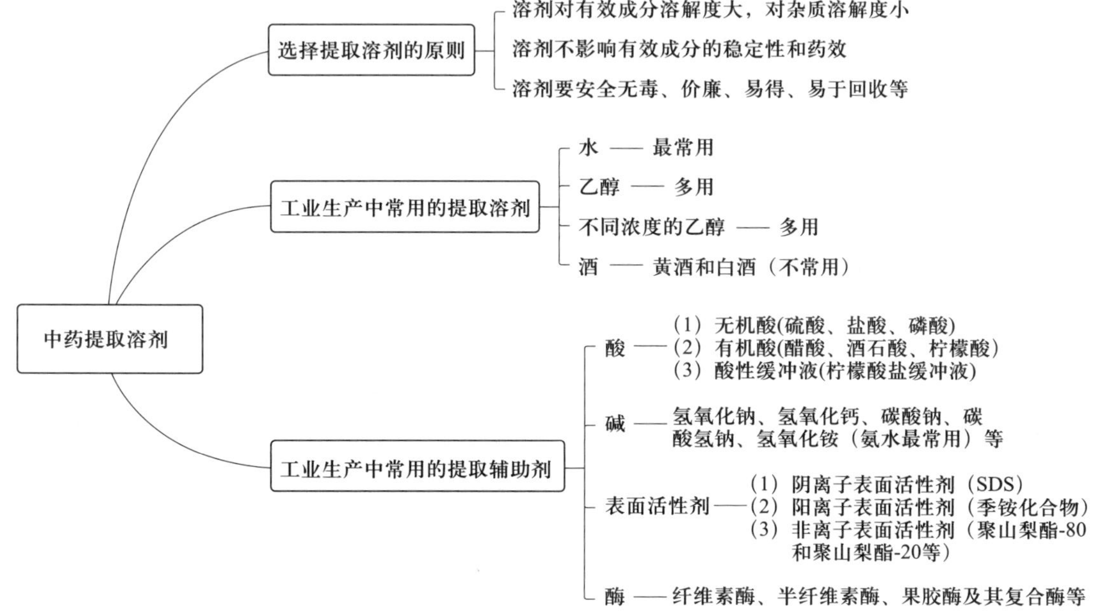

学习目标

知识目标

1. 熟悉工业生产中常用的提取溶剂和辅助剂。
2. 了解选择提取溶剂的原则。

技能目标

1. 能根据中药饮片中有效成分的理化特性选择合适的提取溶剂和辅助剂。
2. 能根据提取溶剂、辅助剂的特性选择合理的提取方法。
3. 能根据工作任务完成情况，完成作业单。
4. 能将学到的有关中药提取溶剂的理论知识运用到生产实际中，学会用学到的理论知识解决生产实际问题。

素质目标

1. 具有团队合作意识、沟通交流的能力。
2. 树立创新和勇于探索的精神。
3. 具备优良的诚信、务实的职业道德和素养。

【案例导入】

珍珠为珍珠贝科动物马氏珍珠贝［*Pteria martensii*（Dunker）］、蚌科动物三角帆蚌［*Hyriopsis cumingii*（Lea）］或褶纹冠蚌［*Cristaria plicata*（Leach）］等双壳类动物受刺激形成的产物。

既然珍珠是珍珠贝等动物体内受刺激形成的，对于珍珠贝等动物来说，是要吃好多苦，承受身体上巨大的痛苦才能生成珍珠的。由此可引申出珍珠贝的胸襟："当一粒沙子进入珍珠贝的壳内时，珍珠贝觉得非常不舒服，但是又无力把沙子吐出去，所以珍珠贝面临两个选择：一是抱怨，让自己的日子不好过；二是想办法把沙子同化，使它跟自己和平共处……"珍珠贝并没有大脑，它是无脊椎动物，在演化的层次上很低，但是连一个没有大脑的低等动物都知道要想办法去适应一个自己无法改变的环境，把一个令自己不愉快的异己，转变为可以忍受的自己的一部分，最终产生的珍珠还可以为人类带来巨大的财富。所以有时候，你遇到的困难暂时没有很好的解决方法时，那就要学会适应，也许后续就会有更好的解决途径，并且通过自己的努力还能实现真正的人生价值。

中药有效成分的提取，溶剂的选择至关重要。当溶剂选择不太合适导致有效成分提取效果不理想时，一定不能气馁，要多分析原因，从中找出合适的解决办法。

讨论：

1. 珍珠的案例对你有何启示？
2. 作为一名制药人，你觉得最应该具备什么样的精神品质？

建议学时

2 学时

学习过程

一、阅读以下材料

在中药有效成分的提取过程中，提取溶剂起着非常重要的作用，不同的溶剂提取的成分不同，正确合理地选择提取溶剂，既能提高有效成分的提取效率，又能减少杂质，简化目标成分的后续处理工艺，保证中药提取物的质量和后续治疗疾病的疗效。

（一）选择提取溶剂的原则

中药成分在溶剂中的溶解度与溶剂性质直接相关，遵循“相似相溶”规律，因此溶剂的选择至关重要。选择提取溶剂要遵循以下原则：

1. 溶剂对有效成分溶解度大，对杂质溶解度小。

2. 溶剂不影响有效成分的稳定性和药效。

3. 溶剂要安全无毒、价廉、易得、易于回收等。

（二）工业生产中常用的提取溶剂

工业生产中常用的提取溶剂是水、乙醇、不同浓度的乙醇和酒。

1. 水

水安全无毒，价廉易得，是一种强极性提取溶剂。中药中亲水性的成分，如无机盐、糖类、分子不太大的多糖类、鞣质、氨基酸、蛋白质、有机酸盐、生物碱盐及苷类等都能被水溶出。例如葡萄糖、蔗糖等分子量比较小的多羟基化合物，具有强亲水性，极易溶于水。而淀粉虽然羟基数目多，但分子太大，所以难溶解于水；蛋白质和氨基酸都是酸碱两性化合物，有一定的极性，所以能溶于水，不溶或难溶于有机溶剂；苷类比其苷元的亲水性强，特别是皂苷，由于它们的分子中往往结合有较多糖分子，羟基数目多，能表现出较强的亲水性，而皂苷元则属于亲脂性强的化合物；鞣质是多羟基的化合物，为亲水性的物质。

但水作提取溶剂也存在较多问题，主要有以下几点：

（1）易酶解苷类成分，且提取液易霉变失效，不易储存。

（2）含果胶、黏液质类成分较多的中药，其水提取液常常呈胶状，很难过滤。

（3）含淀粉量多的中药，沸水煎煮时，中药中的淀粉可被糊化，过滤困难，所以不宜粉碎成细粉水煎。

（4）含有皂苷成分较多的中药，水提取液在减压浓缩时常会产生大量泡沫，浓缩困难。

2. 乙醇

乙醇一般指浓度为95%的乙醇，它是一种溶解性能介于极性与非极性溶剂之间的亲水性溶剂。乙醇的溶解性能较好，对中药组织穿透能力较强。亲水性成分除蛋白质、黏液质、果胶、淀粉和部分多糖等外，大多都能在乙醇中溶解。难溶于水的亲脂性成分，在乙醇中的溶解度也较大。乙醇为有机溶剂，虽易燃，但毒性小、价格便宜、来源方便，可回收反复使用，而且乙醇的提取液不易发霉变质。在中药有效成分提取中，应用较广。

3. 不同浓度的乙醇

乙醇能与水以任何比例混溶，各种中药化学成分在乙醇中的溶解度往往随乙醇浓度而变化，因此，可根据提取物的性质，采用不同浓度乙醇，有选择性地提取有效成分。一般来说，乙醇浓度达80%以上时，适用于提取挥发油、有机酸、树脂、叶绿素等；乙醇浓度在50% ~70%时，适用于提取生物碱、苷类、黄酮类等；乙醇浓度在50%以下时，适用于提取鞣质、蒽醌类化合物和水溶性成分等。乙醇有防腐作用，提取液中乙醇浓度达20%以上时可防腐，乙醇浓度达40%时能延缓提取液中酯类、苷类等有效成分的水解，增加提取液的稳定性。但提取液中存在乙醇也有缺点，即有药理作用，价格较贵。此外，跟乙醇一样，不同浓度的乙醇具有挥发性、易燃性，在生产中应注意安全防护。

在工业化生产中，经常会根据要提取的成分的性质，采用适宜浓度的乙醇，有选择性地提取有效成分，这就涉及不同浓度乙醇的配制问题。而实际生产中，为了降低生产成本，往往会重复使用回收的乙醇，用回收乙醇来配制所需浓度的乙醇，这就增加了不同浓度乙醇配制的复杂性。不同浓度乙醇配制的步骤如下：

（1）计算加入浓乙醇及水的量

1）浓乙醇的量。常温下，用浓乙醇配制稀乙醇，存在以下等量关系：

$$C_1 \times X = C_2 \times V_2$$

即：

$$X = \frac{C_2 \times V_2}{C_1}$$

式中 X——需加入浓乙醇的体积，ml；

V_2——需要配制的稀乙醇的体积，ml；

C_1——浓乙醇的含醇量，%；

C_2——需要配制稀乙醇的含醇量，%。

2）水的量。将需要用到的水量设为 V（ml），则存在以下等量关系：

加水量 = 稀乙醇配制总体积 - 需加入的浓乙醇的体积

即：

$$V = V_2 - X$$

（2）不同浓度乙醇的配制（用浓乙醇配制稀乙醇）。根据计算结果，用计量容器量取浓乙醇的体积，在浓乙醇中加入需要用到的水量，搅拌均匀，即得。

需要注意的是，由于水和浓乙醇的密度是不一样的，混合后，溶液的体积并不等于二者体积相加，配制出的稀乙醇的浓度与理论浓度有偏差。为了获得准确的稀乙醇浓度，在需要的情况下可通过加少量水或加浓乙醇，用酒精计进行矫正。

4. 酒

工业化生产中会用到的酒有黄酒和白酒。二者均是良好的提取溶剂。黄酒通常含15% ~20%乙醇，为淡黄色的透明液体，气味特异醇香。白酒通常含40% ~60%乙醇，为无色透明液体，气味特异醇香且有较强的刺激性。白酒和黄酒用作提取溶剂，目前多用于“药酒”的制备。其中，黄酒用作提取溶剂，从古至今都有记载，如李时珍《本草纲目》中记载用黄酒制作，可治疗疾病的药酒达69种；2020年版《中国药典》中收载的“三两半药酒”的制法中也用到黄酒。白酒用作提取溶剂，现代用得较多一些，如《中国药典》（2020年版，一部）收载的“冯了性风湿跌打药酒”的制备就用到了白酒，这可能与白酒的乙醇含量有关系，因为黄酒的乙醇含量较低，特别是如果乙醇含量低于20%，存在不宜长时间存放的缺点，而白酒乙醇含量一般都较高，长时间存放不会出现变质现象。

工业生产中使用的提取溶剂特点见表2－1。

表2－1　　工业生产中使用的提取溶剂特点归纳表

溶剂	优点	缺点
水	（1）对植物细胞壁穿透力强 （2）安全无毒，价廉易得 （3）中药提取最常用	（1）水提液易发霉变质，不易保存 （2）提取液中的水溶性杂质较多 （3）易酶解苷类成分等
乙醇	（1）对植物和动物细胞穿透力都强 （2）溶解范围广，提取成分较全面 （3）提取出的蛋白质、多糖等水溶性杂质少 （4）毒性小、价格相对便宜，可回收反复使用 （5）有防腐和保护药物成分的作用	易燃、易挥发、价格比水贵
不同浓度的乙醇	（1）对植物和动物细胞穿透力都强 （2）提取成分有针对性 （3）毒性小、价格相对便宜，可回收反复使用 （4）有防腐和保护药物成分的作用 （5）价格比乙醇便宜	易燃、易挥发、价格比水贵
酒	（1）对植物和动物细胞穿透力都强 （2）提取成分有针对性 （3）毒性小 （4）有防腐和保护药物成分的作用	（1）易燃、易挥发、价格贵 （2）不常用

（三）工业生产中常用的提取辅助剂

为了提高溶剂的提取效能、增加提取成分在溶剂中的溶解度、增加有效成分的稳定性，以及去除或减少某些杂质，一般会在提取溶剂中加入提取辅助剂。常用的提取辅助剂有酸、碱、表面活性剂和酶等，见表2－2。在实际生产中，提取辅助剂一般只用于单味中药的提取，较少用于复方的提取。

表2－2　　常用提取辅助剂归纳表

提取辅助剂	原理	主要适用范围	特点	常用提取辅助剂	应用范围
酸	（1）使弱碱性化学成分成盐，增加溶解度，促进成分溶出 （2）促进有机酸游离，便于用有机溶剂的提取 （3）除去酸不溶性杂质	主要有效成分为弱碱性的中药	（1）对酸的种类和浓度等条件有较高要求 （2）工业生产需考虑对设备的腐蚀问题	（1）无机酸（硫酸、盐酸、磷酸） （2）有机酸（醋酸、酒石酸、柠檬酸） （3）酸性缓冲液（柠檬酸盐缓冲液）	提取生物碱和多糖类成分

续表

提取辅助剂	原理	主要适用范围	特点	常用提取辅助剂	应用范围
碱	（1）碱与弱酸性成分成盐，增加溶解度，使有效成分更易浸出 （2）对植物细胞产生破坏，促使成分溶出 （3）除去碱不溶性杂质	主要有效成分为弱酸性或碱溶性的中药	（1）对碱的种类、浓度、提取温度有较高要求 （2）工业生产需考虑对设备的腐蚀问题	氢氧化钠、氢氧化钙、碳酸钠、碳酸氢钠、氢氧化铵（氨水：最常用）等	提取黄酮类、有机酸、多糖类、皂苷类、蛋白质
表面活性剂	（1）改变中药与溶剂之间的表面张力，使溶剂易于渗入植物细胞中 （2）在溶液中形成胶束，增加有效成分在溶剂中的溶解度	大部分中药	（1）需控制表面活性剂的浓度，不可超过其临界浓度 （2）对中药的理化性质无特殊要求，局限性小	（1）阴离子表面活性剂（SDS） （2）阳离子表面活性剂（季铵化合物） （3）非离子表面活性剂（聚山梨酯－80和聚山梨酯－20等）	提取黄酮类、皂苷类、天然色素、多糖类、生物碱类、蒽醌类、三萜酸
酶	将细胞壁中的纤维素等成分降解，破坏植物细胞壁的致密结构	植物类中药	（1）具有高效性和专一性 （2）反应条件温和，对温度和 pH 值等因素的要求高	纤维素酶、半纤维素酶、果胶酶及其复合酶等	提取黄酮类、皂苷类、多糖类、多酚类、天然色素、果胶

二、填写工作单

（一）阅读以上材料

以小组为单位阅读以上材料，记录学习要点。

（二）听取教师 PPT 讲解

每位学生认真记录笔记。

（三）查阅资料回答问题

以小组为单位，结合阅读材料、PPT 和查阅资料的情况，回答作业单中的各项问题。

作业单

一、单项选择题

1. 水是最常用的极性提取溶剂之一，下面不属于水的优点的是（　　）。

A. 溶解范围广　　B. 没有药理作用　　D. 有药理作用　　C. 经济易得

2. 以下具有防腐作用的乙醇浓度是（　　）。

A. 20%　　B. 15%　　C. 10%　　D. 5%

3. 下列关于中药提取溶剂的陈述，错误的是（　　）。

A. 提取溶剂应最大限度地提出有效成分

B. 用水作溶剂，会提出大量的脂溶性成分

C. 高浓度乙醇能够提出强极性成分

D. 溶剂中加入表面活性剂能提高有效成分的提取效率

4. 以下哪一种不是常见的提取辅助剂（　　）。

A. 酸　　B. 碱　　C. 酶　　D. 乙醇

5. 酸、碱辅助提取是通过调节提取溶剂的（　　）来增加提取成分在溶剂中的溶解度的。

A. pH 值　　B. 浓度　　C. 温度　　D. 体积

6. 酸、碱用于辅助提取的优点不包括（　　）。

A. 成本较低　　B. 操作简便　　C. 提取效率高　　D. 成本较高

7. 酸提取辅助剂主要用于（　　）。

A. 生物碱类和多糖类成分　　B. 皂苷类

C. 鞣质类　　D. 色素

8. 常用于工业化大生产的碱提取辅助剂为（　　）。

A. 氢氧化钠　　B. 氢氧化钙　　C. 氨水　　D. 碳酸氢钠

9. 提取过程中加入酸或碱的目的是（　　）。

A. 增加有效成分在溶剂中的溶解度　　B. 防腐

C. 增大有效成分的扩散速率　　D. 增大细胞间隙

10. 应用适宜的表面活性剂能增加中药的（　　）。

A. 膨胀度　　B. 浸润性　　C. 松软度　　D. 粉性

二、多项选择题

1. 水是最常用的极性提取溶剂之一，它的缺点是（　　）。

A. 会引起有效成分的水解　　B. 选择性差，易浸出无效成分

C. 提取剂浓缩时的温度高　　D. 水提液易发霉变质，不易保存

2. 在提取溶剂中加入表面活性剂，有利于提取（　　）成分。

A. 黄酮类　　B. 皂苷类　　C. 多糖类　　D. 生物碱类

3. 乙醇含量在 50% ~70% 时，适用于提取（　　）等成分。

A. 挥发油　　B. 生物碱　　C. 苷类　　D. 黄酮类

4. 乙醇浓度达 80% 以上时，适用于提取（　　）等成分。

A. 挥发油　　B. 有机酸　　C. 树脂　　D. 叶绿素

5. 表面活性剂能增加中药的浸润性，从而提高提取溶剂的提取效果，表面活性剂的种类分为（　　）。

A. 阳离子表面活性剂　　B. 阴离子表面活性剂

C. 非离子型表面活性剂　　D. 强离子型表面活性剂

三、简答题

1. 常用的提取溶剂有哪些？

2. 常用的提取辅助剂有哪些？

四、计算题

现有95%乙醇，需配制475 ml浓度为75%乙醇用于中药提取，需要多少毫升95%乙醇？需要多少毫升水？

学习评价

根据每一小组成员在本学习过程中的表现，填写学习任务过程性考核记录表（见书后附表）。

项目学习总结评价　稀乙醇的配制

学习目标

知识目标

1. 掌握稀乙醇配制的基本工艺流程。
2. 熟悉稀乙醇配制及器具的操作要点。
3. 了解稀乙醇配制的安全知识。

技能目标

1. 能制订稀乙醇配制的工艺流程。
2. 能够根据制订的工艺流程开展稀乙醇的配制操作。
3. 能根据工作任务完成情况，规范撰写作业单。
4. 能对本次工作任务完成过程中存在的问题进行分析，提出今后的改进措施。

素质目标

1. 具有团队协作、沟通交流的能力。
2. 具备爱岗敬业的工匠精神、科学严谨的学习态度、一丝不苟的工作作风和创新意识。
3. 树立正确的规范意识、效率意识和安全意识。
4. 具备优良的劳动纪律观念、心理素质、职业道德和素养。

建议学时

4学时

学习过程

一、阅读以下材料

在工业化生产中，经常需要根据要提取的成分的性质，采用适宜浓度的乙醇，有选择性地提取有效成分，这就涉及不同浓度乙醇的配制问题。而实际生产中，为了降低生产成本，往往会重复使用回收的乙醇，用回收乙醇来配制所需浓度的乙醇，这就增加了不同浓度乙醇配制的复杂性。

现有已知浓度为95%的浓乙醇，请以小组为单位讨论如何配制出570 ml浓度为60%的稀乙醇，并实施配制操作。

二、制订稀乙醇配制计划

以小组为单位，扫二维码，对稀乙醇配制工具设备进行认知，扫二维码，对稀乙醇配制岗位进行认知。根据教师提供的95%的浓乙醇、相关器具等，综合运用任务一和任务二中所学的知识和技能制订60%稀乙醇的配制计划。填写作业单中的表2-4稀乙醇配制工作单。

三、稀乙醇配制计划的展示、交流

以小组为单位，运用PPT演示文稿、纸质打印图样等形式，向全班同学展示、汇报稀乙醇配制计划的制订成果，重点汇报配制工艺流程、每一个重点操作环节的操作要点和生产需要用到的工具和设备等内容。展示中，其余小组对汇报小组所展示的内容进行评价。汇报小组根据其他小组评价的意见对本组制订的计划进行归纳与总结。

四、稀乙醇的配制

以小组为单位，按照制订的配制计划实施稀乙醇的配制，通过成品质量回顾、总结和分析工作过程中存在的问题和不足，提出今后改进的措施。

1. 总结稀乙醇配制过程中遇到的困难和问题，列举值得分享的工作经验。

2. 回顾本次学习任务的工作过程，对开展稀乙醇配制所需的知识和技能进行归纳与整理，写一篇字数不少于200字的工作总结，总结中重点关注以下问题：

（1）你对自己稀乙醇配制计划的制订和设计结果是否满意？如果满意，是因为进行过多种方案的比较和优化？你认为本方案的优势表现在哪些方面？如果不满意，是基于时间不足还是缺乏交流或者是无从判断？

（2）本次工作任务中，稀乙醇配制涉及计算、使用器具等方面的内容。对于这些内容的掌握程度如何？对于未接触过的内容，你是否已经和别人进行过交流探讨？

（3）通过展示交流，你觉得你制订的配制计划在哪些方面更有优势？哪些方面还考虑得不够周全？你是否愿意就你制订的计划的优势与别人进行交流？你是否认同别人制订的配制计划？

（4）你是否一直按计划进行学习？是否已经达到项目二中药提取溶剂的预期学习目标？如果没有，你觉得问题出在哪些方面？你准备如何调整计划和目标？

学习评价

按照实事求是的原则，在教师的指导下按照自我评价、小组评价和教师评价3种方式对本小组成员在学习任务完成过程中的表现进行综合评价，填写学习评价表稀乙醇配制学习任务综合评价表，见表2-3。

表 2-3　稀乙醇配制学习任务综合评价表

姓名						学号						班级					
组号	第　组					组长						日期	年　月　日				
配制计划的制订						配制计划展示、交流						配制实施、结果检查					
30 分		分值	自评	互评	教师评价	30 分		分值	自评	互评	教师评价	40 分		分值	自评	互评	教师评价
资讯	信息采集	2				展示交流	计划描述	4				配制过程	准备工作	4			
	技术分析	2											公式的运用	4			
	标准规范	2					计划展示	4					计算结果准确度	8			
计划决策	计划合理	2											配制器具使用	4			
	成本意识	2					效果处理	4					配制过程	3			
	方案特色	2											酒精计使用	3			
	规划分工	2					交流沟通	4					清场	2			
实施过程	工作态度	2															
	协作精神	2					问题反馈	4									
	技术能力	2										结果检查	意外事件（未发生计满分，已发生计 0 分）	2			
	工作质量	2					规划分工	3									
	安全规范	2															
	团队意识	2					接受批评	3					酒精度	5			
结果检查	工作有序	1											酒精度误差	5			
	复杂程度	1					提出建议	4									
	完成情况	1				加分											
	质量情况	1															
合计						合计						合计					
自评、互评、教师评价平均值						自评、互评、教师评价平均值						自评、互评、教师评价平均值					

总计：

指导教师签字：

教师评价包括设计成果的优点、存在的问题及改进措施的点评，对完成工作任务过程中亮点与不足的点评。

作业单

稀乙醇配制工作单见表2-4。

表2-4　　稀乙醇配制工作单

<table>
<tr><td>姓　名</td><td></td><td>学　号</td><td></td><td>班　级</td><td></td></tr>
<tr><td>组　号</td><td>第　　组</td><td>组　长</td><td></td><td>日　期</td><td>年　月　日</td></tr>
<tr><td colspan="6">工艺流程</td></tr>
<tr><td colspan="6"></td></tr>
</table>

<table>
<tr><td rowspan="8">关键环节</td><td rowspan="3">准备工作</td><td>稀乙醇配制器具</td><td></td></tr>
<tr><td>试剂</td><td></td></tr>
<tr><td>计算公式</td><td>公式①：$C_1 \times X = C_2 \times V_2$；公式②：$V = V_2 - X$
式中　X——需加入浓乙醇的体积，ml；
V_2——需要配制的稀乙醇的体积，ml；
C_1——浓乙醇的含醇量，%；
C_2——需要配制稀乙醇的含醇量，%；
V——加水量，ml。</td></tr>
<tr><td rowspan="5">配制</td><td>浓乙醇的浓度/%</td><td></td></tr>
<tr><td>稀乙醇的浓度/%</td><td></td></tr>
<tr><td>稀乙醇的体积/ml</td><td></td></tr>
<tr><td>计算
①需浓乙醇体积/ml
②加水量/ml</td><td></td></tr>
<tr><td>描述稀乙醇的配制过程</td><td></td></tr>
</table>

续表

<table>
<tr><td rowspan="5">关键环节</td><td rowspan="4">质量检查</td><td>仪器设备</td><td></td></tr>
<tr><td>酒精度/% vol</td><td></td></tr>
<tr><td>酒精度误差/%</td><td>误差 = ［（测量值 - 计算值）/计算值］ ×100%</td></tr>
<tr><td>配制的稀乙醇是否合格
（误差范围在 ±5% 之间为合格）</td><td></td></tr>
<tr><td colspan="2">清场</td><td></td></tr>
<tr><td colspan="2">操作时长/min</td><td colspan="2"></td></tr>
<tr><td colspan="4">总结及问题分析</td></tr>
</table>

项目三

中药饮片生产技术

中药材一般不可直接入药，需经净制、切制或炮炙等处理加工成中药饮片方可用于中医临床或制剂生产使用。这一加工处理过程称为中药饮片的生产过程。中药饮片生产技术包含中药材的净制、中药材的软化、中药饮片切制、中药饮片的干燥与包装、中药炮制及中药饮片的储存与养护等。

岗位任务一　中药材的净制

思维导图

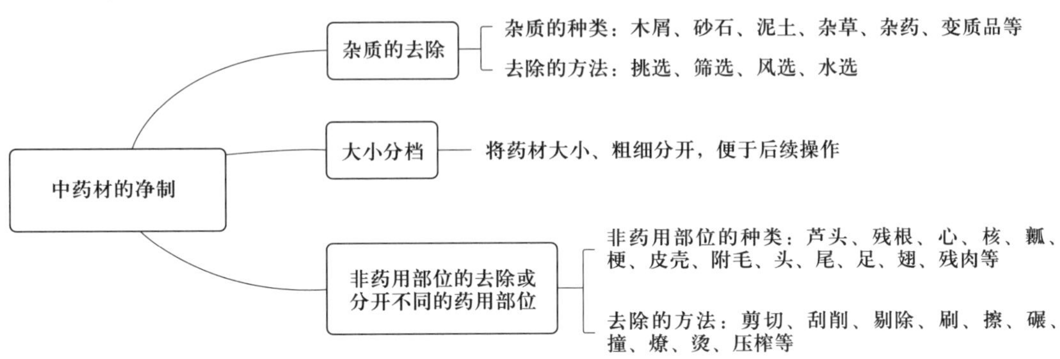

学习目标

知识目标

1. 掌握中药、中药材、中药饮片和中成药的概念，中药材净制的目的和工艺流程。

2. 熟悉中药的药用部位，中药材净制的方法和操作要点。

3. 了解中药材净度标准；了解中药材净制岗位职责、岗位标准操作规程、岗位质量控制要点和生产管理要点，设备结构、工作原理、标准操作规程、清洁与消毒标准操作规程、维护保养标准操作规程；了解中药材净制操作的安全知识。

技能目标

1. 能根据中药材的特性正确灵活选择合适的净制方法，对中药材进行净制操作。
2. 能根据净制后中药材的净度标准判断中药材质量的合格情况。
3. 能根据 SOP 进行安全生产操作，并能够预判和排查基本的安全风险。
4. 能根据工作任务完成情况，规范撰写作业单。
5. 能将学到的理论知识和技能运用到中药材净制操作的实际工作中，并能运用学到的理论知识和技能解决中药材净制工作中遇到的实际问题。

素质目标

1. 具有团队协作、沟通交流的能力。
2. 具备爱岗敬业的工匠精神、科学严谨的学习态度、一丝不苟的工作作风和创新意识。
3. 树立正确的规范意识、效率意识和安全意识。
4. 具备优良的劳动纪律观念、心理素质、职业道德和素养。

【案例导入】

麻黄入药始见于《神农本草经》，列为中品。历代本草记载中多记载药用部位用其茎，而《本草从新》谓："麻黄，发汗用茎，去节煮十余沸，掠去上沫或用醋汤略泡，晒干，亦有用蜜水炒者，止汗用根、节。"《本草从新》中，指明了麻黄的根与茎功效是不同的，应分开入药。现代经过大量的研究证明，麻黄的根与茎应分开入药，故《中国药典》（2020 年版，一部）将麻黄根与茎入药分开记录，即麻黄根为麻黄科植物草麻黄（*Ephedra sinica* Stapf）或中麻黄（*Ephedra intermedia Schrenk et* C. A. Mey.）的干燥根和根茎，麻黄茎为麻黄科植物草麻黄（*Ephedra sinica* Stapf）、中麻黄（*Ephedra intermedia Schrenk et* C. A. Mey.）或木贼麻黄（*Ephedra equisetina* Bge.）的干燥草质茎。

讨论：

1. 麻黄根和草质茎的功效分别是什么？
2. 为什么要将根和草质茎分开入药？如不分开，有何后果？

建议学时

4 学时

学习过程

一、阅读以下材料

（一）几个基本概念

1. 中药

中药是指在中医药理论指导下，用于预防、治疗、诊断疾病并具有康复与保健作用的物质。包括“中药材”“中药饮片”和“中成药”。

2. 中药材

中药材是指产地采收、捕获或开采后，经简单的产地加工，分开规格档次，包装外销的原药材。中药材来源于自然界的植物、动物、矿物，这些天然药物，或质地坚硬、粗大，或含有杂质、泥沙，或含有有毒成分等，一般不可直接用于临床，都需要经过加工炮制后才能使用。即原则上中药材可作为中药饮片生产的原料，不用做直接配方或投料生产中成药。

3. 中药饮片

中药饮片是指依据中医辨证论治及调剂、制剂的需要，将中药材进行各种炮制加工后的成品。中药饮片可用作直接配方或投料生产中成药。

4. 中成药

中成药是中药成药的简称，是指以中药饮片为原料，在中医药理论的指导下，按规定的处方和制法大量生产，有特有名称，并标明功能主治、用法和用量的药品。包括处方药和非处方药。

（二）中药的药用部位

中药入药多采用植物、动物或矿物的某一部分及其加工产物。同一植物可以用不同部位入药，如忍冬科植物忍冬的干燥花蕾入药为金银花，干燥茎枝入药为忍冬藤；蓼科植物何首乌的干燥藤茎入药为首乌藤，块根入药为何首乌；樟科植物肉桂的干燥嫩枝为桂枝，干燥树皮为肉桂；葫芦科植物栝楼或双边栝楼的干燥根入药为天花粉，果皮入药为瓜蒌皮，果仁入药为瓜蒌仁等。这类药物往往性状上有很大差别，而功效有很多相似之处。另外，还有用药部位不同，功效截然相反的，如麻黄的地上部分草质茎的功效为发汗，而麻黄根则为止汗；枸杞的根皮地骨皮，为清热药，而其果实枸杞子为补虚药。因此将具有治疗疾病作用的不同药用部位分开，对于保证中药入药的安全和有效是非常重要的。

1. 植物类药

（1）根。根是指生于地下，没有节和节间，不生叶、叶芽、花芽的部位。如大黄、三七等。

（2）根茎。根茎是指生于地下，具有节和节间，能生叶、叶芽、花芽的部位。如黄连、姜黄等。

（3）茎。茎是指植物体地上部分的躯干。茎髓也属于茎。如桂枝、通草等。

（4）叶。叶是指植物单叶、复叶或带枝梢的部位。如枇杷叶、番泻叶等。

（5）花。花是指植物的花蕾、花柱、花托。如金银花、西红花。花粉也属于花。如蒲黄。

（6）果实。果实是指完整果实或其一部分及整个果穗。如山楂、金樱子。

（7）种子。种子是指完整的种子。如桃仁、莱菔子等。种皮、种仁也属于种子。如花生衣、绿豆衣、柏子仁。

（8）皮。皮是指以植物周皮、皮部、韧皮部作药用的部位。药物商品有树皮、茎皮和根皮之分。如杜仲、厚朴、桑白皮等。

（9）全草。全草是指草本植物的地上部分或全株。如车前草、蒲公英等。

（10）树脂。树脂是指植物中的树胶、挥发性成分等混合物。乳香、没药等。

（11）孢子。孢子是指孢子植物的繁殖器官。如海金沙等。

（12）菌核。菌核是指由菌丝体组成的储有营养物质的休眠体。如茯苓、猪苓等。

2. 动物类药

据其所用部位不同，动物类药分为以下类型：

（1）分泌物类。分泌物类是指动物腺体的分泌物。如麝香、蟾酥等。

（2）排泄物类。排泄物类是指动物所排之粪便。如蚕沙、五灵脂等。

（3）病理产物类。病理产物类是指动物因患某种疾病的产物。如珍珠、牛黄等。

（4）骨骼类。骨骼类是指动物的干燥骨骼或骨状内壳。如龟甲、海螵蛸等。

（5）贝壳类。贝壳类是指动物的贝壳。如牡蛎、瓦楞子等。

（6）整体类。整体类是指动物整体或除去内脏的整体。如蜈蚣、全蝎、蛤蚧等。

（7）甲壳类。甲壳类是指覆盖动物体表的鳞甲或皮壳。如穿山甲、刺猬皮、蝉蜕等。

（8）内脏类。内脏类是指动物内脏的某一部分。如鸡内金、紫河车等。

（9）角类。角类是指动物成熟或幼嫩的角。如水牛角、鹿茸等。

（10）加工品类。加工品类是指动物某一部位的加工产物。如阿胶、龟甲胶等。

3. 矿物类药

按其来源不同，矿物类药分为以下几类：

（1）原矿物类。原矿物类是指药用部位直接系原矿物的药物。如石膏、代赭石等。

（2）动物化石类。动物化石类是指药用部位为动物的化石。如龙骨、龙齿等。

（3）矿物制品类。矿物制品类是指以矿物为原料加工制成的药物。如白矾、硼砂等。

（三）中药材的净制

一般中药材在炮制、调配或制剂之前，选取规定的药用部位，去除杂质和非药用部位，以符合用药要求，这一过程称为中药材的净制。中药材净制的工艺流程见图 3－1。

由于中药材常含有泥沙、杂质、霉变或残留的非药用部位等，同时中药材来源广泛、品种繁多，同一来源的中药材所需药用部位也会有不同，因此中药材在炮制、调配或制剂之前，需要进行净制。净制，即净选加工，是中药材的初步加工过程。净制后的中药材称为“净药材”。中药材净制的目的是去除杂质、去除非药用部分和分开不同的药用部位、大小分档。中药材净制的方法可分为杂质的去除和非药用部位的去除或分开不同的药用部位两大类方法。

1. 杂质的去除

杂质是指混入中药材中的异物，清除杂质的时候也常同步去除霉变、虫蛀、泛油等劣质品。清除杂质的目的是使药物洁净或便于进一步加工处理。根据方法的不同，可分为挑选、筛选、风选和水选等。

（1）挑选。挑选是指用手工挑拣混在中药材中的杂质及霉变品等，或将中药材按大小、

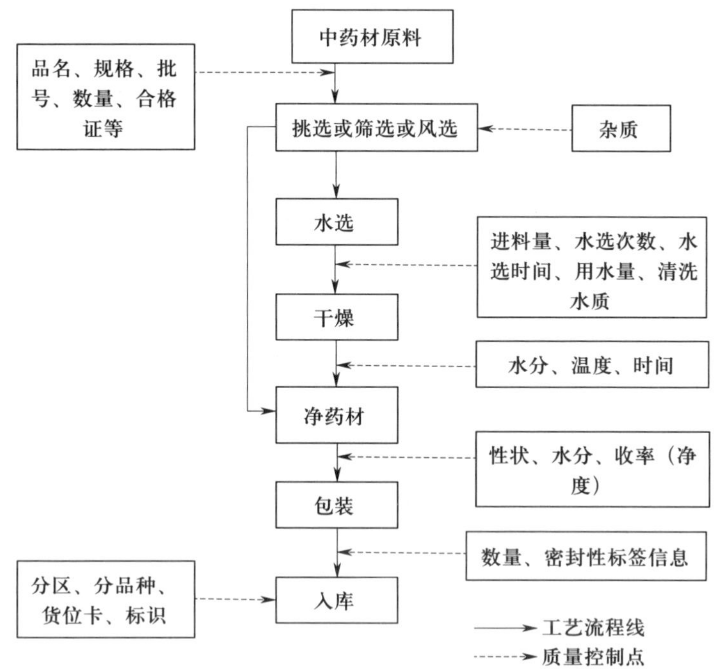

图 3－1　中药材净制的工艺流程

粗细等进行分档，以使其洁净或对其进一步加工处理。如莱菔子、桑螵蛸、蛇床子、石膏等含有木屑、砂石，苏叶、广藿香、淡竹叶、香薷等常夹有枯枝、腐叶及杂草；枸杞子、百合、薤白等常有霉变品混入，这些均须挑选除去。

操作方法：将药物放在竹长匾内或摊放在桌上，用手拣去簸不出、筛不下且不能入药的杂质，如杂草、杂药等，或变质失效的部分，如虫蛀、霉变及走油部分等。

（2）筛选。筛选是根据中药材和杂质的体积大小不同，选用不同规格的筛和罗，以筛去药物中的砂石、杂质，使其洁净；对药物进行大小分档，有些大小不一的中药材，如延胡索、浙贝母、半夏等可用不同孔径的筛将其分离，使其大小规格趋于一致，以便进行后续的炮制操作；对大小不等的药物，如穿山甲、鸡内金等均须分开，再分别进行炮制，以使受热均匀，质量一致；筛去药物在炮制中的辅料，如麦麸、河砂、滑石粉、蛤粉、米、土粉等。

传统筛选工具使用竹筛、铁丝筛、铜筛、麻筛、马尾筛、绢筛等。但马尾筛、绢筛一般用来筛去细小种子类的杂质。

使用传统筛选工具进行筛选是手工操作，效率不高，劳动强度大，同时存在粉尘污染问题，因此现代多用机械操作，主要有振荡式筛药机和小型电动筛药机。操作时只要将待筛选的药物放入筛子内，启动机器，即可筛净。不同体积的药物，可更换不同孔径的筛子。这种机械结构简单，操作容易，效率高且噪声小。

（3）风选。风选是利用药物和杂质的密度不同，经过簸扬（一般可利用簸箕或风车），借药材起伏的风力，使之与杂质分离，以达到纯净的目的。如紫苏子、车前子、吴茱萸、青葙子、莱菔子、葶苈子等的风选。有些药物通过风选可将果柄、花梗、干瘪之物等非药用部位除去。

（4）水选。水选是将药物通过水，将杂质选出或漂去杂质的常用方法。有些药物常附着泥沙、盐分或不洁之物，用筛选或风选不易除去，故用水选或洗漂的方法，以使药物洁净。如乌梅、山茱萸、大枣、川贝母、海藻、昆布等，均需洗或漂去附着的泥沙、盐分。质地较轻的药物，如蝉蜕、蛇蜕、地鳖虫等，操作时，将药物置于水中搅拌，使药物中的杂质漂浮于水面或沉于水中而除去。水选洗漂时应掌握水洗时间、水洗次数和用水量，勿使药物在水中浸漂过久，以免损失药效，降低疗效，并注意及时干燥，防止霉变。需特别注意的是对有效成分易溶于水的中药材，一般采用“抢水洗”法，即快速洗涤药材，缩短药材与水的接触时间，以免损失药效。根据中药材性质，水选可分为洗净、淘洗、浸漂3种方法。

1）洗净。洗净是指用清水将中药材表面的泥土、灰尘、霉斑或其他不洁之物洗去。即先将洗药池注入清水七成满，倒入挑拣整理过的中药材，搓揉干净，捞起，装入竹筐中，再用清水冲洗一遍，沥干水，干燥，或进一步加工。

2）淘洗。淘洗是指用大量清水荡洗附在中药材表面的泥沙或杂质。即把中药材置于小盛器内，手持一边倾斜潜入水中，轻轻搅动中药材，来回抖动小盛器，使杂质与中药材分离，除去上浮的皮、壳杂质和下沉在小盛器的泥沙，取出中药材，干燥。如蝉蜕、蛇蜕等的淘洗。

3）浸漂。将中药材置于大量清水中浸较长时间，适当翻动，每次换水；或将中药材用竹筐盛好，置清洁的长流水中漂较长的时间。至中药材毒性、盐分或腥臭异味得以减除为度，取出，干燥，或进一步加工。如乌梅、山茱萸、海藻、昆布等的浸漂。

2. 非药用部位的去除或分开不同的药用部位

中药材在采收加工的过程中常附着或夹杂一些非药用部位而影响临床疗效，故在药材切制或临床入药前，应采用相应的方法分离不同的药用部位和除去非药用部位。根据中药材质地与性质，其具体方法有剪切、刮削、剔除、刷、擦、碾、撞、燎、烫、揉、挖、剥、压榨等。按净制要求可分为去芦头，去残根，去心，去核，去瓤，去枝梗，去皮壳，去附毛，去头尾足翅，去残肉等。

（1）去芦头。芦头指中药材的根头、根茎、残茎、茎基、叶基等部位。需要去芦头的中药材有人参、牛膝、丹参、防风、百部、桔梗、柴胡、南沙参、麻黄根、黄芪、甘草等，但它们多在产地加工时除去。清代《修事指南》总结去芦头的目的是“去芦者免吐”，认为芦头多是非药用部位。但近年来对桔梗、人参芦头的研究证明其亦含有有效成分，且不致吐，主张不去。

（2）去残根。残根一般是指残留于药用部位上的主根、支根、须根。需要去残根的中药材有马鞭草、石斛、石韦、茵陈、黄连、香附等。主根、支根干燥后装袋撞或揉搓去掉。

（3）去心。心一般是指某些根皮类中药材的木质部和少数种子类中药材的胚芽。根皮类药材木质的心部不含有效成分，而且占相当大的质量，影响用量的准确性，属非药用部位，应予除去。需要去心的根皮类中药材有牡丹皮、地骨皮、白鲜皮、五加皮、巴戟天、远志等，这些中药材多在产地加工时趁鲜去心。文献记载的麦冬去心，是为了防止服用后产生令人心烦的副作用，但现代研究证明，麦冬心小且无心烦副作用，现已带心使用。莲子润软剖开取心，属分开不同药用部位。

（4）去核。核是指果实类中药材的种子。《修事指南》说“去核者免滑精”。现代对去核的解释多沿用此说。实际上有些中药材的种子为非药用部位，应予除去，如山茱萸、山楂、乌梅、大枣、诃子、丝瓜络等。山茱萸在产地趁鲜挤去核；山楂常在产地鲜加工时对剖或切片，脱落的核用筛筛去，其余皆润软后剥去。

（5）去瓤。瓤是指果实类药材的内果皮及其座生的毛囊。用果皮的中药材如陈皮、青皮、化橘红、瓜蒌皮等，均须挖去内瓤。《修事指南》认为“去瓤者免胀”。实际上瓤不含果皮的有效成分，且易生霉，故应除去。

（6）去枝梗。枝梗一般是指某些果实、花、叶类药材非药用的果柄、花柄、叶柄、嫩枝及枯枝。如五味子、吴茱萸、连翘、小茴香、女贞子、款冬花、辛夷、菊花、桑叶、侧柏叶等。常用筛选、风选、挑选、剪切等方法除去。

（7）去皮壳。皮壳包括栓皮、表皮、果皮和种皮。《修事指南》说“去皮者免损气”。实际上多数皮壳为非药用部位，应予以除去。如肉桂、杜仲、厚朴、黄柏等树皮类中药材需去栓皮；知母、党参、北沙参、南沙参、桔梗、天门冬、半夏、天南星、黄芩等根及根茎类中药材需去表皮；草果、益智仁、木鳖子、银杏、使君子仁等果实类中药材需去果皮；苦杏仁、桃仁、白扁豆等种子类中药材需去种皮。去皮壳的方法因药材而异，树皮类药材用刀刮去栓皮；果实类药材砸破去皮壳；种仁、种子类药材焯法去皮；根及根茎类中药材多趁鲜或刮、或撞、或踩去皮。

（8）去附毛。附毛一般是指某些中药材表面或内部附生的绒毛。属非药用部位，又易刺激咽喉引起咳嗽，应予以除去。去毛的方法有：①刷去毛，如枇杷叶、石韦，小量用毛刷刷除，大量可用机械刷除；②刮去毛，如鹿茸直接用利器或明火毛燎焦后刮去；③撞去毛，如马钱子、骨碎补、狗脊，砂炒至毛焦后装入布袋内，撞击去毛或用脱毛机去毛，如手未去尽，可再用刀刮净；④挖去毛，如金樱子果实内着生淡黄色绒毛，产地多趁鲜对剖挖去毛核，若为整个，则用水润软后剖开挖去毛核。

（9）去头尾足翅皮残肉。某些昆虫或动物类中药材需去头、尾、足、翅或皮骨、残肉，以除去有毒部分或非药用部位。如蕲蛇、乌梢蛇，用酒浸或蒸，切去头、尾、骨；龟甲、鳖甲浸泡或蒸，刮去皮膜、残肉；蛤蚧酒浸或蒸，切去头、足，刮去鳞片；斑蝥、红娘子等去头、足、翅。

（四）中药材净度标准

根据《中华人民共和国药典》（2020 年版，四部）通则“0212 药材和饮片检定通则”规定，中药材及饮片药屑及杂质通常不得过 3%，净制后的中药材的净度一般应符合以上规定。而实际上，《中华人民共和国药典》（以下简称《中国药典》）中，不同中药材净制后杂质净度有较大差异，具体以每种中药材在《中国药典》中的规定为准。中药材杂质检查法参看《中国药典》（2020 年版，四部）通则“2301 杂质检查法”。表 3－1 为部分中药材的净度标准。

表 3－1　《中国药典》（2020 年版，一部）部分中药材的净度标准

杂质限量	中药材
1%	五味子、豆蔻（原豆蔻）、南五味子等
2%	大蓟、广藿香、小蓟、合欢花、红花、豆蔻（印尼豆蔻）、连钱草、青葙子、苦地丁、银杏叶、商陆、槲寄生、薏苡仁等
3%	女贞子、石韦、白蔹、地锦草、连翘（青翘）、荜茇、淫羊藿、僵蚕等
4%	丁香、小茴香、仙茅、白薇、沙棘、穿山甲等
5%	土鳖虫、升麻、北豆根、补骨脂、草乌、麻黄、酸枣仁等
6%	石榴皮、地龙、侧柏叶、番泻叶等
7%	吴茱萸
8%	金钱草
9%	连翘（老翘）
10%	蒲黄

二、填写工作单

选题 1：现有一批需要去除杂质、去除非药用部位或分开不同药用部位的中药材，如党参、金樱子等，根据中药材的类型和杂质种类使用合适的净制方法和传统工具在实训室完成该批中药材的净制操作，并判断净制后的中药材净度是否达标，填写作业单中的表 3－2 中药材净制操作工作单。

选题 2：现有一批需要去除杂质、去除非药用部位或分开不同药用部位的中药材如莱菔子、当归等，根据中药材的类型和杂质种类使用合适的净制方法和设备在生产车间完成该批中药材的净制操作，并判断净制后的中药材净度是否达标，填写作业单中的表 3－3 中药材净制岗位生产工作单。

以小组为单位选取上述参考选题中的 1 题，阅读工作情景描述与相关资料，设计中药材净制操作的计划，对净制操作过程中用到的工具和设备进行认知，对净制岗位的相关资讯进行学习，填写作业单中的表 3－2 中药材净制操作工作单或表 3－3 中药材净制岗位生产工作单。

三、工具和设备认知

扫二维码，可查阅部分净制工具和设备的视图以及设备使用介绍，供开展选题 1、选题 2 的学习者学习参考。

四、岗位认知

扫二维码，可查阅中药材净制岗位的职责和标准操作规程等资料，供开展选题 2 的学习者学习参考。

作业单

表 3－2　　中药材净制操作工作单

<table>
<tr><td>姓　名</td><td></td><td>学　号</td><td></td><td>班　级</td><td></td></tr>
<tr><td>组　号</td><td>第　　组</td><td>组　长</td><td></td><td>日　期</td><td>年　月　日</td></tr>
<tr><td>中药材名称</td><td colspan="5"></td></tr>
<tr><td>净制目的</td><td colspan="5"></td></tr>
<tr><td>杂质和非药用部</td><td colspan="5"></td></tr>
<tr><td colspan="6">工艺流程</td></tr>
<tr><td colspan="6"></td></tr>
</table>

<table>
<tr><td rowspan="8">关键环节</td><td rowspan="2">准备工作</td><td>净制工具</td><td colspan="3"></td></tr>
<tr><td>净制方法</td><td colspan="3"></td></tr>
<tr><td colspan="2">称　量</td><td colspan="3"></td></tr>
<tr><td colspan="2">使用工具（操作要点）</td><td colspan="3"></td></tr>
<tr><td rowspan="2">净　度</td><td>操作前质量/g</td><td></td><td>净度计算结果/%</td><td>该批中药材净度是否符合要求</td></tr>
<tr><td>操作后质量/g</td><td></td><td></td><td></td></tr>
<tr><td>清　场</td><td colspan="4"></td></tr>
<tr><td colspan="2">操作时长/min</td><td colspan="4"></td></tr>
<tr><td colspan="6">总结及问题分析</td></tr>
<tr><td colspan="6"></td></tr>
</table>

作业单

表 3-3　**中药材净制岗位生产工作单**

姓　名		学　号		班　级			
组　号	第　　组	组　长		日　期	年　月　日		
执行标准		检查人		复核人			
设备名称和型号							
清洁、清场合格标志		设备容器具清洁完好		计量器具符合要求			
中药材名称	合格证	包装整洁	操作前质量/kg	操作后质量/kg	净度/%	净制时间/h	备注
总结及问题分析							

质量控制要点记录：

生产管理要点记录：

问题分析：

学习评价

根据每一小组成员在本学习过程中的表现，填写学习任务过程性考核记录表（见书后附表）。

岗位任务二　中药材的软化

思维导图

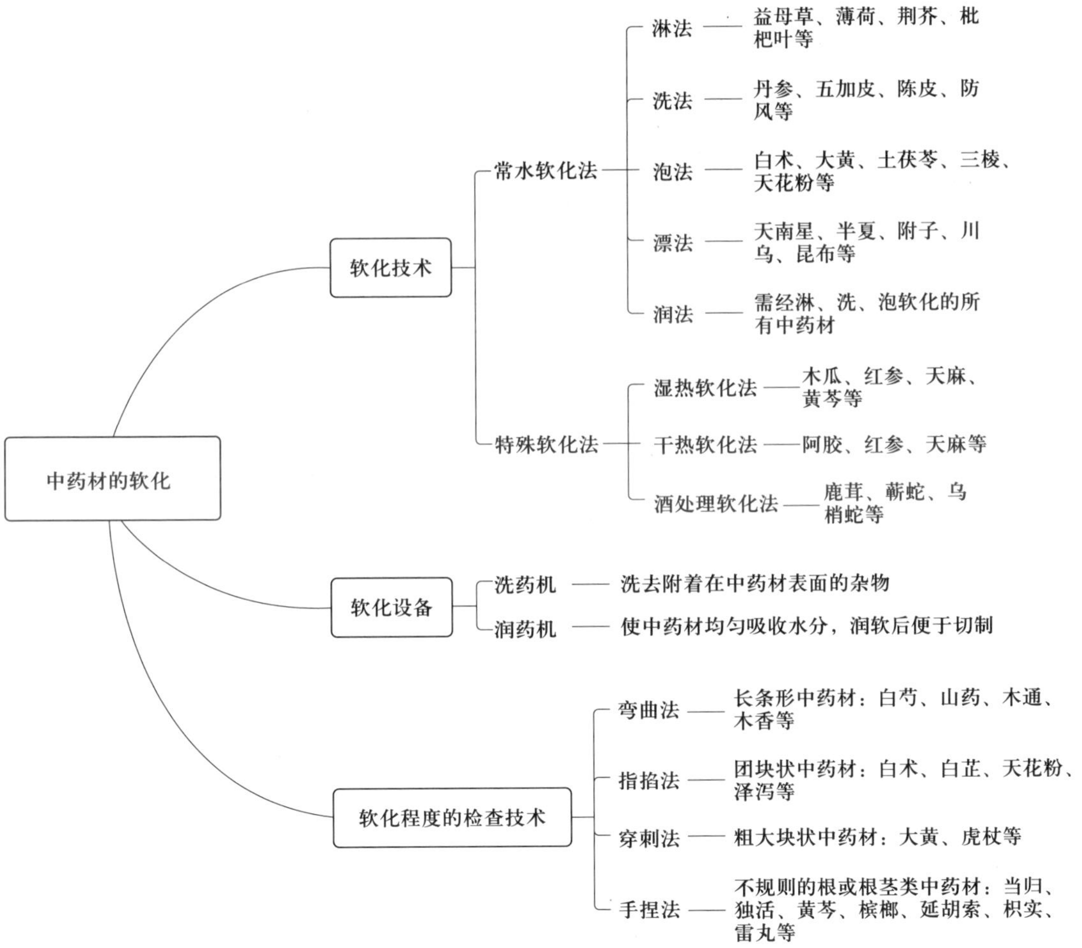

- 中药材的软化
  - 软化技术
    - 常水软化法
      - 淋法 —— 益母草、薄荷、荆芥、枇杷叶等
      - 洗法 —— 丹参、五加皮、陈皮、防风等
      - 泡法 —— 白术、大黄、土茯苓、三棱、天花粉等
      - 漂法 —— 天南星、半夏、附子、川乌、昆布等
      - 润法 —— 需经淋、洗、泡软化的所有中药材
    - 特殊软化法
      - 湿热软化法 —— 木瓜、红参、天麻、黄芩等
      - 干热软化法 —— 阿胶、红参、天麻等
      - 酒处理软化法 —— 鹿茸、蕲蛇、乌梢蛇等
  - 软化设备
    - 洗药机 —— 洗去附着在中药材表面的杂物
    - 润药机 —— 使中药材均匀吸收水分，润软后便于切制
  - 软化程度的检查技术
    - 弯曲法 —— 长条形中药材：白芍、山药、木通、木香等
    - 指掐法 —— 团块状中药材：白术、白芷、天花粉、泽泻等
    - 穿刺法 —— 粗大块状中药材：大黄、虎杖等
    - 手捏法 —— 不规则的根或根茎类中药材：当归、独活、黄芩、槟榔、延胡索、枳实、雷丸等

学习目标

知识目标

1. 掌握中药材软化的目的。

2. 熟悉中药材软化的方法和操作要点。

3. 了解中药材软化程度的判断方法，中药材软化岗位职责、岗位标准操作规程、岗位质量控制要点和生产管理要点，设备结构、工作原理、标准操作规程、清洁与消毒标准操作

规程、维护保养标准操作规程，中药材软化操作的安全知识。

技能目标

1. 能根据中药材的特性正确灵活选择合适的软化方法对中药材进行软化操作。
2. 能正确运用合适的软化程度判断方法判断中药材的软化程度是否适中。
3. 能根据 SOP 进行安全生产操作，并能够预判和排查基本的安全风险。
4. 能根据工作任务完成情况，规范撰写作业单。
5. 能将学到的理论知识和技能运用到中药材软化操作的实际工作中，并能运用学到的理论知识和技能解决中药材软化工作中遇到的实际问题。

素质目标

1. 具有团队协作、沟通交流的能力。
2. 具备爱岗敬业的工匠精神、科学严谨的学习态度、一丝不苟的工作作风和创新意识。
3. 树立正确的规范意识、效率意识和安全意识。
4. 具备优良的劳动纪律观念、心理素质、职业道德和素养。

【案例导入】

中国有四大炮制流派在行业中享有较高的声誉，分别为北京的京帮、四川的川帮、江西的建昌帮和樟帮。樟树市，自古就享有“药都”盛名，樟帮即发源于此。樟帮中药加工炮制技术有 1 800 余年的历史，在中药界影响较大，并且在发展的过程中形成了许多特色。樟树的中药炮制极其考究，独树一帜，成为南北中药材的炮制中心，形成了“樟树帮”炮制特色，其炮制品以质量精美、技术精湛而享誉全国。樟帮在继承和发展过程中独创一派风格，开创了独有的饮片炮制工艺，兼备独特的传统加工炮制工具，历史源远流长。樟帮的切制工序包括了洗、润、切等工艺。精美的饮片就由此精致的工艺进行打造。

樟树药业界洗药重视季节和药材质地的差异，灵活掌握洗药时间的长短，他们在实践中总结经验，编成口诀：洗药四季水，四季各相宜；夏秋须快洗，春冬不着急；药硬洗宜久，药软莫迟疑；遇到芳香药，随洗随捞起。

樟帮润药讲究“润功”。润功之重要，在于不失药物有效成分。樟树药业界俗语称“三分刀功，七分润功”“切药的徒弟，润药的师傅”。润药口诀为“水分缓缓渗原药，内外均匀都一致。条坚药材微弯曲，块状药材掐入止。粗大药材无白心，贵重药材捂捂湿。太软难匀片子差，太硬伤刀又费力。”

讨论：

1. 案例中樟帮炮制中药材的切制工序，洗、润的目的是什么？
2. 案例对你有什么启示？

建议学时

4 学时

学习过程

一、阅读以下材料

中药材软化是指将中药材利用水或其他液体辅料处理，以便将干燥中药材切制成饮片，或者洁净中药材的过程。中药材软化是切制的关键，软化的好坏直接关系到中药饮片的质量。

中药材净制后，有些可以进行鲜切或干切，干切的中药材一般较少，而鲜切中药材的数量在新版 GAP 实施后不断增加，据不完全统计，目前全国地方鲜切中药材的数量已近 200 种。此外，多数中药材需要进行适当的软化处理才能切制。软化中药材的技术分常水软化法和特殊软化法两类。

（一）软化技术

1. 常水软化法

常水软化法是用水（符合制药卫生标准要求，下同）软化中药材的操作工艺。目的是使中药材吸收一定量的水分，使其质地柔软适于切制。具体操作方法有淋法、洗法、泡法、漂法和润法 5 种。前 4 种还有清洁中药材的重要目的。

（1）淋法。淋法是指用水喷淋中药材的方法。

1）操作方法。将中药材整齐堆放，用清水均匀喷淋，以茎部或根部浸软为度，喷淋的次数根据中药材的质地进行确定，一般 2 ~ 3 次，均需稍润，以适合切制。淋法处理后仍不能软化的部分，可选用其他方法，如润法，进行再处理。

2）适用药物。本法多适用于气味芳香、质地疏松的全草类、叶类、果皮类和有效成分易随水流失的中药材，如薄荷、荆芥、佩兰、香薷、甘草等。

（2）洗法。洗法是用清水洗涤或快速洗涤中药材的方法。由于中药材与水接触时间短，故又称“抢水洗”。

1）操作方法。将中药材投入清水中，经淘洗或快速洗涤后，及时取出，稍润，即可切制。值得注意的是，洗法要在保证中药材洁净和易于切制的前提下，尽量采取“抢水洗”，操作力求迅速，缩短中药材与水接触时间，防止中药材“伤水”和有效成分的流失。目前，药厂多采用洗药机洗涤中药材。

2）适用药物。适用于质地松软、水分易渗入及有效成分易溶于水的中药材，如五加皮、瓜蒌皮、白鲜皮、合欢皮、南沙参、石斛、瞿麦、陈皮、防风、龙胆、细辛等。大多数中药材洗一次即可，但有些中药材如蒲公英、紫菀、紫花地丁等，附着多量泥沙或其他杂质，则需用水洗数遍，以洁净为度，每次用水量不宜太多。少数含黏液质较多的种子类中药材如车前子、葶苈子等，不宜用洗法，以免结块。

（3）泡法。泡法是将中药材用清水泡一定时间，使其吸入适量水分的方法。

1）操作方法。先将中药材洗净，再注入清水至淹没中药材，放置一定时间，视中药材的质地、大小和季节、水温等灵活掌握，中间不换水，一般浸泡至一定程度，捞起，润软，再切制。

2）适用药物。适用于质地坚硬，水分较难渗入的中药材。如萆薢、天花粉、木香、乌药、土茯苓、泽泻、姜黄、三棱等。

值得注意的是，体积粗大、质地坚实者，泡的时间宜长些；体积细小，质轻者，泡的时间宜短些。春、冬季节浸泡的时间宜相对长些；夏、秋季节浸泡的时间则宜短。质轻遇水漂浮的中药材，如枳壳、青皮等，浸泡时要压一重物，使其泡入水中。以“少泡多润”为原则，软硬适度便于切制为准。

另外，动物类中药材也可采取泡法，即将中药材置于缸内，放水淹过药面，加盖泡之，中间不换水。由于微生物繁殖，造成筋膜腐烂，可除去附着的筋、肉、膜、皮等，而留下需要的骨质。洗净，干燥。如龟甲、鳖甲、鹿角、狗骨等的水泡。

（4）漂法。漂法是将中药材用多量水，多次漂洗的方法。

1）操作方法。将中药材放入大量的清水中，每日换水2～3次。漂去有毒成分、盐分及腥臭异味。古代常用常流水漂。

2）适用药物。适用于毒性中药材、含盐分多的中药材及具腥臭异常气味的中药材，如川乌、草乌、天南星、半夏、附子、昆布、海藻、紫河车、龟甲、鳖甲等。

值得注意的是，漂的时间需根据中药材的质地、季节、水温灵活掌握，以去除其毒性、咸味及腥臭气味为度。

（5）润法。润法是把淋、洗、泡过的中药材，用适当器具盛装，或堆积于润药台上，以湿物遮盖，或继续喷洒适量清水，保持湿润状态，使中药材外部的水分徐徐渗透到中药材组织内部，使内外湿度一致，利于切制。具体可分为浸润、伏润、露润3种方法。

1）操作方法

①浸润。以定量的水或其他溶液浸润中药材，经常翻动，使水分慢慢渗入组织内部，以水尽药透为准。如水浸郁金、枳壳，酒浸黄连等。

②伏润。将水洗或泡过的中药材，置于缸、罐等密闭的容器内，保持湿润至中药材软化（必要时喷洒清水），如川芎、白芍、白术等的伏润。目前，药厂多采用润药机软化中药材。

③露润。将中药材摊放于潮湿、铺有篾席的地上，使其自然吸潮回润。如当归、牛膝等的露润。

2）适用药物。适用于质地较坚硬的中药材。

润药得当，既能保证质量，又可减少有效成分的损失，有“七分润工，三分切工”之说，可见润药是关键。润法软化药材的优点：一是有效成分损失少；二是饮片颜色鲜艳；三是中药材吸收水分均匀，饮片平坦整齐，很少有炸心、翘片、掉边、碎片等不良现象。

2. 特殊软化法

有些中药材不适宜用常水软化法处理，需采用特殊软化法。

（1）湿热软化法。某些质地坚硬，经加热处理有利于保存有效成分的中药材，如黄芩、木瓜等，需用蒸、煮法软化。黄芩蒸制或沸水煮可使酶灭活，保存药效，又能使中药材软化，便于切片。木瓜质地坚硬，水分不易渗入，久泡则损失有效成分，蒸制软化后容易切片，其片型美观，容易干燥。

（2）干热软化法。胶类中药材常用烘烤法软化，如将阿胶焙或烘软后，切成小块。有些地区红参、天麻也用此法软化。

（3）酒处理软化法。鹿茸、蕲蛇、乌梢蛇等动物类中药材，用常水软化处理容易变质或难以软化，需用酒处理软化后切制。

（二）软化程度的检查技术

中药材在软化过程中，要检查其软化程度是否符合切制要求，常用检查方法如下。

1. 弯曲法

适用于长条状中药材。中药材软化后握于手中，大拇指向外推，其余四指向内缩，以中药材略弯曲，不易折断为合格，如白芍、山药、木通、木香等。

2. 指掐法

适用于团块状中药材。以手指甲能掐入软化后中药材的表面为宜，如白术、白芷、天花粉、泽泻等。

3. 穿刺法

适用于粗大块状中药材。以铁扦能刺穿中药材而无硬心感为宜，如大黄、虎杖等。

4. 手捏法

适用于不规则的根与根茎类中药材。软化后以手捏粗的一端，感觉其较柔软为宜，如当归、独活等。有些块根、果实、菌类中药材，需润至手握无响声及无坚硬感，如黄芩、槟榔、延胡索、枳实、雷丸等。

二、填写工作单

选题1：现有一批净制后需要软化的中药材，如益母草、丹参、槟榔、何首乌、黄芩等，请根据中药材的质地、所含有效成分等特性，选用合适的软化方法和传统工具，在实训室完成软化操作，并正确运用合适的软化程度判断方法，判断中药材的软化程度是否适中，填写作业单中的表3－4 中药材软化操作工作单。

选题2：现有一批净制后需要软化的中药材，如益母草、丹参、槟榔、何首乌、黄芩等，请根据中药材的质地、所含有效成分等特性，选用合适的软化方法和设备，在生产车间完成软化操作，并正确运用合适的软化程度判断方法、软化工艺参数判断和控制中药材的软化程度是否适中，填写作业单中的表3－5 中药材软化岗位生产工作单。

选题3：现有一批净制后需要软化的中药材，如益母草、丹参、槟榔、何首乌、黄芩等，请通过查阅文献资料，根据中药材的质地、所含有效成分等特性，确定合适的软化新技术，认识和创新中药材软化方法，填写作业单中的表3－6 中药材软化新技术运用和分析表。

以小组为单位选取上述参考选题中的其中1题，阅读工作情景描述与相关资料，设计中药材软化操作的计划，对软化操作过程中用到的工具和设备进行认知，对软化岗位的相关资讯进行学习，填写作业单中的表3－4 中药材软化操作工作单或表3－5 中药材软化岗位生产工作单或表3－6 中药材软化新技术运用和分析表。

三、工具和设备认知

扫二维码，可查阅部分软化工具和设备的视图以及设备使用介绍，供开展选题1、选题2的学习者学习参考。

四、岗位认知

扫二维码，可查阅中药材软化岗位的职责和标准操作规程等资料，供开展选题2的学习者学习参考。

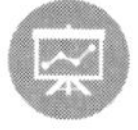

作业单

表3－4　　中药材软化操作工作单

姓　名			学　号		班　级	
组　号	第　　组		组　长		日　期	年　月　日
中药材名称						
软化目的						
关键环节	准备工作	中药材特性				
		软化方法				
		软化工具				
	称　量					
	使用工具（操作要点）					
	检查软化程度	中药材类型				
		检查方法				
		检查工具				
		程度判断标准				
	清　场					
操作时长/min						
总结及问题分析						

作业单

表 3-5　　中药材软化岗位生产工作单

<table>
<tr><td>姓　名</td><td></td><td>学　号</td><td></td><td>班　级</td><td colspan="3"></td></tr>
<tr><td>组　号</td><td>第　　组</td><td>组　长</td><td></td><td>日　期</td><td colspan="3">年　月　日</td></tr>
<tr><td>执行标准</td><td></td><td>检查人</td><td></td><td>复核人</td><td colspan="3"></td></tr>
<tr><td>软化方法</td><td colspan="7"></td></tr>
<tr><td>设备名称
和型号</td><td colspan="7"></td></tr>
<tr><td>清洁、清场
合格标志</td><td></td><td>设备容器具
清洁完好</td><td></td><td>计量器具
符合要求</td><td colspan="3"></td></tr>
<tr><td>中药材名称</td><td>合格证</td><td>净度</td><td>中药材质量/kg</td><td>软化时间/h</td><td>软化温度/℃</td><td>用水量/kg</td><td>备注</td></tr>
<tr><td></td><td></td><td></td><td></td><td></td><td></td><td></td><td></td></tr>
<tr><td></td><td></td><td></td><td></td><td></td><td></td><td></td><td></td></tr>
<tr><td colspan="8">总结及问题分析</td></tr>
</table>

质量控制要点记录：

生产管理要点记录：

问题分析：

作业单

表 3－6　　中药材软化新技术运用和分析表

姓　名		学　号		班　级	
组　号	第　　组	组　长		日　期	年　月　日
文献资料		文献来源			
		文献名称			
中药材名称					
软化新技术名称					
新技术主要内容					
新技术特点					
新技术适用范围					
新技术应用前景					

学习评价

根据每一小组成员在本学习过程中的表现，填写学习任务过程性考核记录表（见书后附表）。

岗位任务三　中药饮片的切制

思维导图

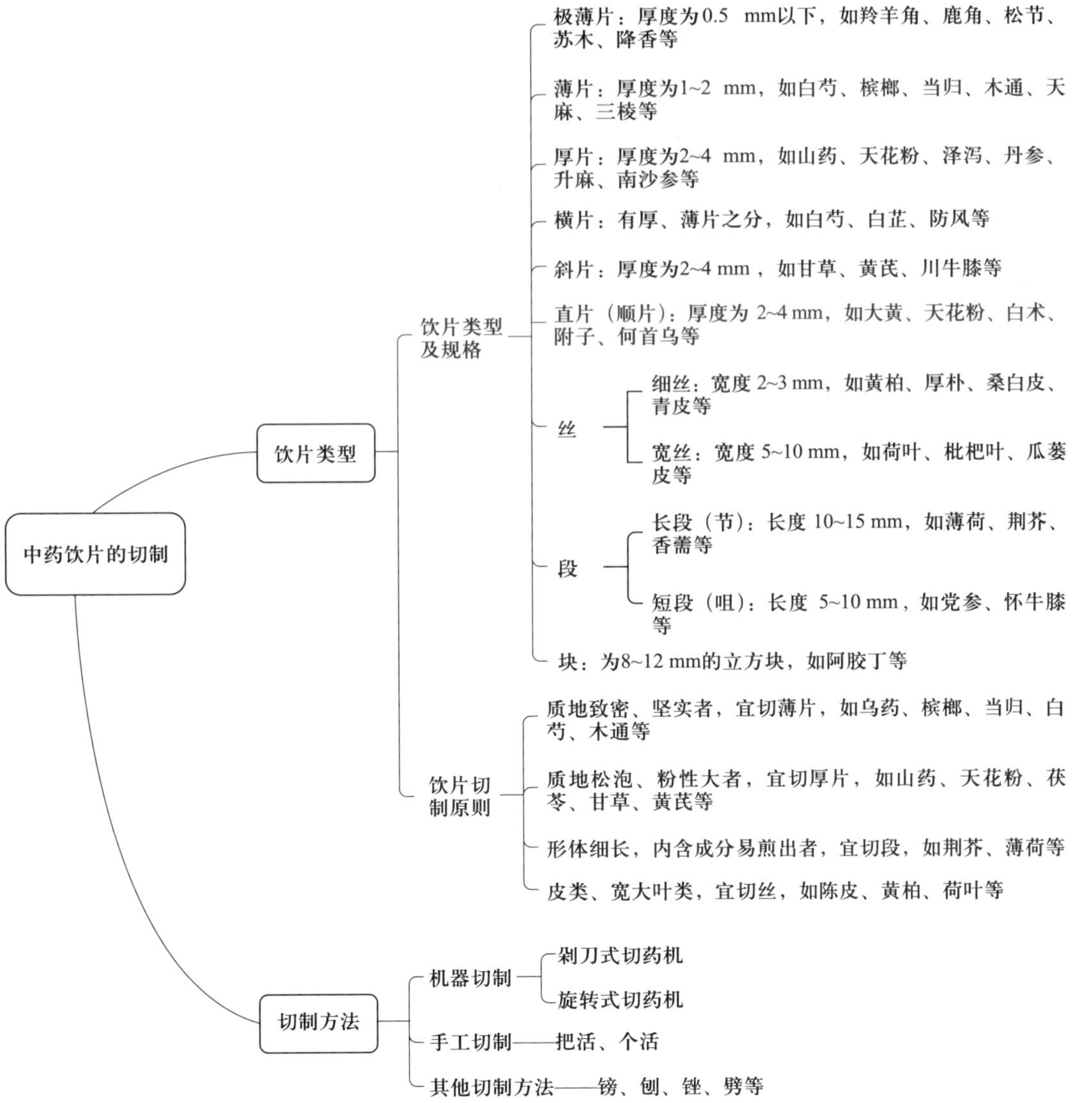

- 中药饮片的切制
  - 饮片类型
    - 饮片类型及规格
      - 极薄片：厚度为0.5 mm以下，如羚羊角、鹿角、松节、苏木、降香等
      - 薄片：厚度为1~2 mm，如白芍、槟榔、当归、木通、天麻、三棱等
      - 厚片：厚度为2~4 mm，如山药、天花粉、泽泻、丹参、升麻、南沙参等
      - 横片：有厚、薄片之分，如白芍、白芷、防风等
      - 斜片：厚度为2~4 mm，如甘草、黄芪、川牛膝等
      - 直片（顺片）：厚度为 2~4 mm，如大黄、天花粉、白术、附子、何首乌等
      - 丝
        - 细丝：宽度 2~3 mm，如黄柏、厚朴、桑白皮、青皮等
        - 宽丝：宽度 5~10 mm，如荷叶、枇杷叶、瓜蒌皮等
      - 段
        - 长段（节）：长度 10~15 mm，如薄荷、荆芥、香薷等
        - 短段（咀）：长度 5~10 mm，如党参、怀牛膝等
      - 块：为8~12 mm的立方块，如阿胶丁等
    - 饮片切制原则
      - 质地致密、坚实者，宜切薄片，如乌药、槟榔、当归、白芍、木通等
      - 质地松泡、粉性大者，宜切厚片，如山药、天花粉、茯苓、甘草、黄芪等
      - 形体细长，内含成分易煎出者，宜切段，如荆芥、薄荷等
      - 皮类、宽大叶类，宜切丝，如陈皮、黄柏、荷叶等
  - 切制方法
    - 机器切制
      - 剁刀式切药机
      - 旋转式切药机
    - 手工切制——把活、个活
    - 其他切制方法——镑、刨、锉、劈等

学习目标

知识目标

1. 掌握中药饮片切制的工艺流程。

2. 熟悉中药饮片切制的方法；饮片类型和规格。

3. 了解中药饮片切制岗位职责、岗位标准操作规程、岗位质量控制要点和生产管理要点，设备结构、工作原理、标准操作规程、清洁与消毒标准操作规程、维护保养标准操作规程；中药饮片切制操作的安全知识。

技能目标

1. 能根据入药的药用部位和中药材的形状、质地、大小等特性正确选择合适的切制方式和切制方法。

2. 能根据各种饮片的规格和类型标准正确判断切制后饮片质量的合格情况。

3. 能根据SOP进行安全生产操作，并能够预判和排查基本的安全风险。

4. 能根据工作任务完成情况，规范撰写作业单。

5. 能将学到的理论知识和技能运用到中药饮片切制操作的实际工作中，并能运用学到的理论知识和技能解决中药饮片切制工作中遇到的实际问题。

素质目标

1. 具有团队协作、沟通交流的能力。

2. 具备爱岗敬业的工匠精神、科学严谨的学习态度、一丝不苟的工作作风和创新意识。

3. 树立正确的规范意识、效率意识和安全意识。

4. 具备优良的劳动纪律观念、心理素质、职业道德和素养。

【案例导入】

中国四大炮制流派之一的江西樟帮，其中药饮片切制工序包括了洗、润、切等工艺，其中切药是比较重要的环节，是中药饮片疗效的重要保证。樟帮切制饮片最讲究刀功，各店号最佳刀工被称作“头刀”。刀功就是切制的功夫。樟帮的切药分为手工切和机器切两种。手工切制多采用片刀、刮刀和铡刀，使用铡刀时常需竹压板、油帚、拦药木条等器材辅助，另外还使用如刨子、药冲皿、蟹钳、刮皮刀等独特的切制工具。根据药材形状、质地及药用需要，切制的饮片有各种规格和形状，大致可分为圆片、骨牌片、斜片、直片、肚片、刨片、段子、骰子、粉末、劈块、剪片、块粒等多种类型，对照《中国药典》（2020年版，四部）记载的中药饮片类型规格，片、段、块、丝均具有独特的樟帮药文化印迹。同时，各种中药饮片按照樟帮的习惯有其相应的称呼，如枳壳凤眼片、川芎蝴蝶双飞片、肉桂薄肚片、黄柏丝条片、檀香刨片、骰子苓、降香劈片等，切制的饮片因“薄如纸、吹得起、断面齐、造型美”而久负盛名，是樟帮特色制作工艺的反映。樟帮著名的长春药店老药工余寿祥，能将一寸长短的白芍，切成360片，片片薄如蝉翼，飘如飞雪，被赞为“白芍飞上天”。完整光滑匀称的白芍饮片，名震全国药界。同时，中药材切制还带动了相关的刀具行业，民国时樟树熊文芹兄弟打制的片刀、药刀精致锋利，面小口薄，被誉为“樟刀”，为长江流域和江南各省药工所习用。

樟帮炮制遵循古法而又有创新，坚持在中医药理论的指导下独创一派风格，源于临床，服务于临床。众多的特色炮制品满足了临床用药的需求，真正做到药为医用，药为病用。

讨论：

1. 案例中樟帮炮制中药材的切制工序，切的目的是什么？
2. 樟帮的切药工艺对你传承精华、具备与时俱进的创新态度方面有什么样的启发？

建议学时

4 学时

学习过程

一、阅读以下材料

中药饮片切制是中药炮制的工序之一。将净制后的中药材适当软化，切制成一定规格的片、丝、块、段等的炮制工艺，称为中药饮片切制。中药饮片切制的工艺流程如图 3－2 所示。

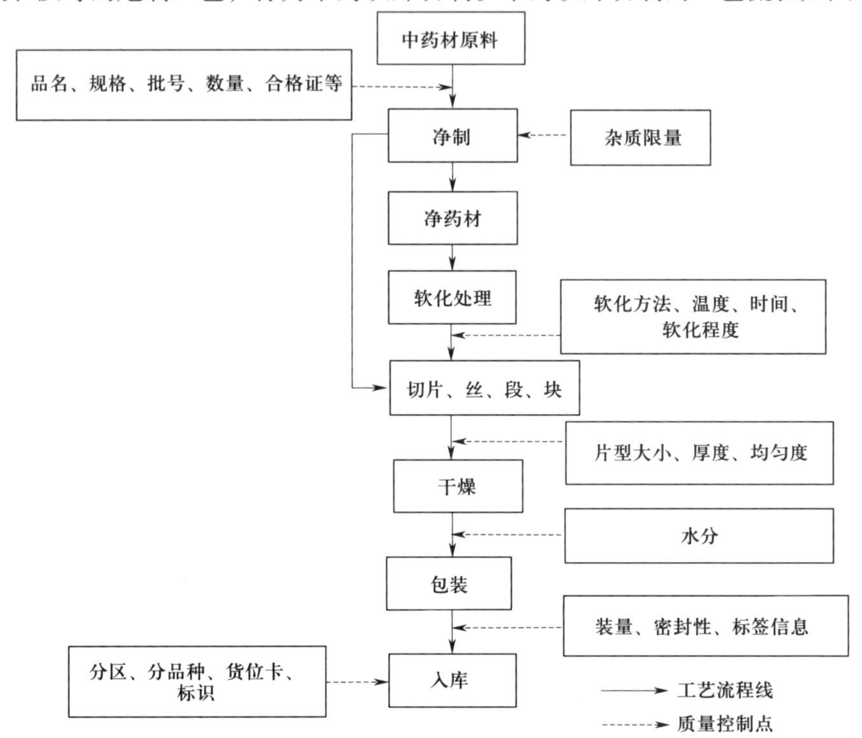

图 3－2　中药饮片切制的工艺流程

中药材种类繁多，多数中药材需进行切制处理，以便后续操作和保证临床疗效，而少数中药材如多数果实种子类、花类中药材、少数叶类中药材等，不需要切制处理即可进行后续操作。

中药饮片切制的目的：

1. 便于有效成分煎出

饮片切制的厚薄直接影响到临床疗效，一般按中药材的质地不同而采取“质坚宜薄”“质松宜厚”的切制原则，以利于煎出药物的有效成分。

2. 利于炮炙

中药材切制成饮片后，便于炮炙时控制火候，使药物受热均匀；还有利于各种辅料的均匀接触和吸收，提高炮炙效果。

3. 利于调配和制剂

中药材切制成饮片后，洁净度提高，体积适中，利于调配和制剂。

4. 便于鉴别

对性状相似的中药材，切制后能显示内部组织结构特征，有利于鉴别，防止混淆。

5. 利于储存

中药材切制成饮片后，含水量下降，减少了霉变、虫蛀等因素而有利于储存。

（一）饮片类型

1. 常见的饮片类型及规格

（1）极薄片。厚度为0.5 mm以下，对于木质类及动物骨、角质类中药材，根据需要，入药时，可分别制成极薄片。如羚羊角、鹿角、松节、苏木、降香等。

（2）薄片。厚度为1 ~2 mm，适宜质地致密坚实、切薄片不易破碎的中药材。如白芍、乌药、槟榔、当归、木通、天麻、三棱等。

（3）厚片。厚度为2 ~4 mm，适宜质地松泡、黏性大、切薄片易破碎的中药材，如茯苓、山药、天花粉、泽泻、丹参、升麻、南沙参等。

（4）横片。横片又称圆片。长条形、断片特征明显及球形果实、种子类中药材多切此片型。如白芍、白芷、当归、防风、桔梗、防己、通草、木通、枳实、槟榔等，其中有厚片、薄片之分。

（5）斜片。均为厚片，厚度为2 ~4 mm，适宜长条形而纤维性强的药材。倾斜度小的称瓜子片（如桂枝、桑枝），倾斜度稍大而体粗者称马蹄片（如大黄），倾斜度更大而中药材较细者称柳叶片（如甘草、黄芪、川牛膝、银柴胡、漏芦、苏梗、鸡血藤、木香等）。

（6）直片（顺片）。一般为厚片，厚度为2 ~4 mm，适宜形体肥大、组织致密、色泽鲜艳和需突出其鉴别特征的中药材。如大黄、天花粉、白术、附子、何首乌、防己、升麻等。

（7）丝（包括细丝和宽丝）。细丝2 ~3 mm，宽丝5 ~10 mm。适宜皮类、叶类和较薄果皮类中药材。如黄柏、厚朴、桑白皮、青皮、合欢皮、陈皮等均切细丝，荷叶、枇杷叶、淫羊藿、冬瓜皮、瓜蒌皮等均切宽丝。

（8）段（咀、节）。短段称“咀”，长为 5 ~ 10 mm；长段称“节”，长为 10 ~ 15 mm。适宜全草类和形态细长，内含成分易于煎出的药材。如薄荷、荆芥、香薷、益母草、党参、青蒿、佩兰、瞿麦、怀牛膝、沙参、白茅根、木贼、石斛、芦根、麻黄、忍冬藤、谷精草、大蓟、小蓟等。

（9）块。为 8 ~ 12 mm 的立方块。有些中药材煎煮时，易糊化，需切成不等的块状，如葛根；而有些中药材切成块状是为了便于后续炮制，如神曲、阿胶等。

2. 饮片切制原则

（1）质地致密、坚实者，宜切薄片。如乌药、槟榔、当归、白芍、木通等。

（2）质地松泡、粉性大者，宜切厚片。如山药、天花粉、茯苓、甘草、黄芪、南沙参等。

（3）为了突出鉴别特征，或为了饮片外形的美观，或为了方便切制操作，视不同情况，选择直片、斜片等，如大黄、何首乌、山药、黄芪、桂枝、桑枝等。

（4）形体细长，内含成分又易煎出者，可切制成一定长度的段。如木贼、荆芥、薄荷、麻黄、益母草等。

（5）皮类中药材和宽大的叶类中药材，可切制成一定宽度的丝。如陈皮、黄柏、荷叶、枇杷叶等。

（6）为了便于对中药饮片进行后续炮炙（如酒蒸），切制时，可选择一定规格的块或片，如大黄、何首乌等。

（二）饮片切制方法

饮片切制在不影响药效，便于调配、制剂的前提下，基本上采用机械化生产。目前，由于机器切制还不能满足某些饮片类型的切制要求，故在某些环节仍需使用手工切制。

1. 机器切制

机械切制饮片具有产量大，速度快，减轻劳动强度，提高生产效率等优点。但也存在切制的饮片类型较少，美观度不够等缺点。因此，切药机械需要不断更新与改进，使之能满足多种饮片类型的生产。目前，全国各地生产的切药机种类较多，如剁刀式切药机、旋转式切药机、多功能切药机等。现将两种主要的切药机简介如下：

（1）剁刀式切药机

1）设备结构。结构简单，由电机、台面、输送带、切药刀等部分组成。

2）操作方法。将软化处理后的中药材堆放于机器台面上，启动机器，将中药材捋顺，压紧，经输送带（无声链条组成）进入刀床切片，片的厚薄由偏心调节部进行调节。

3）适用范围。适应性强，一般根、根茎、全草类中药材均可切制，但不适宜颗粒状（团块状）中药材。

（2）旋转式切药机

1）设备结构。由电机、装药盒、固定器、输送带、旋转刀床、调节器等部分组成。

2）操作方法。将软化处理后的待切制之颗粒状中药材，如半夏、槟榔、延胡索等装入固定器内，铺平，压紧。启动机器，在推动器的推动下，将中药材送至刀床切口，进行切片，并保持推进速度一致，切片均匀。

3）适用范围。主要适用于颗粒状中药材的切制，全草类药物则不宜。

2. 手工切制

由于机器切制还不能满足某些饮片类型的切制要求，故对某些中药材，特别是贵重中药材，仍使用手工切制。手工切制虽然生产量小、劳动强度大，但切出的饮片平整、光滑，类型和规格齐全，外形美观，弥补了机器切制的不足。手工切制用的切药刀，全国各地不甚相同，但切制方法相似。

（1）手工切制工具

1）切药刀（铡刀）。主要由刀片（刀叶）、刀床（刀桥）、刀鼻（象鼻）、装药斗、压板、蟹爪钳（槟榔钳）等部件组成。可以切制根及根茎类、藤木类、果实类、全草类中药材。

2）片刀（类似菜刀）。多用于切厚片、直片、斜片等，如浙贝母、白术、甘草、黄芪、苍术等。

（2）手工切制方法

手工切制一般分为“把活”和“个活”两种。

操作时，将软化好的中药材，整理成把（称“把活”）或单个（或2～4个，称“个活”）置于刀床上，用手或一特别的压板向刀口推进，然后按下刀片，即切成饮片。饮片的厚薄长短，以推进距离控制。

（3）适用范围

1）把活。主要适用于全草、细长的根和根茎、藤木、皮、叶类中药材的切制，如黄芪、薄荷等。操作时多用压药板送药切制。

2）个活。主要适用于不规则团块、颗粒状中药材，如地黄、槟榔等。

3. 其他切制方法

对于坚硬的木质及动物骨、角类中药材，用上述工具切制较难，应根据不同情况，选择适宜工具，以利于操作。

（1）镑法。镑法是用镑刀镑成极薄片的操作。镑刀是在一块厚木板上，平行镶嵌很多锋利的刀片，两端有手柄。操作时，将软化的中药材用钳子夹住，手持镑刀一端，来回镑成极薄的饮片。此法适用于动物角质类中药材，如水牛角等。近年来，一些地区已使用镑片机，该机有装药盒，盒上加压力轮，将中药材向下挤压，利用镑刀往返运动，将中药材镑成极薄片。无论用手工还是机器镑片，均需将中药材软化处理后，再进行操作。

（2）刨法。刨法是用刨刀刨成极薄片或薄片的操作。刨刀又称药刨、雷公刨，类似木工刨刀。操作时，将中药材固定，用刨刀刨成薄片即可。若利用机械刨刀，中药材则需预先进行水处理。本法适用于切制木质和角质类中药材，如檀香、松节、苏木、水牛角等。

（3）锉法。锉法是用锉刀锉成粉末的操作。有些中药材，习惯上用其粉末。但由于用量小，一般不事先准备，而是随处方加工，如水牛角、羚羊角等。调配时，用钢锉将其锉为末，或再加工继续研细即可。

（4）劈法。劈法是用斧类工具劈成块或厚片的操作。本法适用于动物骨骼类或木质类中药材，如鹿角、降香、松节等。

二、填写工作单

选题1：现有一批软化后需要切制的中药材，如益母草、丹参、槟榔、何首乌、黄芩等，请根据中药材的形状、质地、大小等特征正确选择合适的手工切制方法和传统工具，在实训室完成切制操作，并根据各种饮片的规格和类型标准正确判断切制后饮片质量的合格情况，填写作业单中的表3－7中药饮片切制操作工作单。

选题2：现有一批软化后需要切制的中药材，如益母草、丹参、槟榔、何首乌、黄芩等，请根据中药材的形状、质地、大小等特征正确选择合适的机械切制方法和设备，在生产车间完成该批中药材的切制操作，并根据各种饮片的规格和类型标准正确判断切制后饮片质量的合格情况，填写作业单中的表3－8中药饮片切制岗位生产工作单。

以小组为单位选取上述参考选题中的其中1题，阅读工作情景描述与相关资料，设计中药饮片切制操作的计划，对切制操作过程中用到的工具和设备进行认知，对切制岗位的相关资讯进行学习，填写作业单中的表3－7中药饮片切制操作工作单或表3－8中药饮片切制岗位生产工作单。

三、工具和设备认知

扫二维码，可查阅部分切制工具和设备的视图以及设备使用介绍，供开展选题1、选题2的学习者学习参考。

四、岗位认知

扫二维码，可查阅中药饮片切制岗位的职责和标准操作规程等资料，供开展选题2的学习者学习参考。

作业单

表3－7　中药饮片切制操作工作单

姓　名		学　号		班　级	
组　号	第　　组	组　长		日　期	年　月　日
中药材名称					
切制目的					

续表

<table>
<tr><td colspan="4">工艺流程</td></tr>
<tr><td colspan="4"></td></tr>
<tr><td rowspan="10">关键环节</td><td rowspan="3">准备工作</td><td>中药材特征</td><td></td></tr>
<tr><td>切制方法</td><td></td></tr>
<tr><td>切制工具</td><td></td></tr>
<tr><td colspan="2">称　量</td><td></td></tr>
<tr><td colspan="2">使用工具（操作要点）</td><td></td></tr>
<tr><td rowspan="4">成品检查</td><td>饮片类型</td><td></td></tr>
<tr><td>饮片规格</td><td></td></tr>
<tr><td>检查工具</td><td></td></tr>
<tr><td>判断标准</td><td></td></tr>
<tr><td colspan="2">清　场</td><td></td></tr>
<tr><td colspan="2">操作时长/min</td><td colspan="2"></td></tr>
<tr><td colspan="4">总结及问题分析</td></tr>
<tr><td colspan="4"></td></tr>
</table>

作业单

表 3-8　　中药饮片切制岗位生产工作单

<table>
<tr><td>姓　名</td><td></td><td>学　号</td><td></td><td>班　级</td><td colspan="4"></td></tr>
<tr><td>组　号</td><td>第　　组</td><td>组　长</td><td></td><td>日　期</td><td colspan="4">年　月　日</td></tr>
<tr><td>执行标准</td><td></td><td>检查人</td><td></td><td>复核人</td><td colspan="4"></td></tr>
<tr><td>切制方法</td><td colspan="8"></td></tr>
<tr><td>设备名称
和型号</td><td colspan="8"></td></tr>
<tr><td>清洁、清场
合格标志</td><td></td><td>设备容器具
清洁完好</td><td></td><td>计量器具
符合要求</td><td colspan="4"></td></tr>
<tr><td>中药材名称</td><td>生产批号</td><td>饮片类型</td><td>饮片规格</td><td>中药材质量/kg</td><td>成品质量/kg</td><td>收率/%</td><td>切制时间/h</td><td>备注</td></tr>
<tr><td></td><td></td><td></td><td></td><td></td><td></td><td></td><td></td><td></td></tr>
<tr><td></td><td></td><td></td><td></td><td></td><td></td><td></td><td></td><td></td></tr>
<tr><td colspan="9">总结及问题分析</td></tr>
</table>

质量控制要点记录：

生产管理要点记录：

问题分析：

学习评价

根据每一小组成员在本学习过程中的表现，填写学习任务过程性考核记录表（见书后附表）。

岗位任务四　中药饮片的干燥与包装

思维导图

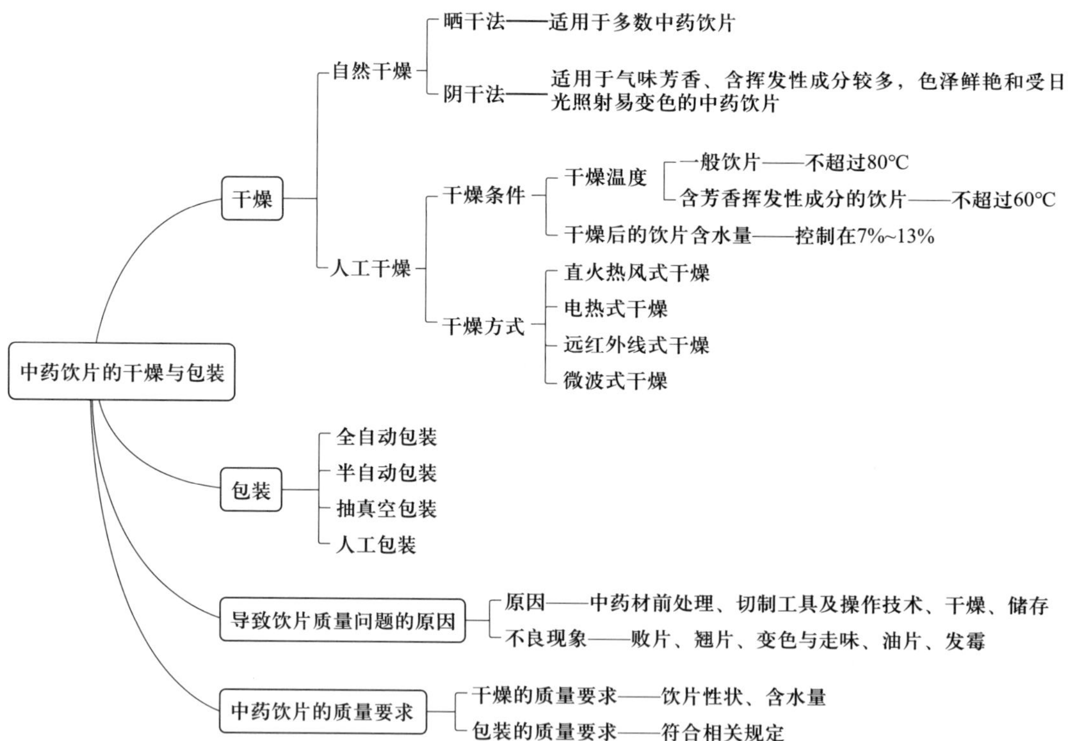

学习目标

知识目标

1. 掌握中药饮片自然干燥和人工干燥的方法，导致饮片质量问题的原因，中药饮片包装的目的。

2. 熟悉不合格饮片的不良现象，中药饮片包装的工具和方法。

3. 了解中药饮片质量检查的内容，中药饮片包装的类型，药品相关法规关于中药饮片包装的规定，中药饮片干燥和包装岗位职责、岗位标准操作规程、岗位质量控制要点和生产管理要点，设备结构、工作原理、标准操作规程、清洁与消毒标准操作规程、维护保养标准操作规程，中药饮片干燥和包装操作的安全知识。

技能目标

1. 能根据中药饮片的色泽、质地、厚薄、含水量等情况，以及有效成分的特性选择合适的干燥方法。

2. 能进行中药饮片的包装操作。

3. 能根据中药饮片的含水量标准判断干燥后饮片质量的合格情况。

4. 能根据SOP（标准作业程序）进行安全生产操作，并能够预判和排查基本的安全风险。

5. 能根据工作任务完成情况，规范撰写作业单。

6. 能将学到的理论知识和技能运用到中药饮片干燥和包装操作的实际工作中，并能运用学到的理论知识和技能解决中药饮片干燥和包装工作中遇到的实际问题。

素质目标

1. 树立高度的责任心和使命感。

2. 具备爱岗敬业的工匠精神、规范操作的工作态度。

3. 养成节能环保、团结协作、开拓创新的职业素养。

【案例导入】

胡庆余堂由清末“红顶商人”胡雪岩于同治十三年（1874年）创建，坐落在杭州大井巷历史街区，这座围城式的晚清徽式建筑就是曾经享誉天下的江南最大药府。100多年来，胡庆余堂制药一直遵守“采办务真、修制务精”的祖训。“修制务精”是指药物制造过程中务必讲究工序，精工细作，严控质量，不惜工本。胡雪岩本人是个商人，不懂任何医理、药理，却将药店经营得家喻户晓。穿越了140多年的动荡与沉浮，胡庆余堂仍然在历史长河中生生不息、薪火相传。其中最为重要的原因是我们所倡导的敬业精神与“戒欺”为核心的企业精神。

中药饮片作为一种特殊的商品，其干燥与包装对保障中药饮片安全有效、质量稳定起着重要作用。因此，中药饮片在干燥和包装过程中就需要遵循胡庆余堂制药一直遵守的“采办务真、修制务精”的精神。这样，才能保证中药饮片的质量可靠。

讨论：

1. 中药饮片的干燥与包装对保证中药质量有何意义？

2. 作为一名制药人，胡庆余堂的案例给你什么启示？你应该具备什么样的精神品质？

建议学时

4学时

学习过程

一、阅读以下材料

（一）中药饮片的干燥

净制后的中药材切成饮片后，由于水分含量高，必须及时干燥，否则，容易出现变色、酸败或霉烂等现象，影响饮片质量。由于饮片类型、所含有效成分等性质不同，其干燥方法也不尽相同。饮片的干燥方法有自然干燥和人工干燥两种，目前通过 GMP（药品生产质量管理规范）认证的中药饮片企业主要采用人工干燥的方法对饮片进行干燥处理。

1. 中药饮片的干燥方法

（1）自然干燥法。自然干燥法是指将切制好的饮片置于日光下晒干或置于阴凉通风处阴干的方法，分为晒干法和阴干法两种。

1）晒干法。将潮湿饮片置于阳光下，不时翻动，晒至干燥。常规饮片都可采用晒干法，尤其适合干燥黏液质含量较多（如黄精、熟地黄、天冬、玉竹等）、油质类（如当归、怀牛膝、川芎等）、白色类（如桔梗、浙贝母等）的饮片。

2）阴干法。将潮湿饮片置于阴凉通风处，使水分缓缓蒸发，晾至干燥。适用于气味芳香、含挥发性成分较多（如荆芥、薄荷、佩兰、香薷、藿香、木香、厚朴、陈皮等）、色泽鲜艳和受日光照射易变色（如槟榔、白芍、防风、乌药、大黄等）的饮片。

晒干法和阴干法都不需要特殊设备，传统工具如簸箕、席子、竹晒垫等均可使用，具有经济方便、成本低等优点。但本法占地面积较大，易受气候的影响，饮片易被污染。因此，自然干燥法适于在药材产地初加工时采用，切制后的中药饮片或炮制品不宜露天干燥，干燥时应根据饮片的性质和工艺要求选用合适的人工干燥方法和干燥设备。

（2）人工干燥法。人工干燥法是利用一定的干燥设备，对饮片进行干燥的方法。本法的优点是不受气候和场地的影响，干净卫生，干燥时间短，劳动强度低，生产效率高，适宜大量生产。常用的干燥设备分热风式、蒸汽式、电热式、远红外线式、微波式，如热风干燥机、带式干燥机、远红外线干燥装置、电热恒温干燥箱、热风循环干燥机、微波干燥设备等。

采用该法时，应根据饮片的质地和性质控制好干燥温度和时间，否则有损药效。一般饮片以不超过 80 ℃为宜，含芳香挥发性成分的饮片以不超过 60 ℃为宜。已干燥的饮片需放凉后再储存，否则，余热会使饮片回潮，易发生霉变或虫蛀。干燥后的饮片含水量应控制在 7% ~13%。

2. 中药饮片干燥工艺流程

中药饮片干燥的工艺流程如图 3 – 3 所示。

（二）中药饮片的包装

中药饮片的包装指对饮片盛放、包扎并加以必要说明的过程。中药饮片作为一种特殊的商品，包装后需要进行运输、储存，直至使用。正确的包装方法和优良的包装质量，对保障

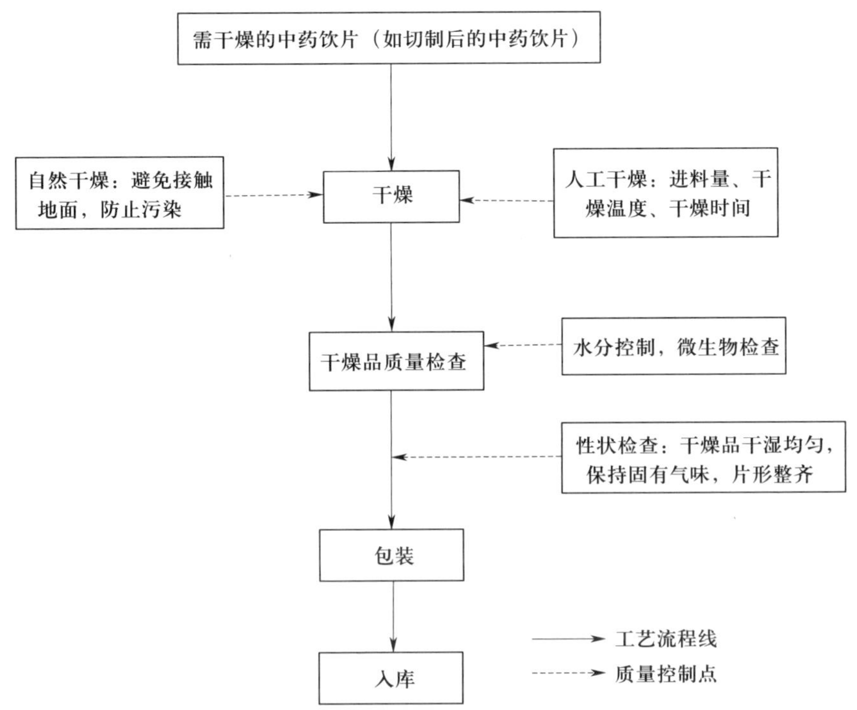

图3-3　中药饮片干燥的工艺流程

中药饮片安全有效、质量稳定起着重要作用。

1. 中药饮片包装的作用

（1）便于储存、保管、养护管理，有利于饮片的存取、运输和销售。

（2）有利于防止饮片再污染，阻隔环境湿度的影响，减少或延缓虫蛀、霉变等变异现象的发生。

（3）有利于饮片的美观、清洁、卫生和定期监督检查。

（4）有利于促进饮片生产的现代化、标准化。

因此，从事中药饮片生产、经营和使用的企业应严格遵守国家对中药饮片包装管理的各项政策、法规，重视中药饮片包装。

2. 中药饮片包装的材料及装量

（1）中药饮片包装的材料。中药饮片包装材料的使用得当与否，将直接影响饮片的保管、储存、运输和销售。同时，由于中药饮片品种繁多，包装材料使用不当还会导致饮片混淆和发错药的现象。因此，中药饮片包装材料的正确选用很重要。中药饮片包装的类型分为内包装和外包装两种。不同类型的包装，包装材料是不一样的。

1）内包装。内包装材料应选用与所包装的品种、性能要求相适应的牛皮纸、塑料薄膜或复合薄膜等无毒的包装材料。具体如下：

①聚乙烯塑料薄膜。

②牛皮纸。

③热封型茶叶滤纸。

④尼龙高压聚乙烯复合薄膜。

前 3 种包装材料适用范围为不易霉变、虫蛀的中药饮片品种，后 1 种适用范围为易霉变、虫蛀的中药饮片品种。

对特殊有毒性、挥发性强、有污染、刺激性强的饮片的包装要根据产品的特性和规格选择包装材料。

2）外包装。外包装应使用能够防潮、防污染，有机械强度，易储存、运输的包装箱。中药饮片的包装纸箱执行国家标准《运输包装用单瓦楞纸箱和双瓦楞纸箱》（GB/T 6543—2008）。

（2）中药饮片的装量。我国由于中药产地较多，各地中药饮片包装要求不尽相同。目前多数中药饮片生产企业推广使用小包装，某些地区已规定中药饮片的包装量最多不得超过 1 kg。这有利于中药饮片的质量跟踪和追溯，保证饮片的质量。

1）小包装。适用于根及根茎类，果实、种子类，花类，动物类中药饮片。

①装量稍大的小包装。这类小包装是用无毒聚乙烯塑料透明袋包装，一般每袋装 0.5 kg、1.5 kg、2 kg。放入检验合格证后封口。小包装外面应注明饮片品名、规格、数量、生产批号、生产单位名称。

②装量较小的小包装。这类小包装是用全透明无毒聚乙烯塑料或无纺布的小规格包装，有 1 g、3 g、5 g、6 g、9 g、10 g、12 g、15 g、30 g 9 种规格，直接服务于临床，均为机械化生产。为了区别，9 种规格分别采用国际通用普通色卡中的 9 种颜色作为色标，即红桦色（8062C）、青色（312C）、薄绿色（355C）、淡钢蓝色（8201C）、利休鼠色（8321C）、蓝色（299C）、晒黑色（8021C）、薄花色（7474C）、银鼠色（8100C）9 种颜色作为小包装中药饮片色标。每一小包装上均有准确信息的条形码，便于患者按照说明服用。

小包装中药饮片是按设定的剂量包装，能直接“数包”配方的中药饮片，具有剂量准确、易于复核、饮片纯净、减少浪费等优点。

2）大包装。为了便于储运，必要时小包装可装入大包装中。大包装可根据中药饮片的质地和性质选用大铁盒、硬纸箱或无毒聚丙烯塑料编织袋等进行包装。大包装外面同样需要注明饮片品名、规格、数量、生产批号、生产单位名称。

3）精品包装。对于有毒性、麻醉、贵重中药饮片，宜用小玻璃瓶、瓷瓶、塑料瓶、塑料袋、小纸盒等分装到一日量或一次量的最小包装，装量一般不超过 200 g，并贴上完整的使用说明标签。有毒性中药饮片（含按照麻醉药品管理的中药）及有特殊要求的饮片在外包装上应有明显的规定性标志。

必须注意的是饮片在热的情况下不得进行包装，必须充分放凉后方可包装，否则会出现结露和霉变的现象。

3. 中药饮片包装的方法

根据不同形状、质地的中药饮片，可采取自动、半自动、抽真空和人工等方法进行包装。

（1）全自动包装。使用全自动包装机包装。此包装方法适用于体积小、颗粒均匀、流动性好的种子类中药饮片包装。

（2）半自动包装。使用半自动包装机包装。此包装方法适用于密度、体积均较大，但片形均匀的根、根茎、茎木类等中药饮片的包装。

（3）抽真空包装。使用真空机包装，先将中药饮片按定量装入包装袋内，再将单包或数包未封口的药包放入真空包装机内进行排空封口。此类包装方法适用于不能用常规高温干燥灭菌处理的中药饮片包装。能有效防止中药饮片出现虫蛀、霉变、走油等现象。

（4）人工包装。通过人工用电子秤精确称量后，装入塑料袋中再封口的包装。此类包装方法，适用于体积较大、质地较轻且蓬松的花、草、叶类中药饮片。

另外，目前还有充气包装（充氮气、二氧化碳等惰性气体）、除氧剂包装等方法。

4. 中药饮片包装工艺流程

中药饮片包装的工艺流程如图 3 –4 所示。

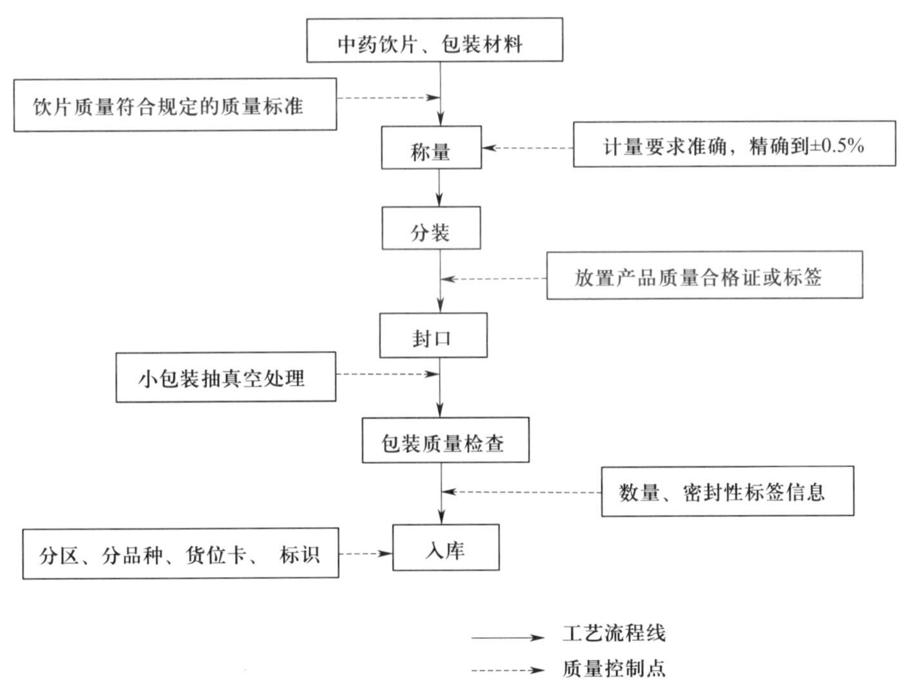

图 3 –4　中药饮片包装的工艺流程

（三）导致饮片质量问题的原因

在饮片生产过程中，应严格按照炮制工艺操作，才能保证饮片质量。如果处理不当，或切制工具及操作技术欠佳、切制后干燥不及时、储存不当，都会影响饮片质量。一般会出现下述不合格饮片的不良现象：

1. 败片

在中药饮片切制过程中所有不符合切制规格、片型标准的饮片，均称为败片。主要包括有连刀片、掉边与炸心片、皱纹片等。

（1）连刀片（拖胡须）。连刀片是饮片之间相牵连、未完全切断的现象，为中药材软化时，外部含水量过多，或刀具不锋利所致。如桑白皮、黄芪、厚朴、麻黄等。

（2）掉边（脱皮）与炸心。前者为药材切断后，饮片的外层与内层相脱离，形成圆圈和圆芯两部分；后者为药材切制时，其髓芯随刀具向下用力而破碎。两者均为药材软化时，浸泡或闷润不当，内外软硬度不同所致。如郁金、桂枝、白芍、泽泻等。

（3）皱纹片（鱼鳞片）。皱纹片是饮片切面粗糙，具鱼鳞样斑痕的现象，为药材未完全软化，“水性”不及或刀具不锋利或刀与刀床不吻合所致。如三棱、莪术等。

2. 翘片

翘片是饮片边缘卷曲而不平整的现象，为药材软化时，内部含水分太过所致，又称“伤水”。如槟榔、白芍、木通等。

3. 变色与走味

变色是指饮片干燥后失去了原药材的色泽；走味是指干燥后的饮片失去了药材原有的气味。两者均为药材软化时浸泡时间太长，或切制后的饮片干燥不及时，或干燥方法选用不当所致。如槟榔、白芍、大黄、薄荷、荆芥、藿香、香薷、黄连等。

4. 油片（走油）

油片是饮片的表面有油分或黏液质渗出的现象。为药材软化时，吸水量太过，或环境温度过高所致。如苍术、白术、独活、当归等。

5. 发霉

发霉是饮片表面长出菌丝的现象。为饮片干燥不透或干燥后未放凉即储存，或储存处潮湿所致。如枳壳、枳实、白术、山药、白芍、当归、远志、麻黄、黄芩、泽泻、芍药等。

（四）中药饮片的质量要求

1. 中药饮片干燥的质量要求

（1）质量要求。干燥后的饮片，必须干湿度均匀，保持固有色泽、气味，片形整齐。

（2）质量指标。一般饮片含水量为 7% ~13%。

（3）检查方法。取定量样品，按《中国药典》（2020 年版，四部）通则“0832 水分测定法”测定水分。

2. 中药饮片包装的质量要求

（1）生产中药饮片应选用与药品性质相适应及符合药品质量要求的包装材料和容器。严禁选用与药品性质不相适应和对药品质量可能产生影响的包装材料。

（2）中药饮片的包装必须印有或者贴有标签。中药饮片的标签注明品名、规格、产地、生产企业、产品批号、生产日期，实施批准文号管理的中药饮片还必须注明批准文号。

（3）中药饮片在发运过程中必须要有包装。每件包装上必须注明品名、产地、生产日期、调出单位等，并附有质量合格的标志。

（4）对不符合上述要求的中药饮片，一律不准销售。

二、填写工作单

选题 1：现有一批需要干燥与包装的中药饮片，如葛根、白芷等，请根据饮片的性质选择合适的干燥方法在实训室完成干燥操作，然后进行包装，并判断干燥后的饮片水分是否符合要求，填写作业单中的表 3 – 9 中药饮片干燥与包装操作工作单。

选题 2：现有一批需要干燥与包装的中药饮片，如板蓝根、山药等，请根据饮片的性质选择合适的干燥方法和设备在生产车间完成干燥操作，然后进行包装。并判断干燥后的饮片水分是否符合要求，填写作业单中的表 3 – 10 中药饮片干燥岗位生产工作单。

以小组为单位选取上述参考选题中的其中 1 题，阅读工作情景描述与相关资料，设计中药饮片干燥与包装操作的计划，对干燥操作过程中用到的工具和设备进行认知，对干燥与包装岗位的相关资讯进行学习，填写作业单中的表 3 – 9 中药饮片干燥与包装操作工作单或表 3 – 10 中药饮片干燥岗位生产工作单。

三、工具设备的认知

扫二维码，可查阅部分干燥与包装工具和设备的视图以及设备使用介绍，供开展选题 1、选题 2 的学习者学习参考。

四、岗位认知

扫二维码，可查阅中药饮片干燥与包装岗位的职责和标准操作规程等资料，供开展选题 2 的学习者学习参考。

作业单

表 3 – 9　　中药饮片干燥与包装操作工作单

姓　名		学　号		班　级	
组　号	第　　组	组　长		日　期	年　月　日
产品批号		生产日期		设备型号	
操作要求	按《中药饮片干燥与包装岗位标准操作规程》操作				
中药饮片名称					
干燥方法					
工艺流程					

续表

<table>
<tr><td rowspan="13">关键环节</td><td rowspan="2">准备工作</td><td>生产数量</td><td></td></tr>
<tr><td>投料数量</td><td></td></tr>
<tr><td colspan="2">使用称量工具</td><td></td></tr>
<tr><td rowspan="2">干燥</td><td>干燥温度/℃</td><td></td></tr>
<tr><td>干燥时间/h</td><td></td></tr>
<tr><td rowspan="3">干燥质量要求</td><td>水分含量/%</td><td></td></tr>
<tr><td>饮片水分是否符合要求</td><td></td></tr>
<tr><td>成品性状</td><td></td></tr>
<tr><td rowspan="2">包装</td><td>包装材料</td><td></td></tr>
<tr><td>装量</td><td></td></tr>
<tr><td colspan="2">包装质量检查</td><td></td></tr>
<tr><td colspan="2">清　场</td><td></td></tr>
<tr><td colspan="2">操作时长/min</td><td colspan="2"></td></tr>
<tr><td colspan="4">总结及问题分析</td></tr>
<tr><td colspan="4"></td></tr>
</table>

作业单

表 3－10　　中药饮片干燥岗位生产工作单

<table>
<tr><td colspan="2">姓　名</td><td colspan="2"></td><td>学　号</td><td></td><td>班　级</td><td colspan="2"></td></tr>
<tr><td colspan="2">组　号</td><td colspan="2">第　　组</td><td>组　长</td><td></td><td>日　期</td><td colspan="2">年　月　日</td></tr>
<tr><td colspan="2">产品批号</td><td colspan="2"></td><td>生产日期</td><td></td><td>设备型号</td><td colspan="2"></td></tr>
<tr><td colspan="2">生产数量</td><td colspan="2"></td><td>投料数量</td><td></td><td>出料数量</td><td colspan="2"></td></tr>
<tr><td colspan="2">干燥温度</td><td colspan="2"></td><td>干燥时间</td><td colspan="4">时　分～时　分</td></tr>
<tr><td colspan="2">含水量</td><td colspan="2"></td><td>损耗数量</td><td></td><td>损耗率/%</td><td colspan="2"></td></tr>
<tr><td colspan="3">设定温度</td><td colspan="6">排　潮</td></tr>
<tr><td>初段</td><td colspan="2"></td><td>频率</td><td>第一次</td><td>第二次</td><td>第三次</td><td>第四次</td><td>第五次</td></tr>
</table>

续表

<table>
<tr><td>中段</td><td></td><td>方式</td><td></td><td></td><td></td><td></td><td></td></tr>
<tr><td>末段</td><td></td><td>时间</td><td></td><td></td><td></td><td></td><td></td></tr>
</table>

操作人		复核人		质量员	

<table>
<tr><td colspan="6">干燥检查情况</td></tr>
<tr><td>干燥指标</td><td></td><td>结论</td><td>检查人</td><td>复核人</td><td>备注</td></tr>
<tr><td>干燥温度</td><td></td><td>□ 符合规定</td><td></td><td></td><td></td></tr>
<tr><td>干燥时间</td><td></td><td>□ 符合规定</td><td></td><td></td><td></td></tr>
<tr><td>含水量</td><td></td><td>□ 符合规定</td><td></td><td></td><td></td></tr>
<tr><td>干燥后不变色</td><td></td><td>□ 符合规定</td><td></td><td></td><td></td></tr>
</table>

<table>
<tr><td colspan="6">清场：按清场规程进行清场。清场结束报请 QA 进行现场检查，合格后签发清场合格证</td></tr>
<tr><td>序号</td><td>清场项目</td><td>清洁标准</td><td>清场结果</td><td>清场时间</td><td rowspan="5">清场人

检查人</td></tr>
<tr><td>1</td><td>干燥生产状态标志</td><td>生产状态标志已经撤清</td><td>□ 已清理
□ 未清理</td><td rowspan="4"></td></tr>
<tr><td>2</td><td>干燥工具及器具</td><td>水清洗，擦干净</td><td>□ 已清理
□ 未清理</td></tr>
<tr><td>3</td><td>干燥设备</td><td>水清洗，擦干净</td><td>□ 已清理
□ 未清理</td></tr>
<tr><td>4</td><td>生产环境</td><td>按《生产岗位清场清洁规程》要求清理</td><td>□ 已清理
□ 未清理</td></tr>
<tr><td colspan="6">总结及问题分析</td></tr>
<tr><td colspan="6">质量控制要点记录：

生产管理要点记录：

问题分析：</td></tr>
</table>

学习评价

根据每一小组成员在本学习过程中的表现，填写学习任务过程性考核记录表（见书后附表）。

岗位任务五　中药炮制

思维导图

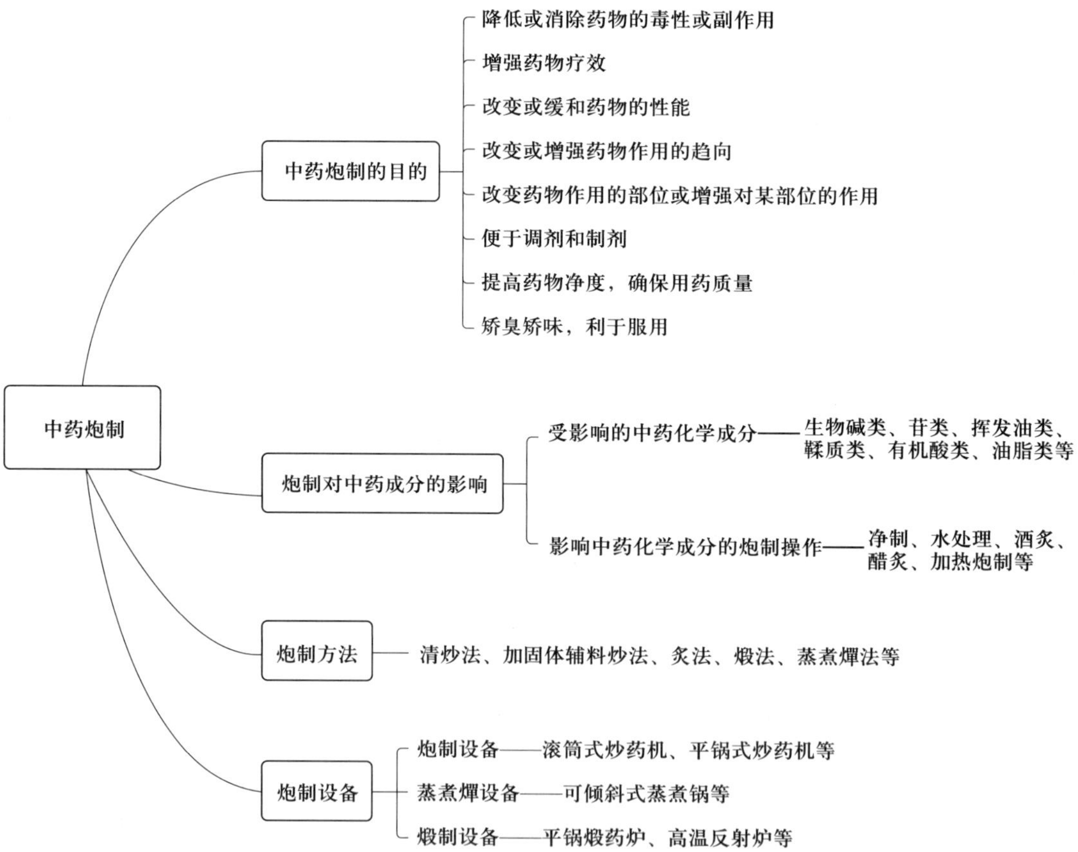

- 中药炮制
  - 中药炮制的目的
    - 降低或消除药物的毒性或副作用
    - 增强药物疗效
    - 改变或缓和药物的性能
    - 改变或增强药物作用的趋向
    - 改变药物作用的部位或增强对某部位的作用
    - 便于调剂和制剂
    - 提高药物净度，确保用药质量
    - 矫臭矫味，利于服用
  - 炮制对中药成分的影响
    - 受影响的中药化学成分——生物碱类、苷类、挥发油类、鞣质类、有机酸类、油脂类等
    - 影响中药化学成分的炮制操作——净制、水处理、酒炙、醋炙、加热炮制等
  - 炮制方法——清炒法、加固体辅料炒法、炙法、煅法、蒸煮㷅法等
  - 炮制设备
    - 炮制设备——滚筒式炒药机、平锅式炒药机等
    - 蒸煮㷅设备——可倾斜式蒸煮锅等
    - 煅制设备——平锅煅药炉、高温反射炉等

学习目标

知识目标

1. 掌握中药炮制的目的和主要炮制方法的工艺流程。

2. 熟悉常用中药炮制方法。

3. 了解炮制对中药成分的影响，中药炮制岗位职责、岗位标准操作规程、岗位质量控制要点和生产管理要点，设备结构、工作原理、标准操作规程、清洁与消毒标准操作规程、维护保养标准操作规程，中药炮制操作的安全知识。

技能目标

1. 能根据炮制的目的选择合适的炮制方法对中药材进行炮制。

2. 能进行清炒、加固体辅料炒、炙制、煅制、蒸制、煮制、燀制等炮制操作。

3. 能根据中药饮片气味、颜色、质地、形状等判断炮制后饮片质量的合格情况。

4. 能根据 SOP 进行安全生产操作，并能够预判和排查基本的安全风险。

5. 能根据工作任务完成情况，规范撰写作业单。

6. 能将学到的理论知识和技能运用到中药炮制操作的实际工作中，并能运用学到的理论知识和技能解决中药炮制工作中遇到的实际问题。

素质目标

1. 树立爱岗敬业、诚实守信的职业道德观，具有一定的法律意识。

2. 具备依法炮制的工匠精神、严谨负责和规范操作的工作态度。

3. 养成开拓创新、勤俭节约、团结协作的职业素养。

【案例导入】

附子为毛茛科植物乌头（*Aconitum carmichaelii* Debx.）的子根炮制品，由于生乌头具有较强毒性，故而历代医家在使用前会对其加以切制并进行炮、煨、炒、烧或是加辅料浸煮炮制，借此来减轻毒性，使临床用药更为安全。

《本草中国》纪录片中讲述，中药炮制流派传人刘香保，建昌帮的第十三代传人，深谙附子祛毒古法炮制，精妙炮制后，将剧毒的附子炼成“回阳救逆”的治病良药。水火共制法炮制附子，过程极其繁复。需要先把附子清洗浸泡 12 回，耗时 4 天。之后在露天的空地上，用砖头搭建一个四方的围灶。将附子、生姜片、牛皮纸糠灰、谷糠，自下而上摆放进去。接着点燃稻草，引燃谷糠，文火慢煨附子。此过程至少又要一天一夜。待糠尽灰凉，打开炉灶，拿两个附子对敲，如传出空响，说明大部分毒性已褪，才可进行下一道工序。经过火煨的附子，先晾晒一天，再放到木甑内，隔水坐锅，连续蒸 14 小时。此时，附子才能从毒药完美蜕变为良药。但像刘香保这样深谙此道的人现在已极少，传统中药炮制方法需要更多的中药人加以传承。

讨论：

1. 古法炮制附子的过程如此烦琐，有必要这么麻烦吗？

2. 中药炮制的目的是什么？

建议学时

4 学时

学习过程

一、阅读以下材料

（一）中药炮制的目的

中药来源于自然界，有野生，也有家种（养殖）。自然界有植物、动物、矿物等，在采收时，虽经过产地加工而成为药材，但它们或质地坚硬、个体粗大，或含有泥沙杂质，或具有较大的毒副作用，一般不可直接用于临床，都要经过特定的炮制，使之成为饮片以后才能应用。而中药成分复杂，疗效多样，并不是所有的中药饮片都以生品入药，往往由于炮制方法不同，一种中药可同时具有多种作用，这些作用虽有主次之分，但彼此之间又有密切的联系，因此中药炮制的目的也是多方面的。一般认为，中药炮制的目的有以下几个方面。

1. 降低或消除药物的毒性或副作用

有的中药虽有较好的疗效，但因毒性或副作用较大，临床应用不安全，则须通过炮制降低其毒性或副作用。历代对有毒中药的炮制都很重视，如对草乌用浸、漂、蒸、煮、加辅料制等炮制方法以降低毒性，对相思子、蓖麻子、商陆等用加热炮制降低其毒性。

炮制也可除去或降低药物的副作用。汉代张仲景在《金匮玉函经》中提出：麻黄“生令人烦，汗出不可止”。说明麻黄生用有“烦”和“出汗多”的副作用，用时“皆先煮数沸”，以降低其副作用。临床上对于失眠、心神不安而又大便稀溏的病人，需用柏子仁宁心安神。但生柏子仁有滑肠通便的副作用，服后可使病人发生腹泻，通过去油制霜法炮制后即可消除滑肠致泻的副作用。

对于有毒药物，炮制应当适度，不可太过或不及。如巴豆制霜，应保留脂肪油在18% ~ 20%之间，马钱子砂烫，其士的宁生物碱含量应在0.8%左右。含量偏高，容易中毒，除去或破坏太过，疗效难以保证。

2. 增强药物疗效

中药除了通过配伍来提高疗效外，炮制是达到这一目的的又一有效途径和手段。作为药物，起作用的是药物所含的活性物质，通过适当的炮制处理，可以提高其溶出率，并使溶出物易于吸收，从而增强疗效。明代《医宗粹言》提到决明子、莱菔子、芥子、苏子、韭子、青葙子，凡药用者俱要炒过，入药方得“味出”。这是因为多数种子外有硬壳，其药效成分不易被煎出，经加热炒制后种皮爆裂，便于有效成分煎出。

辅料炮制能与药物产生协同作用而增强疗效，如款冬花、紫菀等化痰止咳药经蜜炙后，增强了润肺止咳的作用，胆汁制天南星能增强天南星的镇痉作用，甘草制黄连可使黄连抑菌效力提高数倍。可见药物经炮制可以从不同的方面增强其疗效。

3. 改变或缓和药物的性能

中医采用寒、热、温、凉（四性）及辛、甘、酸、苦、咸（五味）来表达中药的性能。

性和味偏盛的药物，临床应用时往往会带来一定的副作用。药物太寒伤阳，太热伤阴，过辛损津耗气，过甘生湿助满，过苦伤胃，过酸损齿，过咸生痰。药物经过炮制，可以改变或缓和偏盛的性味，以达到改变药物作用的目的。

改变药性是指使药物的四性及五味发生变化。如生甘草，性味甘凉，具有清热解毒、清肺化痰的功效，常用于治疗咽喉肿痛、痰热咳嗽。甘草经炮制后，其药性由凉转温，功能由清泄转为温补，改变了原有的药性。生地黄，性寒，具清热、凉血、生津之功，常用于治疗血热妄行引起的吐衄、斑疹、热病口渴等证。蒸制成熟地黄后，其药性变温，能补血滋阴、养肝益肾。

缓和药性是指缓和某些药物的峻烈之性。因为用药过于猛烈，易伤患者元气，带来不良影响，炮制则可以制约药物偏性。如麻黄生用辛散解表作用较强，经蜜炙后，其具有辛散解表作用的挥发油含量减少，辛散作用缓和，且炼蜜可润燥，能与麻黄起协同作用，故而止咳平喘作用增强。苍术、枳壳麸炒缓和燥性，槐花炒黄、黄连酒炙、大黄酒炙缓和苦寒之性，牛蒡子炒黄缓和寒滑之性。

4. 改变或增强药物作用的趋向

中医对药物作用的趋向是以升、降、浮、沉来表示的，通过炮制，可以改变药物作用趋向。例如，大黄苦寒，性沉而不浮，生用走而不守，酒炙后引药上行，治疗上焦实热引起的牙痛等。古人认为，莱菔子能升能降：生莱菔子，升多于降，用于涌吐风痰；炒莱菔子，降多于升，用于降气化痰，消食除胀。

5. 改变药物作用的部位或增强对某部位的作用

中医对药物作用部位常以经络脏腑来表示。所谓某药归某经，即表示该药对某些脏腑和经络有明显的选择性。如杏仁可以止咳平喘，故入肺经，可润肠通便，故入大肠经。临床上有时一药入多经，会使其作用分散，通过炮制调整，可使其作用专一。柴胡、香附等经醋制后有助于引药入肝；小茴香、橘核等经盐制后，有助于引药入肾，更好地发挥治疗肾经疾病的作用。前人从实践中总结出一些规律性的认识，大凡“生升熟降”“酒制升提”“醋制入肝”“盐制入肾”等。

6. 便于调剂和制剂

中药材经水制软化，切制成一定规格的片、丝、段、块后，便于调剂时称量和煎煮。质地坚硬的矿物类、甲壳类及动物骨甲类药难粉碎，不便于制剂和调剂，采用明煅、煅淬、砂烫等方法，使之质地酥脆而便于粉碎，易于煎出有效成分。如砂烫醋淬穿山甲、龟甲、鳖甲，砂烫马钱子，蛤粉烫阿胶，火煅代赭石、寒水石，火煅醋淬自然铜等。

7. 提高药物净度，确保用药质量

中药在采收、运输、储藏过程中常混有沙土、杂质、霉烂品及非药用部位，因此，必须加以净选、清洗等加工处理，使其达到一定的净度，以保证临床用药的卫生和剂量的准确。如种子类药物要去沙土、杂质，根类药物要去芦头（根上部之根茎部分），皮类药物要去粗皮（栓皮），昆虫类药物要去头、足、翅等。有些药物虽属同一植物，但由于药用部位不同，其作用也不同，更应区分入药。如麻黄茎发汗，根止汗，故要分开入药，以适应临床需要。

8. 矫臭矫味，利于服用

某些动物类中药（如紫河车、乌贼骨）、树脂类中药（如乳香、没药）或其他有特殊不良气味的药物，往往被病人所厌恶，服后出现恶心、呕吐、心烦等不良反应。为了便于服用，常用酒炙、醋炙、蜜炙、水漂、麸炒等方法炮制，能起到矫臭矫味的效果，有利于服用。如酒炙乌梢蛇、紫河车，麸炒僵蚕，醋炙乳香、没药。

（二）炮制对中药成分的影响

中药的化学成分相当复杂，中药治病是发挥多成分的综合作用。中药经加热、水浸，以及酒、醋、蜜、盐、药汁等辅料处理，其化学成分会发生变化，某些成分的含量增加或减少，或者生成新的化合物。因此，研究炮制对中药化学成分的影响，对探讨中药炮制作用和原理、优选炮制工艺、制定饮片质量标准，具有重要的意义。炮制对药物化学成分的影响，分以下几个方面介绍。

1. 炮制对含生物碱类药物的影响

生物碱存在于生物体内，类似碱的性质，具有明显的生理活性。不但植物来源的中药可含有生物碱，而且动物来源的中药有的也含有生物碱（如蟾酥）。

（1）净制。生物碱在不同植物体内的分布部位各异，净选时应去除不含生物碱的非药用部位，或将含不同生物碱的部位区分药用。如黄柏中的小檗碱集中在黄柏的韧皮部，木质部及栓皮部含量甚微，故黄柏只用韧皮部入药，其木质部及栓皮部应视为非药用部位去除。又如麻黄茎中含有较多的麻黄碱和伪麻黄碱，有升高血压的作用，而麻黄根含大环精胺等几种类型生物碱，药理作用则相反，具有降低血压的作用，故麻黄净制处理应将茎与根区分药用。

（2）水处理。在植物体内，大部分生物碱以游离状态存在，不溶于水，但有些小分子生物碱（如槟榔碱等）、季铵类生物碱（如小檗碱等）均易溶于水。所以此类药材在用水洗、水浸等处理时，应采取“少泡多润”的原则。尽量减少与水的接触时间，以免生物碱随水流失。

（3）酒炙。游离生物碱能溶于乙醇、氯仿等有机溶剂，不论是游离生物碱或其盐类都能溶解。所以，药物经过酒炙后能提高生物碱的溶出率，从而提高药物的疗效。如酒黄连中小檗碱的溶出率较生品大大提高。

（4）醋炙。游离生物碱能溶于酸水（形成盐），所以常用醋作为炮制辅料，以增加溶出率，提高疗效。如醋炙延胡索，可使其止痛和镇静的有效成分延胡索乙素及去氢延胡索甲素等，与醋酸结合生成醋酸盐，能溶于水，增强镇静止痛效果。

（5）加热炮制。各种生物碱具有不同的耐热性，应根据炮制目的，控制炮制温度与时间。如川乌、草乌炮制的目的是降低乌头碱的毒性，故经烘、焙、煨等干热处理或蒸、煮等湿热处理，可使其剧毒的双酯型乌头碱类水解或分解，生成毒性较低的苯甲酰单酯型乌头碱（乌头次碱）和几乎无毒性的乌头原碱。马钱子中士的宁和马钱子碱，既是有效成分，又是有毒成分，控制适宜的加热条件，可使其变为异士的宁和异马钱子碱及其氮氧化合物，保证临床用药安全。有些药物，如石榴皮、龙胆草、山豆根等，其中所含生物碱为治疗成分，遇热活性降低，应少加热或不加热，以生用为宜。

2. 炮制对含苷类药物的影响

苷广泛地存在于植物体中，尤其在果实、树皮和根部最多。一般易溶于水或乙醇中。

（1）水处理。由于苷类成分易溶于水，故大黄、甘草、秦皮等主含苷类成分的药材，切制前用水处理应少泡多润，以免苷类成分随水流失。

（2）酒炙。含苷的药物用酒炮制，可提高其溶解度，增强疗效。如黄芩酒炙后，水煎液中黄芩苷的含量较生品提高。

（3）加热炮制。含苷类成分的药物往往在不同细胞中含有相应的分解酶，在一定温度和湿度条件下可被酶分解，影响疗效。如槐花、苦杏仁、黄芩等含苷的药物，若采收后长期放置，相应的酶可分解芦丁、苦杏仁苷、黄芩苷，使这些药物的疗效降低。花类药物含有花色苷，也会因其所含酶的作用而变色。因此，含苷类药物常用炒、蒸、烘、燀或暴晒的方法破坏或抑制酶的活性，以免其被酶解，保存药效。

3. 炮制对含挥发油类药物的影响

挥发油大多数具有芳香性，在常温下可以自行挥发而不留任何油迹，大多数比水轻，在水中微溶，易溶于多种有机溶剂及脂肪油中。

（1）水处理。含挥发性成分的药材应及时加工处理，加水处理宜“抢水洗”。挥发油在植物体内若以游离状态存在，如薄荷、荆芥等，宜在采收后或喷润后迅速加工切制，不宜带水堆积久放，以免发酵变质，影响质量。若挥发油在植物体内以结合状态存在，如厚朴，则需经堆积“发汗”后香气方可逸出。

（2）加热炮制。加热处理温度应低，干燥宜采用阴干法，以免挥发油损失。若挥发油具有治疗作用，则应尽量避免加热处理，干燥时宜阴干或于 60 ℃以下烘干，如薄荷、茵陈等。若挥发油具有明显的毒性和强烈的刺激性，通过炮制大部分可去除，有利临床使用。如乳香对胃有较强刺激性，易致呕吐，经炒制等加热处理可除去大部分挥发油，使刺激性降低，可供内服；又如苍术含挥发油较多，具有刺激性，用麸炒等方法炮制，可使挥发油减少，“燥性”降低。有的药物为达到治疗疾病的需要，往往通过炮制以减少或除去挥发油。如蜜炙麻黄，通过蜜炙加热处理，麻黄中具发汗作用的挥发油可减少 1/2 以上，从而使所含的具有平喘作用的麻黄碱含量相对提高，再加上蜂蜜的辅助作用，更适用于喘咳的治疗。

4. 炮制对含鞣质类药物的影响

鞣质又称单宁、鞣酸，广泛存在于植物中，在临床治疗疾病方面具有收敛、止血、烧伤等作用，有时也用作生物碱及重金属中毒的解毒剂。

（1）水处理。鞣质易溶于水，尤其易溶于热水。故地榆、虎杖、侧柏叶、石榴皮等以鞣质为主要药效成分的药物，用水处理时应少泡多润，以减少损失。

（2）加热炮制。鞣质能耐高温，经高温处理，一般变化不大。如大黄含有致泻作用的蒽醌苷和具有收敛作用的鞣质，经酒蒸、炒炭后，蒽醌苷的含量明显减少，而鞣质含量变化不大，故可使大黄致泻作用减弱，而收敛作用相对增强。也有一些鞣质经高温处理能影响疗效，如地榆、槐花等炒炭时，若温度适宜，鞣质的含量会有所增加，若温度过高，则鞣质的含量反而降低，甚至全被破坏，因此炮制时要掌握火候。

槟榔、白芍等含鞣质的中药，切制的饮片应及时烘干或阴干，因鞣质为强还原剂，暴露于日光和空气中易被氧化，致使饮片色泽泛红。

鞣质遇铁能发生化学反应，生成黑绿色的鞣质铁盐沉淀，因而在炮制含鞣质成分的药物时忌铁器，宜用竹刀、钢刀、铜刀切制。洗涤时在木盆中洗，煎药时要用不锈钢锅或砂锅，都是为了避免鞣质与铁的反应。

5. 炮制对含有机酸类药物的影响

有机酸广泛存在于植物的各种部位，特别是未成熟的肉质果实内，并随果实的逐渐成熟，其含量逐渐降低。

（1）水处理。低分子的有机酸大多能溶于水，因此，用水处理时宜采用少泡多润的方法，以防止有机酸类成分的损失。若有机酸为有毒成分，应长时间浸泡，将其除去。如白花酢浆草、酢浆草等植物含有可溶性的草酸盐有毒，水处理时应将其除去。

（2）加热炮制。加热可使有机酸破坏，具有强烈酸性的有机酸，对口腔和胃的刺激性较大，故对有强烈刺激性的有机酸或含有机酸过多的中药，经过热处理，以适应临床需要。如山楂炒焦后，部分有机酸被破坏，酸性降低，从而减少了对胃肠道的刺激。

6. 炮制对含油脂类药物的影响

油脂大多存在于植物的种子中，通常具有润肠通便或致泻作用，有的作用峻烈，有一定毒性。

加热炮制：经加热，压榨除去部分油脂类成分，以免滑肠致泻或降低毒副作用，保证临床用药安全有效。如巴豆、千金子去油制霜以减小毒性，缓和泻下作用。柏子仁、瓜蒌仁去油制霜降低或消除滑肠作用。

7. 炮制对含树脂类药物的影响

树脂通常存在于植物组织的树脂道中，植物体在外伤的刺激下，能分泌出树脂，形成固体或半固体物质。树脂一般不溶于水，而溶于乙醇等有机溶剂中。

（1）加热炮制。加热炮制可增强某些含树脂类药物的疗效，如藤黄经高温处理后，抑菌作用增强。但是有的树脂如果加热不当反而影响疗效，如乳香、没药中的树脂如果炒制时温度过高，促使树脂变性，反而会影响疗效。加热炮制可以破坏部分树脂，以适应医疗需要。如牵牛子树脂具有泻下祛积作用，经炒制后部分树脂破坏，可缓和泻下作用。

（2）酒炙、醋炙。炮制含树脂类药物，常用辅料酒、醋处理，可提高树脂类成分的溶解度，增强疗效。如五味子经酒炙可提高疗效，因五味子的补益成分为一种树脂类物质。乳香、没药经醋炙，能增强活血止痛作用。

8. 炮制对含蛋白质、氨基酸类药物的影响

蛋白质是生物体内所有化合物中最复杂的物质，水解后产生多种氨基酸，很多种氨基酸都是人体生命活动所不可缺少的。

（1）水处理。蛋白质是一类大分子的物质，多数可溶于水，生成胶体溶液，一般煮沸后由于蛋白质凝固，不再溶于水。纯净的氨基酸大多数是无色结晶体，易溶于水。由于蛋白质和氨基酸都具有水溶性，故不宜长期浸泡于水中，以免损失有效成分，影响疗效。

（2）加热炮制。加热可使蛋白质凝固变性或产生新的物质。若蛋白质为毒性成分，可通过加热处理，使毒性蛋白变性而消除毒性，如巴豆、白扁豆、蓖麻子加热后毒性大减。若蛋白质和氨基酸为有效成分，应避免加热，如雷丸、天花粉、蜂毒、蛇毒、蜂王浆等以生用为宜。而一些含苷类药物如黄芩、苦杏仁，经沸水燀、煮，破坏酶的活性，保存苷类有效成分。蛋白质加热处理以后，往往还能产生一些新的物质，而取得一定的治疗作用，如鸡蛋黄、

黑大豆等经过干馏处理，能得到含氮的吡啶类衍生物，产生解毒、镇痉、止痒、抗菌的作用。

（三）炮制方法简介

从古至今，由于中药炮制方法较多，导致其分类方法也很多，比较有代表性的分类方法有明代缪希雍在《炮炙大法》对炮制方法进行归纳的“雷公炮炙十七法”、明代陈嘉谟提出的“三类分类法”、后人总结归纳的“五类分类法”、宋代政府编撰的第一部方剂药典《太平惠民和剂局方》中提出的“药用部位分类法”、现代的“工艺与辅料相结合分类法”。目前教科书中应用的中药炮制分类方法，以“工艺与辅料相结合分类法”居多。因为它能很好地反映中药炮制专业技术内在的有机联系，既体现对传统炮制方法的继承，又体现利用现代科学方法进行归纳和研究的理念，具有系统性、完整性和科学性的特点，便于学习、掌握中药炮制的内容，同时有助于教学和指导生产。现按“工艺与辅料相结合分类法”简要介绍炮制方法，见表3－11。

表3－11　　中药炮制方法一览表

<table>
<tr><th>工艺步骤</th><th colspan="3">炮制方法</th></tr>
<tr><td rowspan="2">净制</td><td colspan="2">杂质去除方法</td><td>挑选、筛选、风选和水选</td></tr>
<tr><td colspan="2">非药用部位的去除和分离方法</td><td>剪切、刮削、剔除、刷、擦、碾、撞、燎、烫、揉、挖、剥、压榨等</td></tr>
<tr><td rowspan="5">切制</td><td rowspan="2">软化方法</td><td>常水软化法</td><td>淋法、洗法、泡法、漂法和润法</td></tr>
<tr><td>特殊软化法</td><td>湿热软化法、干热软化法、酒处理软化法</td></tr>
<tr><td rowspan="3">切制方法</td><td>机器切制</td><td>剁刀式切药机、旋转式切药机</td></tr>
<tr><td>手工切制</td><td>“个活”“把活”</td></tr>
<tr><td>其他切制方法</td><td>镑法、刨法、锉法、劈法等</td></tr>
<tr><td rowspan="2">干燥</td><td>自然干燥法</td><td colspan="2">晒干法、阴干法</td></tr>
<tr><td>人工干燥法</td><td colspan="2">热风干燥机、带式干燥机、远红外线干燥装置、电热恒温干燥箱、热风循环干燥机、微波干燥设备等</td></tr>
<tr><td rowspan="2">炒制</td><td>清炒法</td><td colspan="2">炒黄、炒焦、炒炭</td></tr>
<tr><td>加固体辅料炒法</td><td colspan="2">麸炒、米炒、土炒、砂炒、蛤粉炒和滑石粉炒等</td></tr>
<tr><td>炙制</td><td colspan="3">酒炙法、醋炙法、盐炙法、姜炙法、蜜炙法、油炙法等</td></tr>
<tr><td>煅制</td><td colspan="3">明煅法、煅淬法、闷煅法</td></tr>
<tr><td rowspan="4">蒸煮燀制</td><td rowspan="2">蒸法</td><td>加辅料蒸</td><td>酒蒸、醋蒸、药汁蒸等</td></tr>
<tr><td colspan="2">清蒸</td></tr>
<tr><td>煮法</td><td colspan="2">清水煮、药汁煮、醋煮、豆腐煮等</td></tr>
<tr><td colspan="3">燀法</td></tr>
<tr><td>复制</td><td colspan="3">复制法</td></tr>
<tr><td>发芽发酵</td><td colspan="3">发芽法、发酵法</td></tr>
<tr><td>制霜</td><td colspan="3">去油制霜法、渗析制霜法、升华制霜、煎煮制霜法</td></tr>
<tr><td>其他制法</td><td colspan="3">烘焙法、煨法、提净法、水飞法、干馏法等</td></tr>
</table>

由于净制、切制、干燥的方法在前面已介绍过，下面仅介绍炒制等方法。

1. 炒制

炒制的方法分为清炒法与加固体辅料炒法。

（1）清炒法。清炒法是指不加固体辅料炒的方法。按程度不同分为炒黄、炒焦、炒炭3种。用文火或中火炒至药物表面微黄或能嗅到药物固有的气味为度，称为炒黄，如炒紫苏子、炒莱菔子等；用中火或文火炒至药物表面焦黄或焦褐色，内部颜色加深，并有焦香气味者，称为炒焦，如焦山楂、焦白术等；用武火或中火炒至药物表面焦黑，部分炭化，内部焦黄，但仍保留有药物固有气味（即存性）者，称为炒炭，如地榆炭、艾叶炭、荆芥炭等。炒黄、炒焦使药物易于粉碎加工，并缓和药性。种子类药物炒后则煎煮时有效成分易于溶出。炒炭能缓和药物的烈性、副作用，或增强其收敛止血、止泻的功效。清炒法工艺流程如图3－5所示。

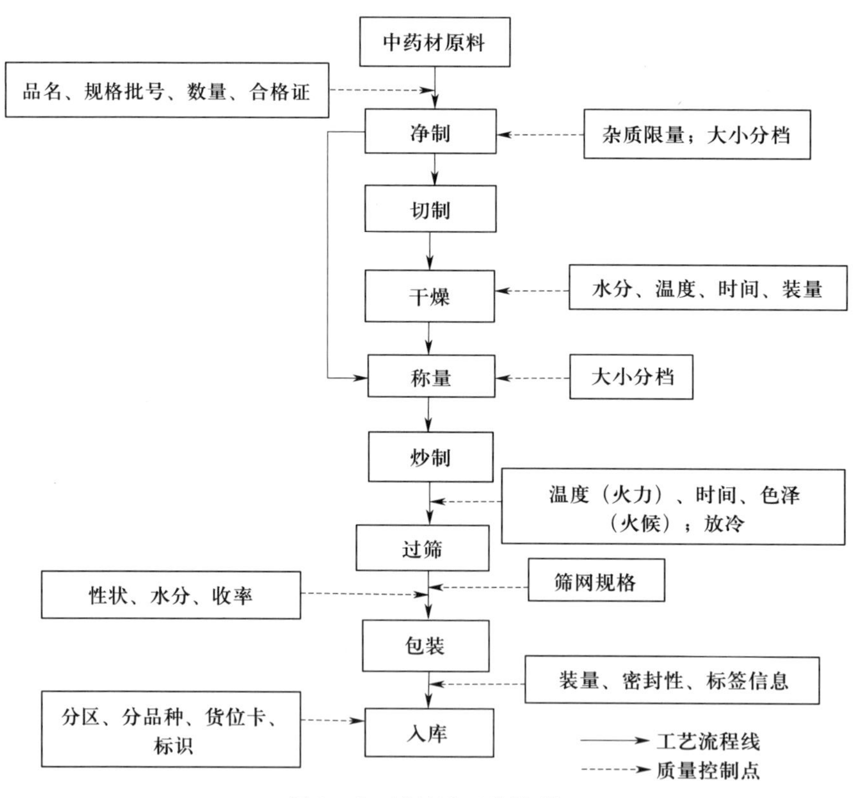

图3－5　清炒法工艺流程

（2）加固体辅料炒法。炙加固体辅料炒法是指药物与固体辅料同炒的方法。根据所加辅料不同，分为米炒、土炒、麸炒、砂炒、蛤粉、滑石粉等，如土炒白术、米炒斑蝥等。与砂或滑石、蛤粉等固体辅料同炒的方法习称烫，可使药物受热均匀，膨胀松脆，易于煎出有效成分或便于服用，如砂烫穿山甲、蛤粉烫阿胶珠、滑石粉烫水蛭等。加固体辅料炒法工艺流程如图3－6所示。

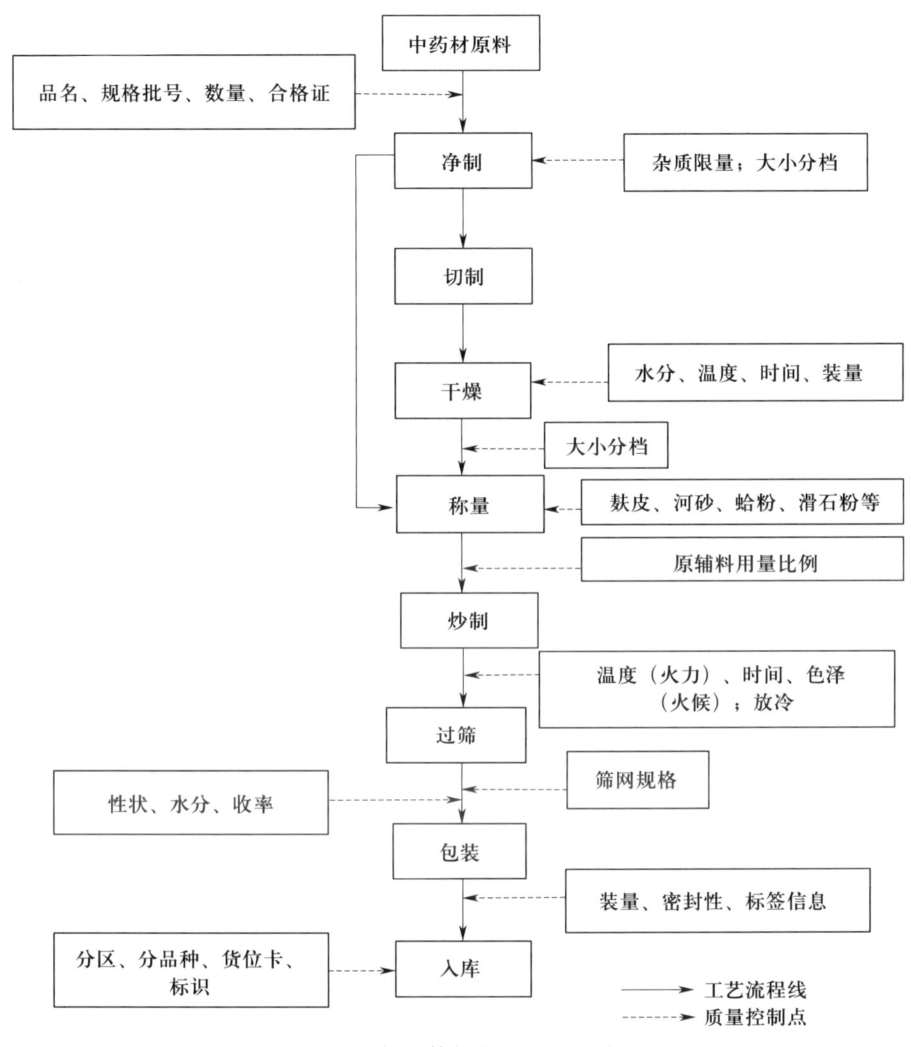

图 3－6　加固体辅料炒法工艺流程

2. 炙制

炙制的方法为炙法。

炙法是指用液体辅料拌炒药物，使辅料逐渐渗入药物内部以改变药性，增强疗效或减少副作用的一种方法。常用的液体辅料有蜂蜜、酒、醋、姜汁、盐水等。一般蜜炙药物能增强补益、润燥作用，如蜜炙黄芪、蜜炙款冬花；酒炙药物能增强活血通经，或引药上行作用，如酒炙川芎；醋炙药物能引药入肝，增强止痛及减毒作用，如醋炙香附、醋炙甘遂；姜汁炙药物能增强止呕作用，并能解毒，如姜炙半夏、竹沥；盐水炙药物引药入肾，如盐水炙杜仲等。炙法工艺流程如图 3－7 所示。

3. 煅制

煅制的方法分为明煅法、煅淬法、闷煅法。

煅法是指将药物直接放于无烟炉火中或适当的耐火容器内进行煅烧的方法。药物经过煅

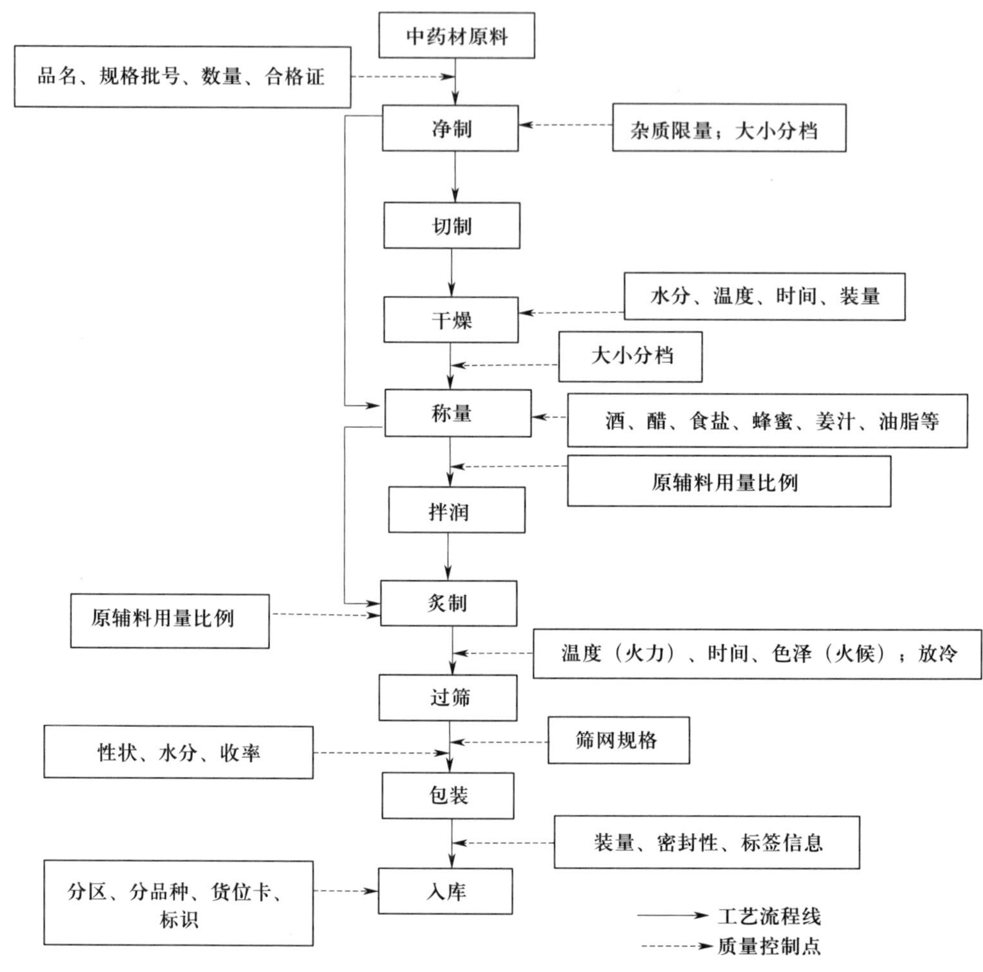

图 3－7　炙法工艺流程

制后，可使其质地松脆，易于粉碎，便于有效成分的煎出。药物煅制时，不隔绝空气的方法称为明煅法，多用于矿物药或动物甲壳类药，如煅牡蛎、煅石膏等。将药物按明煅法煅烧至红透后，立即投入规定的液体辅料中骤然冷却的方法称为煅淬法，常用的液体辅料有醋、酒、药汁等，按临床需要而选用，适用于质地坚硬，经过高温仍不能疏松的矿物药，以及临床上因特殊需要而必须煅淬的药物，如煅自然铜、煅炉甘石等。药物在高温缺氧条件下煅烧成炭的方法称为密闭煅，又称闷煅法，适用于质地疏松、炒炭易灰化的药物，如煅血余炭、煅棕树炭。煅法工艺流程如图 3－8 所示。

4. 蒸煮焯制

蒸煮焯制的方法分为蒸法、煮法和焯法。

（1）蒸法。蒸法是将药物加入辅料或不加辅料置蒸制容器内或密封容器内隔水加热至一定程度的方法，具有改变药性、提高疗效、降低毒烈性或便于切制的作用。以是否加辅料而分为清蒸与加辅料蒸。如酒蒸大黄可缓和泻下作用；何首乌经反复蒸、晒后，不再有解毒通便之功，而具有补肝肾、益精血之力。蒸法工艺流程如图 3－9 所示。

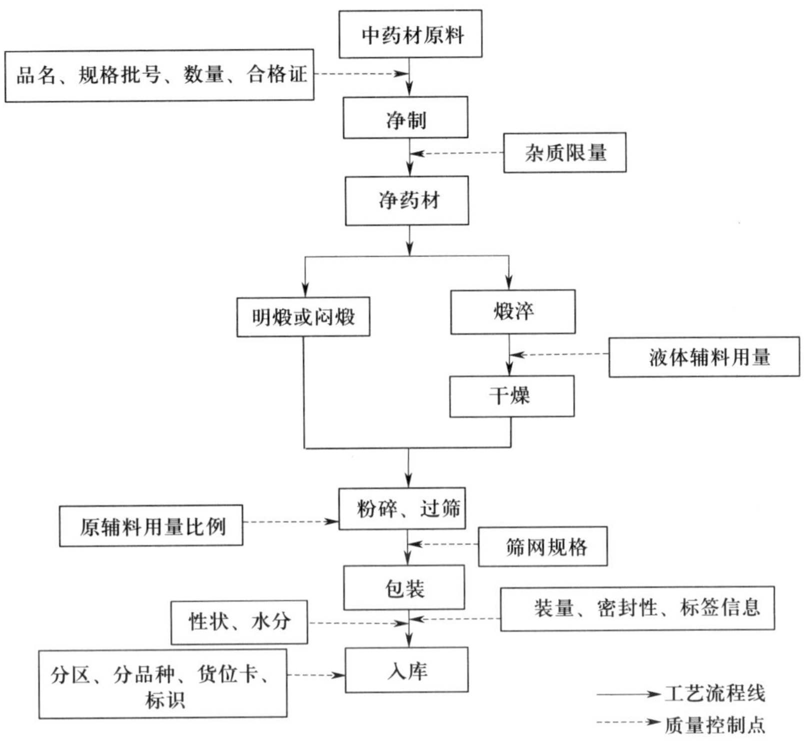

图3－8　煅法工艺流程

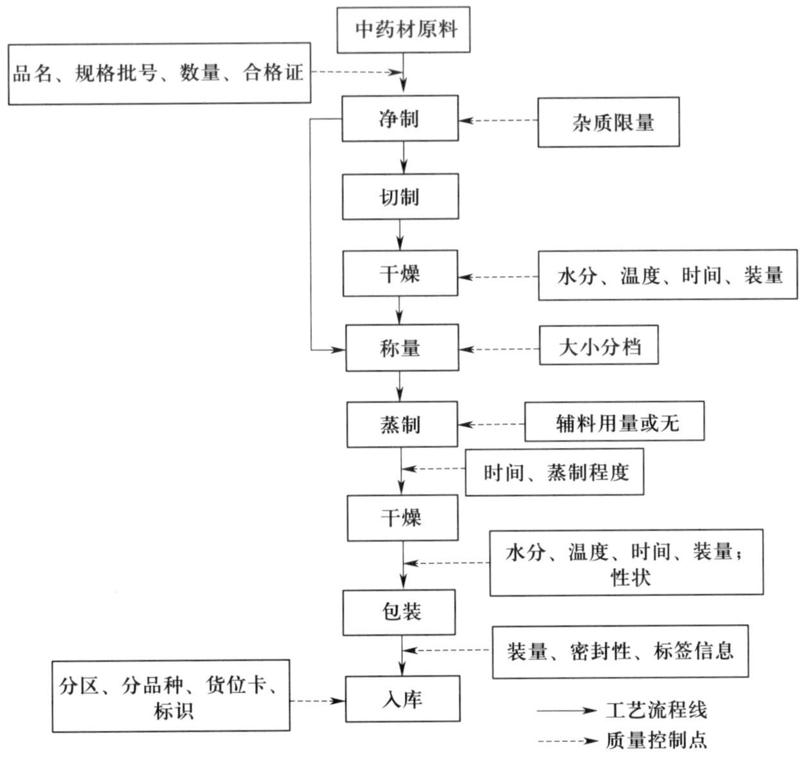

图3－9　蒸法工艺流程

（2）煮法。煮法是将药物加辅料或不加辅料，放入锅中，加适量清水同煮的方法，分为清水煮、药汁煮、豆腐煮。煮法具有减低药物毒烈性或增强疗效的作用。如清水煮乌头，豆腐煮硫黄，甘草汁煮远志等。煮法工艺流程如图 3－10 所示。

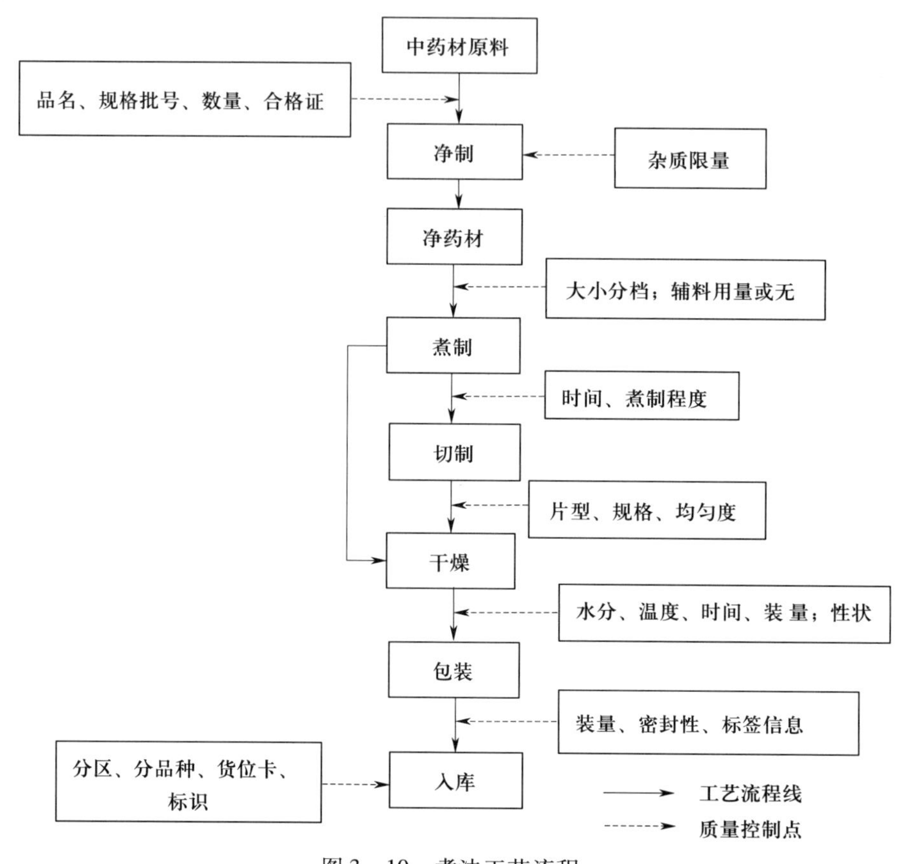

图 3－10　煮法工艺流程

（3）燀法。燀法是将药物快速放入沸水中短暂潦过，立即取出的方法。常用于药物的去皮和肉质多汁药物的干燥处理，如燀苦杏仁、桃仁、白扁豆以去皮，燀马齿苋、天冬以便于晒干储存。燀法工艺流程如图 3－11 所示。

5. 其他

（1）复制法。将净制后的药物加一种辅料或数种辅料，按规定操作程序，反复炮制的方法。如半夏制成清半夏、姜半夏、法半夏。

（2）发芽法。将具有发芽能力的果实或种子，用清水适当浸泡后，在一定的温度或湿度条件下，促使萌发幼芽的方法。如谷芽、麦芽、稻芽等。

（3）发酵法。将净制或处理后的药物，置于适宜的温度、湿度条件下，由于霉菌和酶的催化分解作用，使药物发泡、生衣的方法。如六神曲、淡豆豉的制备。

（4）制霜法。将药物碾成细末或捣烂如泥，用粗纸包裹压榨，或用机器榨去油至药物呈松散状的粉末，或析出细小的结晶，因形态与寒霜相似，故名“霜”。药物制霜是为了降

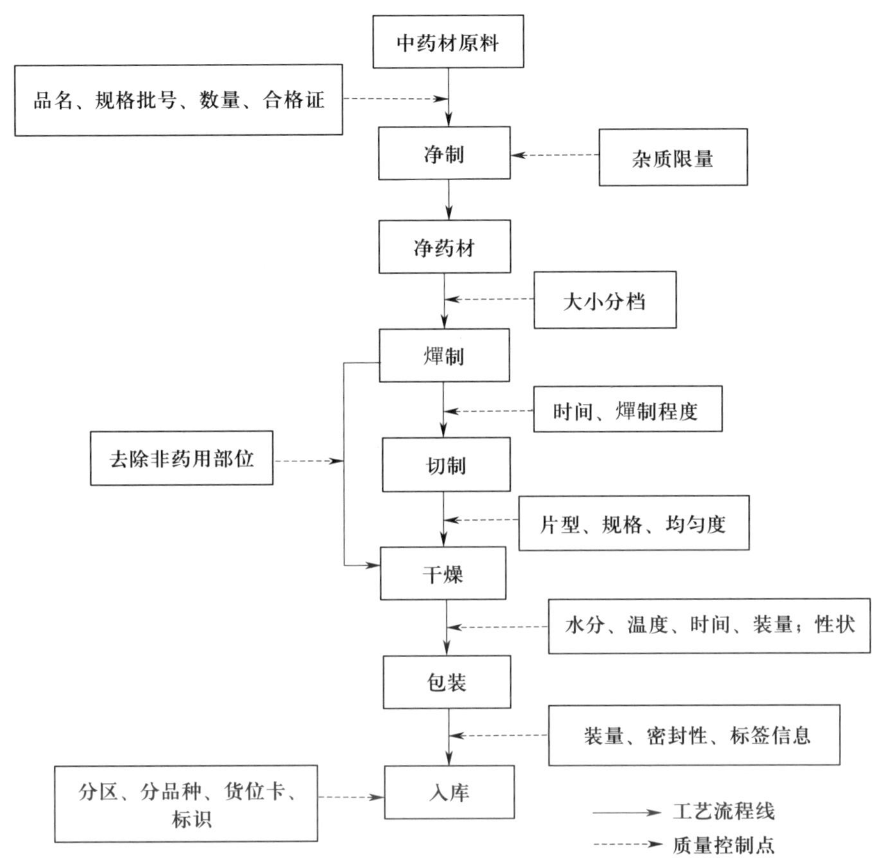

图3－11　燀法工艺流程

低毒性、缓和药性、消除毒副作用、增强疗效。如巴豆霜、西瓜霜的制备。

（5）烘焙法。将净制或切制后的药物用文火直接或间接加热，使之充分干燥的方法。如焙虻虫、焙蜈蚣。焙后可降低毒性和腥臭气味，便于粉碎。

（6）煨法。将药物用湿面或湿纸包裹，放入热火灰中加热，或用吸油纸与药物隔层分放加热的方法。煨法的目的是降低药物的刺激性及毒副作用，缓和药性，增强疗效。其中，以面糊包裹者，称面裹煨；以湿纸包裹者，称纸裹煨；以吸油纸分层隔开者，称隔纸煨；将药物直接埋入火灰中，使其高热发泡者，称为直接煨。如煨肉豆蔻、煨诃子、煨木香等。

（7）提净法。某些矿物药，特别是一些可溶性无机盐类药物，经过溶解、过滤，除净杂质后，再进行重结晶，以进一步纯净药物的方法。如芒硝等。

（8）水飞法。某些不溶于水的矿物药，利用粗细粉末在水中悬浮性不同，将不溶于水的矿物、贝壳类药物经反复研磨，而分离制备极细腻粉末的方法。如朱砂、雄黄等。

（9）干馏法。将药物置于适宜的容器内，加热烤灼，使产生汁液，收集液状物的方法。如竹沥液、蛋黄油等。

（四）炮制设备

1. 炒制设备。滚筒式炒药机、平锅式炒药机等。
2. 蒸煮燀设备。可倾斜式蒸煮锅等。
3. 煅制设备。平锅煅药炉、高温反射炉等。

二、填写工作单

选题 1：现有一批需要炮制的生品中药饮片，如山楂、山药等，请根据中药饮片的性质使用传统器具和合适的炮制方法在实训室完成炮制操作，并判断炮制程度是否达标，成品为炒山楂、麸炒山药等，填写作业单中的表 3 – 12 中药饮片炒制操作工作单。

选题 2：现有一批需要炮制的生品中药饮片，如山楂、山药等，请根据中药饮片的性质使用合适的生产设备和炮制方法在生产车间完成炮制操作，并判断炮制程度是否达标，成品为炒山楂、麸炒山药等，填写作业单中的表 3 – 13 中药饮片炒制岗位生产工作单。

以小组为单位选取上述参考选题中的 1 题，阅读工作情景描述与相关资料，设计中药饮片炒制操作的计划，对炮制操作过程中用到的工具和设备进行认知，对中药饮片炒制岗位的相关资讯进行学习，填写作业单中的表 3 – 12 中药饮片炒制操作工作单或表 3 – 13 中药饮片炒制岗位生产工作单。

注意：表 3 – 12 和表 3 – 13 的作业单仅适用于炮制方法为清炒法、加固体辅料炒法使用，其他炮制方法的工作单需要另行设计。

三、工具设备的认知

扫二维码，可查阅部分炮制工具和设备的视图以及设备使用介绍，供开展选题 1、选题 2 的学习者学习参考。

四、岗位认知

扫二维码，可查阅中药饮片炮制岗位的职责和标准操作规程等资料，供开展选题 2 的学习者学习参考。

作业单

表 3 – 12　　中药饮片炒制操作工作单

姓　名		学　号		班　级	
组　号	第　　组	组　长		日　期	年　月　日
中药名称					
炮制目的					
炮制方法					

续表

<table>
<tr><td colspan="5">工艺流程</td></tr>
<tr><td colspan="5"></td></tr>
<tr><td rowspan="19">关键环节</td><td colspan="2" rowspan="2">准备工作</td><td>炮制工具</td><td></td></tr>
<tr><td>所需辅料</td><td></td></tr>
<tr><td colspan="2" rowspan="2">净制</td><td>净制的目的</td><td></td></tr>
<tr><td>净制的方法</td><td></td></tr>
<tr><td colspan="3">称量（中药饮片/辅料）</td><td></td></tr>
<tr><td rowspan="7">炒制</td><td rowspan="2">预热</td><td>火力</td><td></td></tr>
<tr><td>测试锅温的方法</td><td></td></tr>
<tr><td rowspan="4">投药翻炒</td><td>温度（火力）</td><td></td></tr>
<tr><td>翻炒注意事项</td><td></td></tr>
<tr><td>火候判断方法</td><td></td></tr>
<tr><td>火候判断标准</td><td></td></tr>
<tr><td>出锅</td><td>注意事项</td><td></td></tr>
<tr><td>过筛</td><td colspan="2">筛网规格</td><td></td></tr>
<tr><td colspan="2" rowspan="3">成品质量检查</td><td>水分</td><td></td></tr>
<tr><td>性状</td><td></td></tr>
<tr><td>收率/%</td><td></td></tr>
<tr><td rowspan="2">包装</td><td colspan="2">包装方法</td><td></td></tr>
<tr><td colspan="2">包装材料</td><td></td></tr>
<tr><td colspan="3">清　场</td><td></td></tr>
<tr><td colspan="3">操作时长/min</td><td colspan="2"></td></tr>
<tr><td colspan="5">总结及问题分析</td></tr>
<tr><td colspan="5"></td></tr>
</table>

作业单

表 3－13　　中药饮片炒制岗位生产工作单

<table>
<tr><td>姓　名</td><td colspan="2"></td><td>学　号</td><td colspan="2"></td><td>班　级</td><td colspan="2"></td></tr>
<tr><td>组　号</td><td colspan="2">第　　组</td><td>组　长</td><td colspan="2"></td><td>日　期</td><td colspan="2">年　月　日</td></tr>
<tr><td>执行标准</td><td></td><td>检查人</td><td></td><td colspan="2">复核人</td><td colspan="3"></td></tr>
<tr><td colspan="9">工艺流程</td></tr>
<tr><td colspan="9"></td></tr>
<tr><td>设备名称
和型号</td><td colspan="8"></td></tr>
<tr><td>清洁、清场
合格标志</td><td></td><td>设备器具
清洁完好</td><td></td><td colspan="2">计量器具
符合要求</td><td colspan="3"></td></tr>
<tr><td>中药名称</td><td>生产批号</td><td>质量/kg</td><td>火力（温度）</td><td>炒制时间/
min</td><td>辅料名称</td><td>辅料用量/kg</td><td>成品/kg</td><td>收率/%</td></tr>
<tr><td></td><td></td><td></td><td></td><td></td><td></td><td></td><td></td><td></td></tr>
<tr><td colspan="2">成品是否合格</td><td colspan="7"></td></tr>
<tr><td colspan="9">总结及问题分析</td></tr>
</table>

质量控制要点记录：

生产管理要点记录：

问题分析：

学习评价

根据每一小组成员在本学习过程中的表现，填写学习任务过程性考核记录表（见书后附表）。

岗位任务六　中药饮片的储存与养护

思维导图

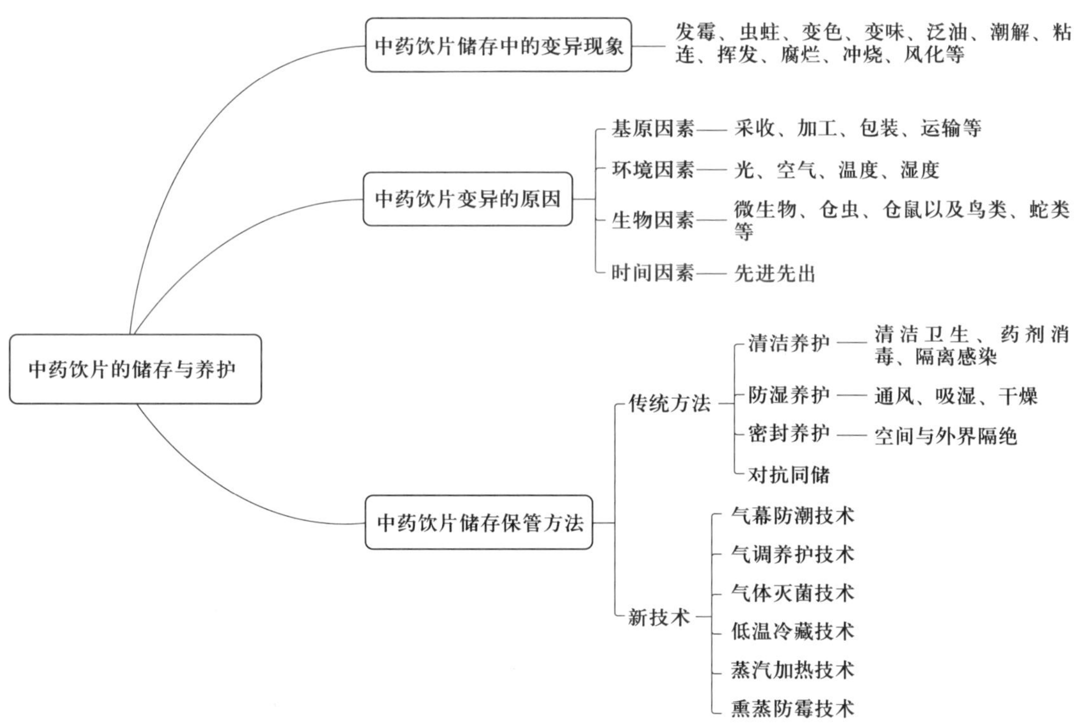

学习目标

知识目标

1. 掌握中药饮片储存过程中易出现的变异现象和产生变异现象的原因，中药饮片储存条件。

2. 熟悉中药饮片储存保管方法，储存保管过程中的注意事项。

3. 了解中药饮片储存与养护岗位职责、岗位标准操作规程、岗位质量控制要点和生产管理要点，工具和设备，中药饮片储存与养护操作的安全知识。

技能目标

1. 能根据中药饮片所含成分、含水量及质地等特性选择合适的储存保管方法。
2. 能进行中药饮片的储存与养护操作，并能够预判和排查基本的安全风险。
3. 能根据工作任务完成情况，规范撰写作业单。
4. 能将学到的理论知识和技能运用到中药饮片储存与养护操作的实际工作中，并能运用学到的理论知识和技能解决中药饮片储存与养护工作中遇到的实际问题。

素质目标

1. 树立高度的责任心和使命感。
2. 具备爱岗敬业的工匠精神、科学严谨的学习态度和创新意识。
3. 养成优良的劳动纪律观念、确保中药质量安全的职业素养。

【案例导入】

《药品管理法》规定，违法零售劣药的，没收销售药品和违法所得，并处 10 万元以上罚款。药店被处罚的原因大多由于保存药品不当，导致经营的中药饮片变质，继而被监管部门鉴别为劣药。因储存保管不当导致中药饮片变质的情况，在药店行业内屡见不鲜。

中药饮片的储存保管和中药饮片的炮制一样重要。从古到今无不重视中药的储存保管，明代陈嘉谟在《本草蒙筌》中就有这样的论述："凡药贮藏，宜常提防，阴干、曝干、烘干未尽去湿，则蛀蚀霉垢朽烂不免为殃，……见雨久者火频烘，遇晴明向日旋曝。粗糙旋架上，细腻贮坛中。"

讨论：

1. 根据日常生活常识，说说中药饮片储藏中容易发生什么变质现象。
2. 若日常生活中遇到中药饮片变质的情况，根据经验，说说你用于防止中药饮片发生变质的措施有哪些。

建议学时

2 学时

学习过程

一、阅读以下材料

中药饮片由于多切成不同类型和规格，增加了与空气的接触面积，吸湿与被污染的机会超过原药材。且切面组织的破坏与暴露，使油脂、糖分、黏液质、挥发油等成分易于外溢、挥发及氧化。特别是经过各种辅料炮制的中药饮片，情况更为复杂性，给中药饮片的储存带来了更多的困难。因此，中药饮片的生产计划应遵循按需安排的原则。

（一）中药饮片储存中的变异现象

1. 发霉

发霉是指中药饮片受潮后，在适宜的温度下造成霉菌的滋生繁殖，在中药饮片表面布满菌丝的现象。刚发霉时可见许多灰色毛状、线状，网状物或斑点，继而萌发成黄色或绿色的菌丝，这些霉菌逐渐分泌多种酵素，溶蚀饮片组织，使很多有机物分解，不仅可使饮片腐烂变质，而且有效成分也遭到破坏，最终导致不能药用。

2. 虫蛀

虫蛀是指中药饮片被害虫啮蚀的现象，是中药储存过程中危害最严重的变异现象。虫蛀一般也在夏季炎热、潮湿时发生。

3. 变色

变色是指中药饮片的固有颜色发生变化，或变为其他颜色，或失去原来的颜色。颜色的变化既可造成外观的混乱，也可造成药品质量下降。

4. 变味

变味指口味的变浓、变淡或失去，或变为其他味，如变苦、变涩、变酸、哈喇等；另外就是气味的散失。中药口味的改变多是由于泛油、泛糖、发霉、虫蛀等造成的。气味散失多数是含挥发油类中药饮片，储存不当，或风吹日晒，或储存温度过高，使挥发性成分逸出而造成气味变淡，进而失去。如荆芥、薄荷、香薷、白芷、冰片、当归等。

5. 泛油

泛油又称走油。是指含有挥发油、脂肪油的中药饮片，在一定温度、湿度的情况下，造成油脂外溢、质地返软、发黏、颜色变深并发出油败气味的现象。如苦杏仁、桃仁、柏子仁、郁李仁、炒莱菔子、炒酸枣仁等。出现泛油，说明药物的成分已经发生质变，一般不宜药用。

含脂肪油的饮片，由于水分多、温度高，同时在空气和日光的作用下，加之酶的催化作用，使油脂被水解为游离脂肪酸，从而透过细胞和组织，溢出表面，再进一步氧化分解，则出现酸败气味，俗称“哈喇”。

含糖类饮片也同样可出现类似泛油的现象，称为“泛糖”。如天冬、麦冬、玉竹、牛膝、黄精、熟地黄等。

6. 潮解

潮解是指某些盐类固体药物容易吸收潮湿空气中的水分，使其表面慢慢溶化成液体状态，如咸秋石、硇砂、大青盐、芒硝等。

7. 粘连

粘连是指某些熔点比较低的树脂类或动物胶类中药饮片，受潮、受热后容易粘结成块。如乳香、没药、阿魏、芦荟、儿茶、阿胶、鹿角胶、龟板胶等。

8. 挥发

挥发是指某些含挥发油的中药饮片，因受空气和温度的影响以及储存日久，使挥发油散失，失去油润，产生干枯或破裂的现象，如肉桂、沉香、厚朴等。

9. 腐烂

腐烂是指某些新鲜中药饮片，因受温度、空气及微生物的影响，引起发热，使微生物的繁殖和活动增加，导致饮片酸败、臭腐，如鲜芦根、鲜石斛、鲜白茅根、鲜石菖蒲等。

10. 冲烧

冲烧又叫自燃，指质地轻薄松散的植物类中药饮片，如红花、艾叶、甘松等，由于本身干燥不适度，或在包装码垛前吸潮，在紧实状态中细胞代谢产生的热量不能散发，当温度积聚到67 ℃以上时，热量便能从中心一下冲出垛外，轻者起烟，重者起火。柏子仁也容易产生自燃现象。

11. 风化

风化是指某些含有结晶水的矿物药，经风吹日晒或过分干燥而逐渐失去结晶水成为粉末的现象。由此也影响到药物的质量。如芒硝极易风化失水，成为风化硝。

（二）中药饮片变异的原因

中药饮片在储存过程中会发生很多变异现象，究其原因，主要有两个方面：一是饮片本身的性质，二是饮片储存的外界条件。两者缺一都不会发生变异。而饮片本身的性质是固有的，所以，影响饮片变异的原因主要是外部因素，归纳起来主要有基原因素、环境因素、生物因素、时间因素。

1. 基原因素

基原因素主要包括采收、加工、包装、运输等。特别是药材的采收过程不适时，会造成枯萎、干瘪，比较明显的表现是有效成分含量不够。

2. 环境因素

（1）光。光是一种电磁波，根据其波长又分为紫外线、可见光和红外线等。我们所说的影响饮片质量的主要是可见光。饮片经日光照射可发生光化反应，可使颜色渐褪或变色，使具有香气的中药饮片气味散失，使中药饮片氧化，变质加快，如含油脂类饮片的酸败等均与光照有关。

（2）空气。空气中的氧和臭氧对饮片的质变起着重要作用，会使含挥发油、脂肪油、糖类成分的饮片可发生氧化、分解、微生物滋生等，进而出现酸败、泛油、泛糖、发霉、虫蛀、变色、变味等异常现象。

（3）温度

温度是饮片储存过程中最为关键的因素之一，一般饮片成分在15～25 ℃时是比较稳定的，但随着温度的升高，其物理、化学及微生物变化均加速。

（4）湿度

空气中的湿度是随季节和晴雨、冷暖而改变的，也是影响饮片质量的一个重要因素。

3. 生物因素

生物因素主要包括微生物、仓虫、仓鼠以及鸟类、蛇类等，其中最主要的是微生物和仓虫。

4. 时间因素

时间因素是指饮片储存时间的长短，绝大多数饮片都会因长期储存而出现化学或物理上的陈化变异，带来不必要的损失。为了保证药品质量，必须遵循先进先出的原则。

（三）中药饮片储存保管方法

1. 清洁养护技术

清洁卫生是一切防治工作的基础。经验证明，通过重视仓库的清洁卫生工作，杜绝仓虫感染途径，恶化仓虫的生活条件，是防止仓虫侵入最基本和最有效的方法。其内容主要包括以下几个方面：

（1）清洁卫生。中药、仓库及其周围环境要清洁，产地或外地运来中药饮片包装等应严实、完整和清洁，仓库四周的杂草、砂砾、坑洼等应彻底清除，以防止仓虫真菌潜伏，库内应保持上下四周六面光，使仓虫无容身之地。

（2）药剂消毒。为预防中药受污染，对空仓、实仓及用品，可用药剂进行消毒。入库前应空仓消毒，用溴氰菊酯等消毒剂；也可定期进行实仓消毒，于库内四周、墙角、货垛底部喷射消毒药剂，但应避免直接喷到中药饮片或包装上。

（3）隔离感染。将虫蛀中药饮片隔离消毒，可防止蔓延。库内中药饮片应定期检查，凡查出的有虫害霉变的中药饮片，应严格与无虫霉中药饮片分离，不得混存。要在密闭库房内处理、消毒已染虫害真菌中药饮片、包装材料及用具，避免仓虫真菌传播入库。

2. 防湿养护技术

通过保管技术来改变库房的小气候，或利用自然吸湿物，如生石灰等在密封不严下吸湿养护，可起到抑制霉菌和仓虫活动的作用。常用的方法有通风、吸湿和防潮、干燥（干燥方法可参考任务四中药饮片的干燥方法）。

（1）通风技术。通风是利用空气自然流动的规律，使库内库外的空气进行交换，或利用机械设备使库房内外的空气得以循环，以达到调节和控制库内空气温湿度的目的。

（2）吸湿技术

1）吸湿剂技术。当库内的相对湿度较大（接近或超过70%）时，或中药饮片在储存中吸湿回潮，可利用吸湿剂来吸收水分，以保持库房中药饮片的干燥，防止饮片的霉变。一般常用的吸湿剂有生石灰、木炭、炉灰或草木灰、无水氯化钙和硅胶等。

2）机械吸潮技术。利用机械设备除去仓库环境中的水气，以降低相对湿度的一种除湿方法。它适用于各种潮湿仓库的吸湿降潮，特别是地下仓库、半地下仓库、洞库等。常用的机械设备有空气去湿机、电热去湿干燥器、垛底通风驱潮机。

3）光电调控吸潮技术。光电调控吸潮法是利用光电控制设备自动控制与调节库房温湿度，保持中药饮片干燥的方法。

3. 密封养护技术

密封法是在一定的范围内，对空气进行温湿度控制与调节，把这个范围的空间与外界隔绝起来，从而达到防止中药饮片霉变与虫蛀的传统方法。它是利用一些导热性能差、隔潮性能较好或具不透性的材料，把储存中药饮片尽可能封闭起来，防止储存环境的温湿度发生急剧变化，减弱外界的不良影响，以达到安全储存的目的。

（1）整库密封。整库密封分普通仓密封和气调库密封。普通仓密封，是将库房全部密封起来，适用于建筑条件较好的库房，如钢筋水泥结构的库房，将全部门窗边沿嵌入旧包装布夹棉条或绒条、胶皮等，将门板隙用防潮纸裱糊严密，使关闭时能达到严密不透湿气为标准。

（2）货架（柜、橱）密封。对于数量不大、比较贵重、怕潮易霉、易溶化、易生虫、收发频繁的零星饮片，可以储存于密封货架（柜、橱）中。

（3）堆垛密封。堆垛密封是用防潮隔热材料，将上下周围整垛的中药饮片密封起来。

（4）小件密封。用箱、桶、缸等容器对中药饮片进行密封，一般适用于体积不太大的易霉易生虫的中药饮片，如枸杞子、全蝎等。在包装完整，质量、水分正常的情况下密封后可有效地防霉防虫。

4. 对抗同储技术

对抗同储也称异性对抗驱虫养护，是利用不同品种的中药饮片所散发的特殊气味、吸潮化学成分或特有驱虫去霉化学成分的性质来防止另一种中药饮片发生虫、霉变质等现象的一种储存养护方法。简而言之，即利用不同性能的中药具有相互制约虫害的作用来进行中药饮片储存保管的一种养护方法。陈皮与高良姜交互层层存放，可免虫蛀。泽泻、山药、白术、天花粉、冬虫夏草易生虫，牡丹皮易变色，若各药分别与牡丹皮储存在一起，既可防生虫，又可防止牡丹皮变色。藏红花与冬虫夏草同储于低温干燥之处，可使冬虫夏草久储不坏。

芡实和薏苡仁含丰富的淀粉，在储存保管中极易遭虫害。如果适量加入用纸包好的生大蒜瓣（于纸包上刺一些小孔，使大蒜的气味得以挥发扩散），即可起到良好的防虫效果。此外，大蒜头与土鳖虫、斑蝥、全蝎、僵蚕等虫类饮片同储，也能使这些虫类饮片不易生虫。

细辛分别与人参、全蝎、海马等同储，花椒分别与鹿茸、蕲蛇、白花蛇、蛤蚧、全蝎、海马等同储，柏子仁与滑石、明矾同储，冰片与灯心草同储，硼砂与绿豆同储，胶类饮片与滑石粉或米糠同储，均能达到防止虫蛀、霉变或泛油的目的。

5. 储存保管新技术

中药饮片品种繁多，性质各异，加上目前包装材料简易，特别容易霉变虫蛀。传统的储存方法虽然能解决一定的问题，但远不能适应现代中药事业发展的需要。近年来，随着科学技术的发展，一些物理的、化学的方法不断在中药饮片储存保管中得到应用，使储存手段进一步科学化、合理化。

（1）气幕防潮技术。气幕又称气帘或气闸，是装在库房门上，配合自动门以防止库内冷空气排出库外，库外热空气侵库入内的装置，此技术可达到防潮目的。

（2）气调养护技术。气调养护是利用控制影响中药饮片变异的空气中的氧浓度，来进行中药饮片储存的一种有效方法。采用降氧、充氮气，或降氧、充二氧化碳的方法，人为地造成低氧或高浓度二氧化碳状态，达到杀虫、防虫、防霉抑霉以及防止泛油、变色、气味散失等目的。

（3）气体灭菌技术。气体灭菌主要是指环氧乙烷防霉技术和混合气体防霉技术。

（4）低温冷藏技术。低温冷藏是利用机械制冷设备产生冷气，使饮片储存在低温状态下，以抑制害虫、霉菌的发生，达到安全养护的目的。

（5）蒸汽加热技术。是利用蒸汽杀灭中药饮片中所含的霉菌、杂菌及害虫的方法。是一种简单、价廉和可靠的灭菌方法。

（6）熏蒸防霉技术。是使某些中药饮片挥发油挥发，熏蒸中药饮片，而达到抑菌和灭菌作用的方法。其特点是能迅速破坏霉菌的结构，使霉菌孢子脱落、分解，从而达到杀灭霉菌，并抑制其繁殖的目的，但中药饮片表面色泽、气味均无明显改变。多数中药饮片的挥发油有一定的抑菌和灭菌效果，其中以丁香挥发油的效果最佳。

二、填写工作单

选题 1：现有一批中药饮片需要储存，如山药、当归等，请根据中药饮片所含成分、含水量及质地等特性选择合适的储存保管方法，在实训室完成储存与养护操作，填写作业单中的表 3－14 中药饮片储存与养护操作工作单。

选题 2：现有一批中药饮片需要储存，如熟地黄、竹茹等，请根据中药饮片所含成分、含水量及质地等特性选择合适的储存保管方法，在生产车间完成储存与养护操作，填写作业单中的表 3－15 中药饮片储存与养护岗位生产工作单。

以小组为单位选取上述参考选题中的其中 1 题，阅读工作情景描述与相关资料，设计中药饮片储存与养护的计划，对储存与养护操作过程中用到的工具和设备进行认知，对储存与养护岗位的相关资讯进行学习，填写作业单中的表 3－14 中药饮片储存与养护操作工作单或表 3－15 中药饮片储存与养护岗位生产工作单。

三、工具设备的认知

扫二维码，可查阅部分中药饮片储存与养护的工具、设备的视图以及设备使用介绍，供开展选题 1、选题 2 的学习者学习参考。

四、岗位认知

扫二维码，可查阅中药饮片储存与养护岗位的职责和标准操作规程等资料，供开展选题 2 的学习者学习参考。

作业单

表 3－14　　**中药饮片储存与养护操作工作单**

姓　名		学　号		班　级	
组　号	第　　组	组　长		日　期	年　月　日
产品批号		生产日期			
操作要求	按《中药储存与养护岗位标准操作规程》操作				

续表

<table>
<tr><td colspan="3">中药饮片名称</td><td colspan="2"></td></tr>
<tr><td rowspan="15">关键环节</td><td rowspan="3">准备工作</td><td>入库单</td><td></td><td></td></tr>
<tr><td>储存方法</td><td></td><td></td></tr>
<tr><td>设施设备</td><td></td><td></td></tr>
<tr><td rowspan="2">入库验收</td><td>验收方法</td><td></td><td></td></tr>
<tr><td>操作要点</td><td></td><td></td></tr>
<tr><td rowspan="3">入库上架</td><td>盘点方法</td><td></td><td></td></tr>
<tr><td>堆码方法</td><td></td><td></td></tr>
<tr><td>操作要点</td><td></td><td></td></tr>
<tr><td rowspan="3">在库储存与养护</td><td>温度/℃</td><td></td><td></td></tr>
<tr><td>相对湿度/%</td><td></td><td></td></tr>
<tr><td>时长/d</td><td></td><td></td></tr>
<tr><td rowspan="4">质量检查</td><td>检查内容</td><td></td><td></td></tr>
<tr><td>方法</td><td></td><td></td></tr>
<tr><td>依据的标准</td><td></td><td></td></tr>
<tr><td>炮制品是否合格</td><td></td><td></td></tr>
<tr><td colspan="5">总结及问题分析</td></tr>
<tr><td colspan="5"></td></tr>
</table>

作业单

表 3－15　　中药饮片储存与养护岗位生产工作单

姓　名		学　号		班　级	
组　号	第　　组	组　长		日　期	年　月　日
执行标准		检查人		复核人	
主要养护方法					

续表

中药饮片名称	合格证	储存温度	储存湿度	注意事项	质量检查	备注
总结及问题分析						
质量控制要点记录： 生产管理要点记录： 问题分析：						

学习评价

根据每一小组成员在本学习过程中的表现，填写学习任务过程性考核记录表（见书后附表）。

项目学习总结评价　中药饮片的生产

学习目标

知识目标

1. 掌握中药饮片生产的工艺流程。
2. 熟悉中药材净制、软化，中药饮片切制、干燥与包装、储存和管理的操作要点。
3. 了解中药饮片生产安全知识。

技能目标

1. 能开展中药饮片生产计划的制订。
2. 能根据制订的生产计划进行中药饮片生产。

3. 能根据工作任务完成情况，规范撰写作业单。
4. 能对本次工作任务完成过程中存在的问题进行分析，提出今后改进的措施。

素质目标

1. 具有团队协作、沟通交流的能力。
2. 具备爱岗敬业的工匠精神、科学严谨的学习态度、一丝不苟的工作作风和创新意识。
3. 树立正确的规范意识、效率意识和安全意识。
4. 具备优良的劳动纪律观念、心理素质、职业道德和素养。

建议学时

4 学时

学习过程

一、阅读以下材料

中药种类较多，不同的中药往往以不同的药用部位入药，而不同药用部位的中药材大小、质地、所含杂质等特性具有较大区别，因此不同类型药用部位的中药材，加工成中药饮片的工艺路线有较大区别。中药饮片生产的一般工艺流程如图 3－12 所示。

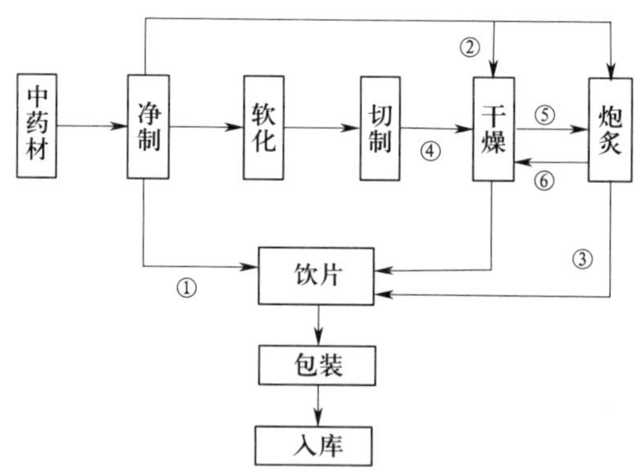

图 3－12　中药饮片生产的一般工艺流程

例如：工艺路线①适合对以生品入药的果实和种子类、花类、树脂、孢子以及少部分矿物类等中药材进行炮制；工艺路线②适合对以生品入药且用水净制处理过的中药材进行炮制；工艺路线③适合对需进一步炮制的果实和种子类、花类、树脂、孢子、矿物类等中药材进行炮制；工艺路线④适合对以生品入药的根及根茎类、茎类、全草类、叶类、皮类、菌核等且需进行切制操作的中药材进行炮制；工艺路线⑤适合对根及根茎类、茎类、全草类、叶类、皮类、菌核需要进一步炮制的中药材进行炮制；工艺路线⑥适合对炮制过程中不需要切制，但需要用水或液体辅料处理的中药材进行炮制。值得注意的是，每一条中药饮片生产的工艺路线并不是一成不变的，在生产过程中，需要根据中药材的大小、质地、所含杂质及炮制方法等选择合适的工艺路径生产。

二、制订中药饮片生产计划

以小组为单位，根据教师提供的中药材，如党参、当归、山楂等，综合运用任务一至任务六中所学的知识和技能进行相关中药饮片生产计划的制订和设计，填写作业单中的表3-16中药饮片生产工作单。需特别注意的是，中药材类型不同，其中药饮片生产的工艺流程会不同，表3-16中药饮片生产工作单适合对以生品入药，不需要进一步进行炮制处理的根及根茎类等中药饮片的生产。

三、生产计划的展示、交流

以小组为单位，运用PPT演示文稿、纸质打印图样等形式，向全班同学展示、汇报生产计划制订成果，重点汇报生产工艺流程、每一个重点操作环节的操作要点和生产需要用到的工具和设备等内容。展示中，其余小组对汇报小组所展示的内容进行评价。汇报小组根据其他小组的评价意见对本设计进行归纳与总结。

四、中药饮片生产

以小组为单位，按照制订的生产计划实施相关中药饮片的生产，通过成品质量回顾、总结和分析工作过程中存在的问题和不足，提出今后改进的措施。

1. 总结相关中药饮片生产过程中遇到的困难和问题，列举你值得分享的工作经验。

2. 回顾本次学习任务的工作过程，对开展中药饮片生产所需的知识和技能进行归纳与整理，写一篇字数不少于600字的工作总结。总结中重点关注以下问题：

（1）你对自己的中药饮片生产计划的制订和设计的结果满意吗？如果满意，是因为进行过多种方案的比较和优化吗？你认为本方案的优势表现在哪些方面？如果不满意，是因为时间不足还是缺乏交流或者是无从判断？

（2）本次工作任务中，相关中药饮片的生产涉及中药材的净制、软化，中药饮片切制、干燥、包装、储存和管理等方面的内容。你对这些内容的掌握程度如何？对于未接触过的内容，你是否已经和别人进行过交流探讨？

（3）通过展示交流，你觉得你制订的生产计划在哪些方面比别人的更有优势？哪些方面还考虑得不够周全？你是否愿意就你制订的方案优势与别人进行交流？你是否认同别人制订的生产计划？

（4）你是否一直按计划进行学习？是否已经达到项目三中药饮片生产技术的预期学习目标？如果没有，你觉得问题出在哪些方面？你准备如何调整计划和目标？

学习评价

根据实事求是的原则，在教师的指导下按照自我评价、小组评价和教师评价3种方式对本小组成员在学习任务完成过程中的表现进行综合评价，填写学习评价表3-17中药饮片生产学习任务综合评价表。

教师评价包括设计成果的优点、存在的问题及改进措施的点评，对完成工作任务过程中亮点与不足的点评。

作业单

表 3－16 中药饮片生产工作单

姓　名		学　号		班　级	
组　号	第　　组	组　长		日　期	年　月　日
中药材名称					
绘制相关中药饮片生产的工艺流程图					

所需的设备和工具			
生产关键环节	净制	目的	
		称量/g 或 kg	
		方法	
		工具或设备	
		操作要点	
		净度/%	
	软化	方法	
		操作要点	
		软化程度判断方法	
		软化程度判断标准	
	切制	方法	
		工具或设备	
		方式（横切、直切或斜切）	
		饮片类型	
		饮片规格	
		操作要点	

续表

生产关键环节	干燥	方法	
		温度	
		装量	
		时间	
	成品检验	性状	
		方法	
		含水量	
		质量不合格的不良现象	
	包装、储存	器具	
		注意事项	
	清场	操作要点	
操作时长/min			

作业单

中药饮片生产工作总结

表 3-17　　中药饮片生产学习任务综合评价表

姓　名						学　号						班　级					
组　号		第　组				组　长						日　期		年　月　日			
生产计划制订						生产计划展示、交流						生产实施、结果检查					
30 分		分值	自评	互评	教师评价	30 分		分值	自评	互评	教师评价	40 分		分值	自评	互评	教师评价
资讯	信息采集	2				展示交流	计划描述	4				生产过程	准备工作	2			
	技术分析	2											工具、设备使用	2			
	标准规范	2					计划展示	4					净　制	4			
计划决策	计划合理	2											软　化	4			
	成本意识	2					效果处理	4					切　制	4			
	方案特色	2											干　燥	4			
	规划分工	2					交流沟通	4					包　装	3			
实施过程	工作态度	2											储　存	3			
	协作精神	2					问题反馈	4					清　场	2			
	技术能力	2										结果检查	意外事件（未发生计满分，已发生计0分）	2			
	工作质量	2					规划分工	3									
	安全规范	2															
	团队意识	2					接受批评	3					成品质量	10			
结果检查	工作有序	1															
	复杂程度	1					提出建议	4									
	完成情况	1				加分											
	质量情况	1															
合　计						合　计						合　计					
自评、互评、教师评价平均值						自评、互评、教师评价平均值						自评、互评、教师评价平均值					
总计：																	
指导教师签字：																	

项目四

中药饮片粉碎、过筛和混合

中药饮片粉碎、过筛和混合是中药制药工作中的重要环节之一，中药提取物与中成药制备的原料中药饮片一般都需要经过粉碎、过筛和混合，其主要的目的是在操作过程中最大限度地获得中药饮片中的有效成分，提高中药提取物或中成药治疗疾病的疗效。

岗位任务一　粉碎操作

思维导图

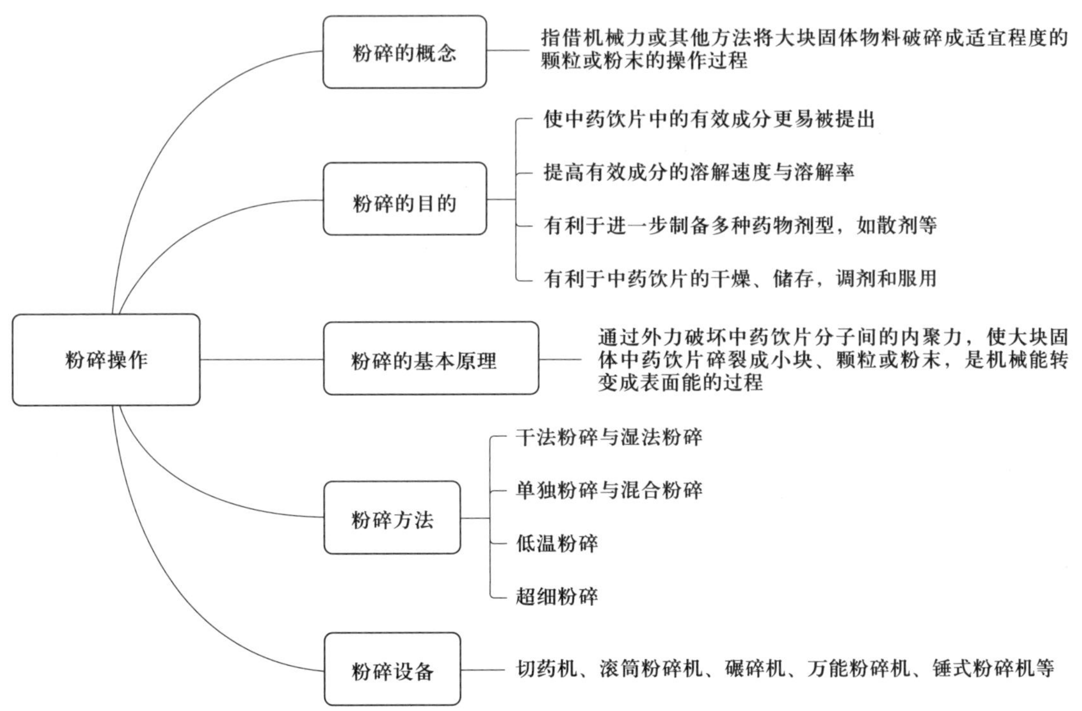

学习目标

知识目标

1. 掌握粉碎的概念、中药饮片粉碎的目的和方法。

2. 熟悉中药粉碎的原理、中药饮片粉碎的操作要点。

3. 了解中药饮片粉碎岗位职责、岗位标准操作规程、岗位质量控制要点和生产管理要点，设备结构、工作原理、标准操作规程、清洁与消毒标准操作规程、维护保养标准操作规程，中药饮片粉碎操作的安全知识。

技能目标

1. 能根据中药饮片的性质与应用正确选择合适的粉碎方法和设备，对中药饮片进行粉碎操作。

2. 能根据中药饮片的粉碎粒度情况判断药粉的合格情况。

3. 能正确使用和保养粉碎设备。

4. 能根据SOP进行安全生产操作，尤其是粉碎毒性、刺激性药物更需注意安全防护，并能够预判和排查基本的安全风险。

5. 能根据工作任务完成情况，规范撰写作业单。

6. 能将学到的理论知识和技能运用到中药饮片粉碎操作的实际工作中，并能解决中药饮片粉碎工作中遇到的实际问题。

素质目标

1. 具有团队协作、沟通互助的能力。

2. 具备勤奋好学、艰苦奋斗、实干创新的精神。

3. 培养严谨的科学态度和自主学习的能力。

4. 培养正确的规范意识、效率意识和安全意识。

5. 具备良好的文化素养、心理素质和职业操守。

【案例导入】

灵芝孢子为多孔真菌赤芝［*Ganoderma lucidum*(Leyss. ex Franch.) Karst.］的干燥成熟孢子。性平、味甘、微苦。具有补气安神，健脾益肺的功能。用于虚劳体弱，失眠多梦，咳嗽气喘。现代医学研究表明，灵芝孢子粉具有增强免疫调节、抑制肿瘤生长、抗疲劳、改善睡眠、延缓衰老等药理作用。在临床上主要用于抗肿瘤、抗心血管系统疾病等。灵芝孢子具有坚硬外壳——细胞壁，由几丁质、树脂和纤维等成分组成，具有抗压、耐酸和不易酶解等特性，不利于孢子有效成分的释放，往往人体还来不及吸收就排出体外，从而造成浪费。

讨论：

1. 结合日常生活的常识和经验，你认为通过什么方法才能使灵芝孢子粉被人体充分吸收？

2. 查阅文献资料，说说灵芝孢子粉破壁与不破壁的用法用量分别是什么？

建议学时

2 学时

学习过程

一、阅读以下材料

（一）粉碎的概念

粉碎是指借机械力或其他方法将大块固体物料破碎成适宜程度的颗粒或粉末的操作过程。中药绝大多数是以植物、动物和矿物的药用部位为原药材，中药材入药前一般先加工成饮片，进行提取前，往往需根据饮片、溶剂的特点和生产工艺的要求等粉碎成不同粒度的粉末，以供提取之用。因此粉碎是中药提取物生产的基本单元操作之一。

需要注意的是有些中药饮片可直接进行提取，而不需要进行粉碎，比如质地松泡的，片型较小的，含淀粉、果胶、黏液质等较多的饮片等。原因是质地松泡和片型较小的饮片提取时易将其成分提取出来，不粉碎可降低成本，同时还可减少无效成分的溶出量；含淀粉、果胶和黏液质等较多的饮片粉碎后加热提取易糊化，会给后续操作比如过滤带来困难。因此，中药饮片提取之前是否进行粉碎，需要根据饮片的质地、所含成分等方面进行确定。

中药饮片粉碎工艺流程如图 4－1 所示。

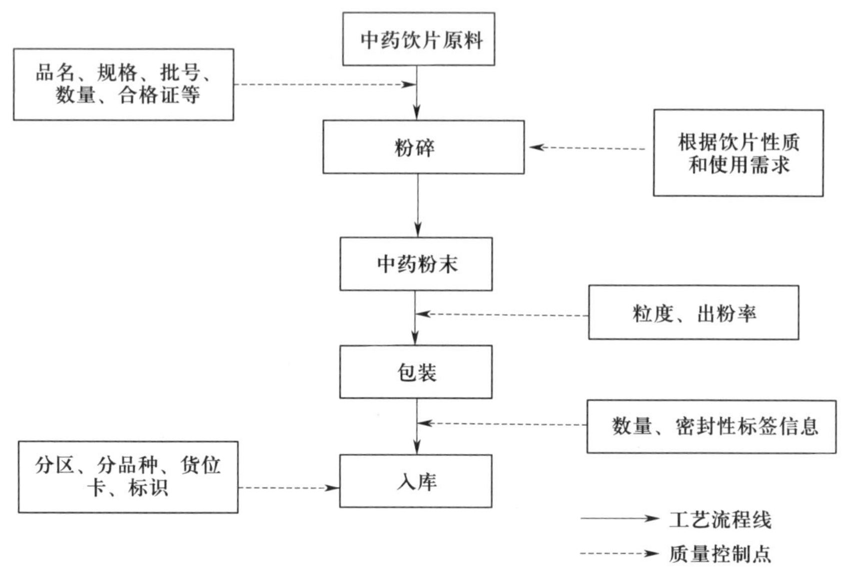

图 4－1　中药饮片粉碎工艺流程

（二）粉碎的目的和基本原理

1. 粉碎的目的

（1）使中药饮片中的有效成分更易被提出。多数中药饮片是植物或动物性药物，这些药物的细胞组织很紧密，细胞壁也很厚，溶剂不易渗透和扩散，有效成分很难被提出来。中药饮片粉碎后破坏了细胞壁，有利于有效成分的提出。

（2）提高有效成分的溶解速度。中药饮片粉碎后，药物表面积的急剧增加可以提高有效成分的溶解速度，从而提高中药饮片中的有效成分的收率。

（3）有利于进一步制备多种药物剂型，如散剂等。

（4）有利于中药饮片的干燥、储存，调剂和服用。

2. 粉碎的基本原理

物质的形成依赖于其内部存在的分子间的内聚力，内聚力的不同使各种物质显示出不同的硬度和物理特性。中药饮片的粉碎过程是通过施加压力，部分地破坏中药饮片分子间的内聚力，使大块固体中药饮片碎裂成小块、颗粒或粉末，在这个过程中，由于中药饮片粉末表面积增大，根据能量守恒定律，外力做功的能量转化成表面能。因此，中药饮片粉碎的基本过程就是外力破坏中药饮片分子间的内聚力，机械能转变成表面能的过程。

粉碎时，物料受外力的作用产生应力，当应力超过物料本身分子间内聚力时即可引起物料的粉碎。一般情况下，外力主要作用在物料的突出部位，产生很大的局部应力，局部温度升高，产生局部膨胀，物料出现小裂纹。随着外力不断地施加，在裂纹处产生应力集中，裂纹迅速伸长和扩散，使物料破碎。如果物料内部存在结构上的缺陷、裂纹，则受力时在缺陷、裂纹处产生应力集中，使物料首先沿这些脆弱面破碎。

为使机械能尽可能有效地用于粉碎过程，应及时将已达到细度要求的粉末分离移去，使粗粒有充分的机会接受机械能，这种粉碎方法称为自由粉碎。反之，若细粉始终保留在粉碎系统中，不仅在粗粒中起缓冲作用，而且消耗大量机械能，称为缓冲粉碎，这种粉碎同时也产生了大量不需要的过细粉末。因此，在粉碎操作中，必须随时分离细粉。在粉碎机内安装药筛或利用空气将细粉吹出，均是为了使自由粉碎得以顺利进行。

（三）粉碎方法

根据中药饮片的性质、使用要求及粉碎设备的性能，粉碎有以下几种不同的方法：

1. 干法粉碎与湿法粉碎

（1）干法粉碎。干法粉碎是指将物料经过适当的干燥处理，使物料中的水分含量降低至一定限度（一般少于5%）再进行粉碎的方法。中药饮片一般均采用干法粉碎。

（2）湿法粉碎。湿法粉碎是指在药物中加入适量液体进行研磨粉碎的方法，又称加液研磨。液体的选用以药物遇湿不膨胀、与药物不起化学变化、不影响药效为原则，通常选用水或乙醇。湿法粉碎是由于液体小分子容易通过药物的裂隙渗入到其内部，从而减少药物内部分子间的内聚力而利于粉碎；对于毒性、刺激性强的药物，可以避免药物粉尘飞扬和粉碎过程中粒子的凝聚，减少药物的损失，有利于环保和劳动保护。

粉碎冰片、薄荷脑时通常加入少量的乙醇或水；粉碎麝香时常加入少量水，俗称“打潮”，特别是研磨到剩下的麝香渣时，“打潮”就更有必要。对于冰片和麝香的湿法粉碎有个原则，即“轻研冰片，重研麝香”。

对朱砂、珍珠、炉甘石等采用“水飞法”粉碎，即利用粗细粉末在水中悬浮性的不同，将不溶于水的药物反复研磨制备所需粒度粉末的粉碎方法。“水飞法”的操作方法是将药物粉碎成粗颗粒，除去杂质，放入研钵或球磨机等研磨机械中，加适量水后研磨。研磨过程中当有粉碎成细粉的药物漂浮在水面或悬浮在水中时，倾出混悬液，将剩下的药物再加水反复研磨，重复操作直至全部研细为止，合并研得的混悬液，经过滤、干燥、研散、过筛，即得极细粉。

2. 单独粉碎与混合粉碎

（1）单独粉碎。单独粉碎是指将一味中药饮片单独进行粉碎的方法。这种粉碎方法既可以按需要粉碎饮片的性质选择较为合适的粉碎机械，又可以避免粉碎时因不同饮片损耗不同而引起含量不准确的现象出现。通常需要单独粉碎的饮片有：贵重细料（如牛黄、人参、麝香等，主要目的是避免损失），毒性或刺激性饮片（如马钱子、蟾酥、斑蝥、轻粉等，主要目的是避免损失和对其他饮片的污染，利于劳动保护），氧化或还原性强药物（如硫黄、雄黄、火硝等，主要目的是避免混合粉碎发生爆炸），质地坚硬、不便与其他饮片混合粉碎的中药（如磁石、赭石等）。

（2）混合粉碎。混合粉碎是指将中药复方中某些性质和硬度相似的饮片全部或部分混合在一起进行粉碎的方法。由于一种物料适度地掺入到另一种物料中，分子间内聚力减少，表面能降低，粉末不易重新聚结，并且粉碎与混合操作同时进行，因此，混合粉碎可以提高生产效率。此外，混合粉碎还可以适当降低含有大量糖分、树脂、树胶、黏液质等黏性饮片，含有大量油脂性成分的种子类饮片及动物皮、肉、筋、骨等饮片单独粉碎的难度。根据药物的性质和粉碎方式的不同，特殊的混合粉碎方法包括：

1）串料粉碎。先将处方中其他中药粉碎成粗粉，再将含有大量糖分、树脂、树胶、黏液质的中药陆续掺入，逐步粉碎成所需粒度。需要串料粉碎的中药有乳香、没药、熟地黄、黄精、麦冬、枸杞子、山萸肉等。

2）串油粉碎。先将处方中其他中药粉碎成粗粉，再将含有大量油脂性成分的中药陆续掺入，逐步粉碎成所需粒度，或将油脂类中药研成糊状再与其他药物粗粉混合粉碎成所需粒度。需串油粉碎的中药主要是种子类药物，如桃仁、苦杏仁、酸枣仁、紫苏子等。

3）蒸罐粉碎。先将处方中其他中药粉碎成粗粉，再将用适当方法蒸制过的动物类或其他中药陆续掺入，经干燥，再粉碎成所需粒度。需蒸罐粉碎的中药主要是动物的皮、肉、筋、骨及部分需蒸制的植物药，如乌鸡、鹿胎、制何首乌、酒黄芩、熟地黄、红参等。

3. 低温粉碎

低温粉碎是指将药物冷却后或在低温条件下进行粉碎的方法。低温粉碎是利用药物在低温下脆性增强的特性，使药物易于粉碎。采用低温粉碎，不但可以获得粒度较细的产品，较好地保留药物的挥发性成分，还可以降低粉碎机械的能量消耗。低温粉碎多用于具有热塑性、强韧性、热敏性、挥发性及熔点低的药物。

低温粉碎一般有 4 种方法：①物料先行冷却或在低温条件下，迅速通过高速撞击或粉碎机粉碎；②粉碎机的外壳通入低温冷却水，在循环冷却下进行粉碎；③待粉碎的物料与干冰或液氮混合再进行粉碎；④组合运用上述冷却方法进行粉碎。

4. 超细粉碎

超细粉碎，又称超微粉碎，是指采用适当的技术和方法将饮片粉碎成 10 μm 以下粉末的粉碎技术，通过对饮片的冲击、碰撞、剪切、研磨、分散等手段而实现。超细粉碎具有速度快、时间短、粒径细、分布均匀、节省原料等特点，可增加饮片利用率，提高疗效，同时也为剂型改革创造了条件。

超细粉碎的关键是方法和设备，以及粉碎后的粉体分级。在制备过程中除控制粉体的粒径大小外，还要控制粒径的分布，尽可能使粉体的粒径分布在较窄的范围内。

（四）粉碎设备

粉碎设备一般是根据不同的粉碎方法设计的。因为各种饮片的物性差很大，所以要使用不同的机械设备和进行不同的操作。常用的粉碎设备有切药机、滚筒粉碎机、碾碎机、万能粉碎机、锤式粉碎机等。

二、填写工作单

选题 1：现有一批根、茎类的中药饮片需要粉碎，如大黄、白芷等，根据中药饮片的类型、性质和应用，采用合适的粉碎方法和设备在实训室完成该批中药饮片的粉碎操作，并判断粉碎后的中药饮片是否达标，填写作业单中的表 4－1 中药饮片粉碎操作工作单。

选题 2：现有一批贵重中药饮片需要超细粉碎，如三七、西洋参等，根据中药饮片的类型、性质和应用，采用合适的粉碎方法和设备在生产车间完成该批中药饮片的粉碎操作，并判断粉碎后的中药粉末是否达标，填写作业单中的表 4－2 中药饮片粉碎岗位生产工作单。

以小组为单位选取上述参考选题中的其中 1 题，阅读工作情景描述与相关资料，设计中药饮片粉碎操作的计划，对粉碎操作过程中用到的工具和设备进行认知，对粉碎岗位的相关资讯进行学习，填写作业单中的表 4－1 中药饮片粉碎操作工作单或表 4－2 中药饮片粉碎岗位生产工作单。

三、工具设备的认知

扫二维码，可查阅部分粉碎工具和设备的视图以及设备使用介绍，供开展选题 1、选题 2 的学习者学习参考。

四、岗位认知

扫二维码，可查阅中药饮片粉碎岗位的职责和标准操作规程等资料，供开展选题 2 的学习者学习参考。

作业单

表 4 - 1　　中药饮片粉碎操作工作单

<table>
<tr><td>姓 名</td><td colspan="2"></td><td>学 号</td><td colspan="2"></td><td>班 级</td><td></td></tr>
<tr><td>组 号</td><td colspan="2">第 组</td><td>组 长</td><td colspan="2"></td><td>日 期</td><td>年 月 日</td></tr>
<tr><td colspan="2">中药饮片名称</td><td colspan="6"></td></tr>
<tr><td colspan="2">粉碎目的</td><td colspan="6"></td></tr>
<tr><td rowspan="13">关键环节</td><td rowspan="2">准备工作</td><td colspan="2">粉碎工具</td><td colspan="4"></td></tr>
<tr><td colspan="2">粉碎方法</td><td colspan="4"></td></tr>
<tr><td colspan="3">称 量</td><td colspan="4"></td></tr>
<tr><td colspan="3">使用工具</td><td colspan="4"></td></tr>
<tr><td rowspan="8">质量检查</td><td rowspan="2">出粉率</td><td>粉碎前质量/g</td><td></td><td colspan="3">出粉率计算结果/%</td></tr>
<tr><td>粉碎后质量/g</td><td></td><td colspan="3">出粉率/%
=（粉碎后物料得量/粉碎前物料总量）×100%
=</td></tr>
<tr><td rowspan="6">粒度</td><td>执行标准</td><td colspan="4"></td></tr>
<tr><td>粒度名称</td><td colspan="4"></td></tr>
<tr><td>药粉能全部通过的药筛号</td><td></td><td>通过量/g</td><td colspan="2"></td></tr>
<tr><td rowspan="2">药粉只能部分通过的药筛号</td><td rowspan="2"></td><td>通过的量/g</td><td colspan="2"></td></tr>
<tr><td>通过的比例/%</td><td colspan="2"></td></tr>
<tr><td colspan="3">该批中药饮片粉碎粒度是否符合要求</td><td colspan="2"></td></tr>
<tr><td colspan="2">清 场</td><td colspan="5"></td></tr>
<tr><td colspan="3">操作时长/min</td><td colspan="5"></td></tr>
<tr><td colspan="8">总结及问题分析</td></tr>
</table>

作业单

表 4-2　　中药饮片粉碎岗位生产工作单

姓　名		学　号		班　级			
组　号	第　　组	组　长		日　期	年　月　日		
执行标准		检查人		复核人			
设备名称和型号							
清洁、清场合格标志		设备容器具清洁完好		计量器具符合要求			
中药饮片名称	合格证	包装整洁	操作前数量/kg	操作后数量/kg	出粉率/%	该批中药饮片粉碎粒度是否符合要求	操作时长/h
总结及问题分析							

质量控制要点记录：

生产管理要点记录：

问题分析：

学习评价

根据每一小组成员在本学习过程中的表现，填写学习任务过程性考核记录表（见书后附表）。

岗位任务二　过筛操作

思维导图

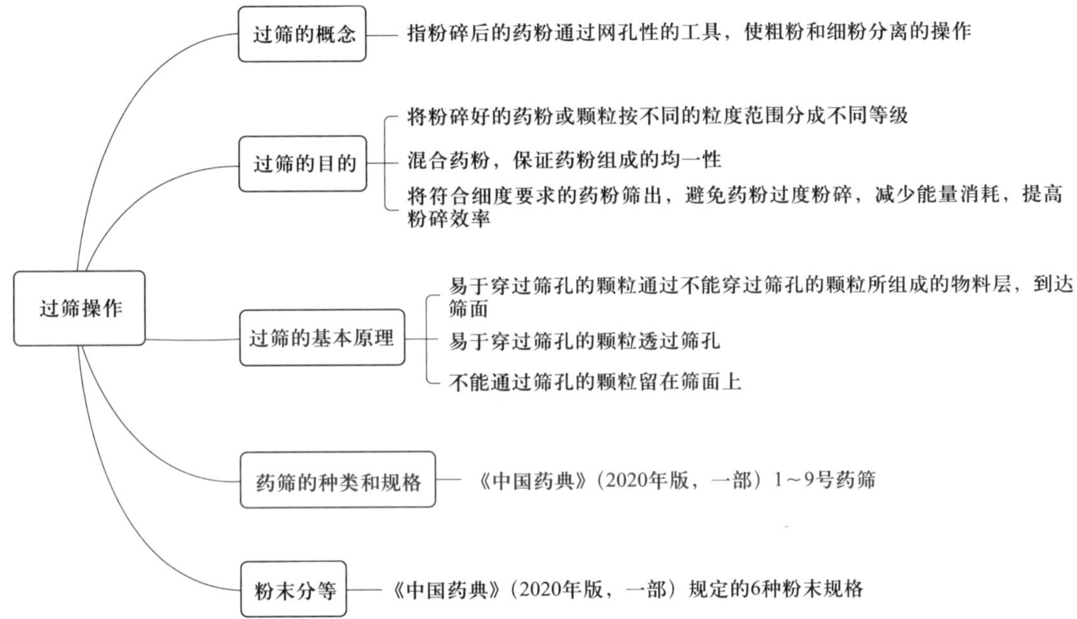

学习目标

知识目标

1. 掌握过筛的目的、药筛的规格和粉末的分等。

2. 熟悉过筛的概念、过筛的基本原理。

3. 了解过筛岗位职责、岗位标准操作规程、岗位质量控制要点和生产管理要点，设备结构、工作原理、标准操作规程、清洁与消毒标准操作规程、维护保养标准操作规程，过筛操作的安全知识。

技能目标

1. 能根据中药饮片粉末的分等要求正确选择合适药筛种类与规格对中药饮片粉末进行过筛操作。

2. 能根据中药饮片粉末分等标准判断中药饮片粉末过筛的合格情况。

3. 能正确使用和保养过筛设备。

4. 能根据SOP进行安全生产操作，尤其是过筛毒性、刺激性药物更需注意安全防护，并能够预判和排查基本的安全风险。

5. 能根据工作任务完成情况，规范撰写作业单。

6. 能将学到的理论知识和技能运用到中药饮片粉末过筛操作的实际工作中，并能解决中药饮片粉末过筛工作中遇到的实际问题。

素质目标

1. 具有团队协作、总结归纳的能力。

2. 具备精益求精的工匠精神、科学严谨的实践能力和创新能力。

3. 培养自主学习和解决难题能力。

4. 树立正确的规范意识、效率意识和安全意识。

5. 具备优良的敬业奉献精神、良好的心理素质、职业道德和素养。

【案例导入】

三七最早收载于《神农本草经》，在中国使用历史悠久，药用价值非常高。三七为五加科植物三七［*Panax notoginseng*(Burk) F. H. Chen］的干燥根和根茎。性甘、微苦，温。具有散瘀止血，消肿定痛功能，用于咯血、吐血、衄血、便血、崩漏、外伤出血、胸腹刺痛、跌扑肿痛。在临床上主要用于改善微循环、预防和治疗心脑血管疾病，抗肿瘤，保肝抗炎，延缓衰老等。随着人们生活质量的提高，三七粉的使用频率也在不断提高，通过不同粒度三七粉的体外溶出试验研究表明，三七细粉、粗粉和颗粒在 45 min 时溶出物的含量和三七总皂苷的溶出量不同。

讨论：

1. 根据日常生活中的经验，说明三七细粉、粗粉和颗粒在 45 min 时溶出物的含量和三七总皂苷的溶出量哪个规格最大。

2. 结合所学的知识，分析细粉、粗粉和颗粒溶出物的含量和三七总皂苷的溶出量不同是什么原因。

建议学时

2 学时

学习过程

一、阅读以下材料

（一）过筛的概念

过筛是固体粉末分离的技术，是指粉碎后的药粉通过网孔性的工具，使粗粉和细粉分离的操作。过筛的工艺流程如图 4－2 所示。

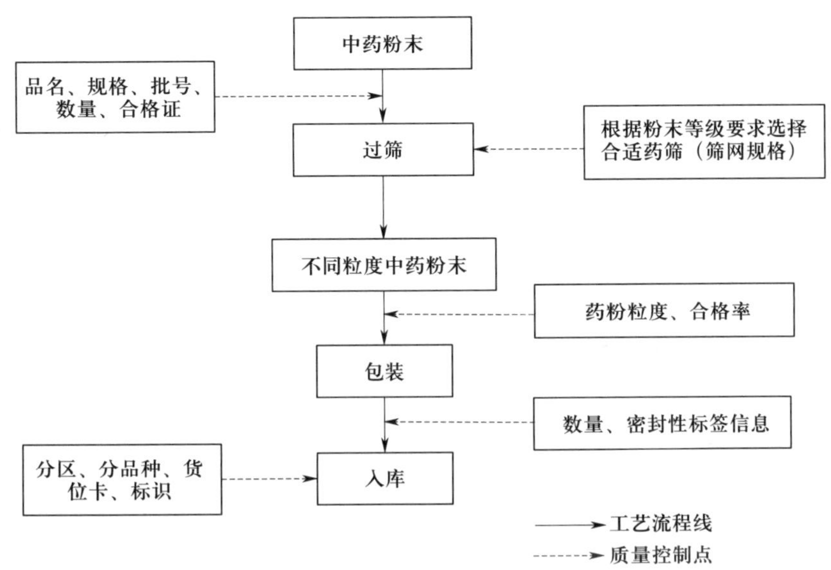

图 4－2　过筛的工艺流程

（二）过筛的目的和基本原理

1. 过筛的目的

（1）将粉碎好的药粉或颗粒按不同的粒度范围分成不同等级，以满足不同的需要，如根据提取方法不同选择粉碎成不同粒度等级的药粉。

（2）对药粉起混合作用，从而保证组成的均一性，如中药复方中药饮片的粉碎。

（3）及时将符合细度要求的药粉筛出，可以避免过度粉碎，减少能量消耗，提高粉碎效率。

2. 过筛的基本原理

把粉碎过的中药饮片物料看作松散物料，其过筛原理可按过筛过程来理解，由以下 3 个阶段组成：

（1）易于穿过筛孔的颗粒通过不能穿过筛孔的颗粒所组成的物料层，到达筛面。

（2）易于穿过筛孔的颗粒透过筛孔。

（3）不能通过筛孔的颗粒留在筛面上。

（三）药筛与粉末分等

1. 药筛

药筛是指符合《中国药典》规定的药用筛。在实际生产中，也常使用工业用筛，这类筛的选用，应与药筛标准相近，且不影响过筛物料的质量。药筛可分为编织筛与冲眼筛两种。编织筛的筛网由铜丝、铁丝（包括镀锌铁丝）、不锈钢丝、尼龙丝、绢丝编织而成，也有采用马鬃或竹丝编织的。编织筛在使用时筛线易于移位，故常将金属筛线交叉处压扁固定。编织筛具有制作容易、规格齐全、应用面广的优点，但编织筛的孔径在使用不当或使用时间较长后容易因筛线的移动而使其大小发生变化，影响过筛的效果。编织筛适用于粗、细粉的筛分。冲眼筛系在金属板上冲压出圆形或多角形的筛孔，其筛孔坚固，孔径不易变动，但孔径不能太细，常用于高速粉碎过筛联动的机械上。

我国制药工业用筛的标准是泰勒标准和《中国药典》标准。习惯以目数表示筛号，即以每英寸（2.54 cm）长度上的筛孔数目表示，如100目筛即每英寸上有100个孔，能通过100目筛的粉末称为100目粉，目数越大，粉末越细。《中国药典》（2020年版，一部）"凡例"中所陈列的药筛，选用国家标准的R40/3系列，共规定了9种筛号，一号筛的筛孔内径最大，依次减小，九号筛的筛孔内径最小。具体规定见表4－3。

表4－3　《中国药典》（2020年版，一部）筛号、筛目、筛孔内径对照表

筛号	筛目（孔/2.54 cm）	筛孔内径/μm
一号筛	10	2000 ±70
二号筛	24	850 ±29
三号筛	50	355 ±13
四号筛	65	250 ±9.9
五号筛	80	180 ±7.6
六号筛	100	150 ±6.6
七号筛	120	125 ±5.8
八号筛	150	90 ±4.6
九号筛	200	75 ±4.1

2. 粉末分等

粉碎后的药粉必须经过筛选才能得到粒度比较均匀的粉末，以适应中药提取生产需要。筛选方法是以适当筛号的药筛过筛。过筛的粉末包括所有能通过该药筛筛孔的粉粒。如通过一号筛的粉末，并不都是近于2 mm直径的粉粒，包括所有能通过二～九号筛甚至更细的粉粒在内。富含纤维的中药在粉碎后，有的粉粒呈棒状，其直径小于筛孔，而长度则超过筛孔直径，过筛时，这类粉粒也能直立地通过筛网，存在于过筛的粉末中。为了控制粉末的均匀度，《中国药典》（2020年版，一部）规定了6种粉末规格，见表4－4。

表4－4　粉末的分等标准

等级	分等标准
最粗粉	能全部通过一号筛，但混有能通过三号筛不超过20%的粉末
粗粉	能全部通过二号筛，但混有能通过四号筛不超过40%的粉末
中粉	能全部通过四号筛，但混有能通过五号筛不超过60%的粉末
细粉	能全部通过五号筛，并含能通过六号筛不少于95%的粉末
最细粉	能全部通过六号筛，并含能通过七号筛不少于95%的粉末
极细粉	能全部通过八号筛，并含能通过九号筛不少于95%的粉末

（四）过筛设备

常用的过筛设备有编织筛和冲眼筛两种。

二、填写工作单

选题 1：现有一批中药粉末需要过筛，得到黄连粗粉、白术最粗粉，根据中药粉末的性质和粒度需求使用合适筛网规格的药筛在实训室完成该批药粉的过筛操作，并判断过筛后的中药粉末分等是否达标，填写作业单中的表 4－5 中药粉末过筛操作工作单。

选题 2：现有大量中药粉末需要过筛，得到人参细粉、三七中粉，根据中药粉末的性质和粒度需求使用合适筛网规格的设备在生产车间完成该批中药粉末的过筛操作，并判断过筛后的中药粉末是否达标，填写作业单中的表 4－6 中药粉末过筛岗位生产工作单。

以小组为单位选取上述参考选题中的 1 题，阅读工作情景描述与相关资料，设计中药粉末过筛操作的计划，对过筛操作过程中用到的工具和设备进行认知，对过筛岗位的相关资讯进行学习，填写作业单中的表 4－5 中药粉末过筛操作工作单或表 4－6 中药粉末过筛岗位生产工作单。

三、工具设备的认知

扫二维码，可查阅部分过筛工具和设备的视图以及设备使用介绍，供开展选题 1、选题 2 的学习者学习参考。

四、岗位认知

扫二维码，可查阅中药粉末过筛岗位的职责和标准操作规程等资料，供开展选题 2 的学习者学习参考。

作业单

表 4－5　　中药粉末过筛操作工作单

<table>
<tr><td>姓　名</td><td></td><td>学　号</td><td></td><td>班　级</td><td></td></tr>
<tr><td>组　号</td><td>第　　组</td><td>组　长</td><td></td><td>日　期</td><td>年　月　日</td></tr>
<tr><td>中药粉末名称及规格</td><td colspan="5"></td></tr>
<tr><td>过筛目的</td><td colspan="5"></td></tr>
<tr><td rowspan="8">关键环节</td><td rowspan="2">准备工作</td><td>过筛工具、规格</td><td colspan="3"></td></tr>
<tr><td>过筛要求</td><td colspan="3"></td></tr>
<tr><td colspan="2">称　量</td><td colspan="3"></td></tr>
<tr><td colspan="2">使用工具（操作要点）</td><td colspan="3"></td></tr>
<tr><td rowspan="2">合格率</td><td>过筛前粉末质量/g</td><td></td><td>合格率计算结果/%</td><td>该批中药粉末规格是否符合要求</td></tr>
<tr><td>过筛后合格粉末质量/g</td><td></td><td></td><td></td></tr>
<tr><td colspan="2">清　场</td><td colspan="3"></td></tr>
</table>

续表

操作时长/min	
总结及问题分析	

作业单

表 4－6　　中药粉末过筛岗位生产工作单

姓　名		学　号		班　级				
组　号	第　　组	组　长		日　期	年　月　日			
执行标准		检查人		复核人				
设备名称和型号								
清洁、清场合格标志		设备、容器具清洁完好		计量器具符合要求				
中药粉末名称	合格证	包装整洁	过筛前粉末质量/kg	过筛后合格粉末质量/kg	粉末等级	合格率/%	操作时长/h	备注
总结及问题分析								

质量控制要点记录：

生产管理要点记录：

问题分析：

学习评价

根据每一小组成员在本学习过程中的表现，填写学习任务过程性考核记录表（见书后附表）。

岗位任务三　混合操作

思维导图

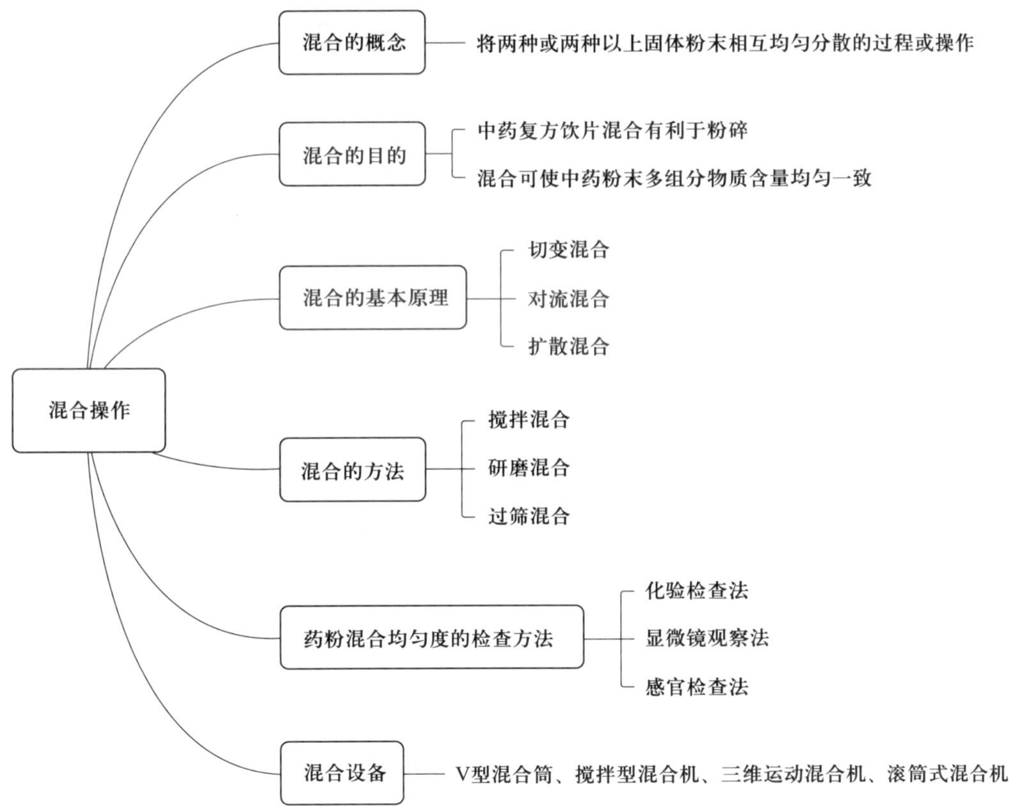

学习目标

知识目标

1. 掌握混合的目的、中药粉末混合的方法。
2. 熟悉中药粉末混合的原理。
3. 了解中药粉末混合岗位职责、岗位标准操作规程、岗位质量控制要点和生产管理要点，设备结构、工作原理、标准操作规程、清洁与消毒标准操作规程、维护保养标准操作规程，中药粉末混合操作的安全知识。

技能目标

1. 能根据中药粉末的性质与应用正确选择合适的混合方法和设备，对中药粉末进行混合操作。

2. 能根据中药粉末的混合需求判断中药粉末混合的合格情况。

3. 能正确使用和保养混合设备。

4. 能根据SOP进行安全生产操作，尤其是混合毒性、刺激性药物更需注意安全防护，并能够预判和排查基本的安全风险。

5. 能根据工作任务完成情况，规范撰写作业单。

6. 能将学到的理论知识和技能运用到中药粉末混合操作的实际工作中，并具备运用学到的理论知识和技能解决中药粉末混合工作中遇到的实际问题。

素质目标

1. 具有团队协作、沟通互助的能力。

2. 具备踏实奋斗、刻苦钻研、实践创新的精神。

3. 具备科学严谨的工匠精神、对知识的感悟能力、实践能力。

4. 树立正确的规范意识、效率意识和安全意识。

5. 具备强烈的责任感、良好的心理素质、职业道德和素养。

【案例导入】

九一散，出自《医宗金鉴》，是中医古代用于处理有瘘管的中药外用方，其药物组成为煅石膏、红粉，因其药物比例为9∶1，故有此名。《中国药典》（2020年版，一部）规定九一散处方为石膏（煅）900 g、红粉100 g，将石膏（煅）研磨成极细粉；红粉水飞成极细粉，配研，过绢筛（不得用金属筛），混匀，即得。具有提脓拔毒、去腐生肌的功能。用于热毒壅盛所致的溃疡，症见疮面鲜活、脓腐将尽。目前有一批九一散经取样检测发现红粉含量超标，但红粉在饮片粉碎和过筛过程中均符合标准要求。

讨论：

1. 《中国药典》（2020年版，一部）规定九一散含量测定的指标性成分是什么？限定量为多少？

2. 引起九一散红粉含量超标的原因是什么？

建议学时

2学时

学习过程

一、阅读以下材料

（一）混合的概念

混合是指将两种或两种以上固体粉末相互均匀分散的过程或操作。中药粉末混合的工艺流程如图 4－3 所示。

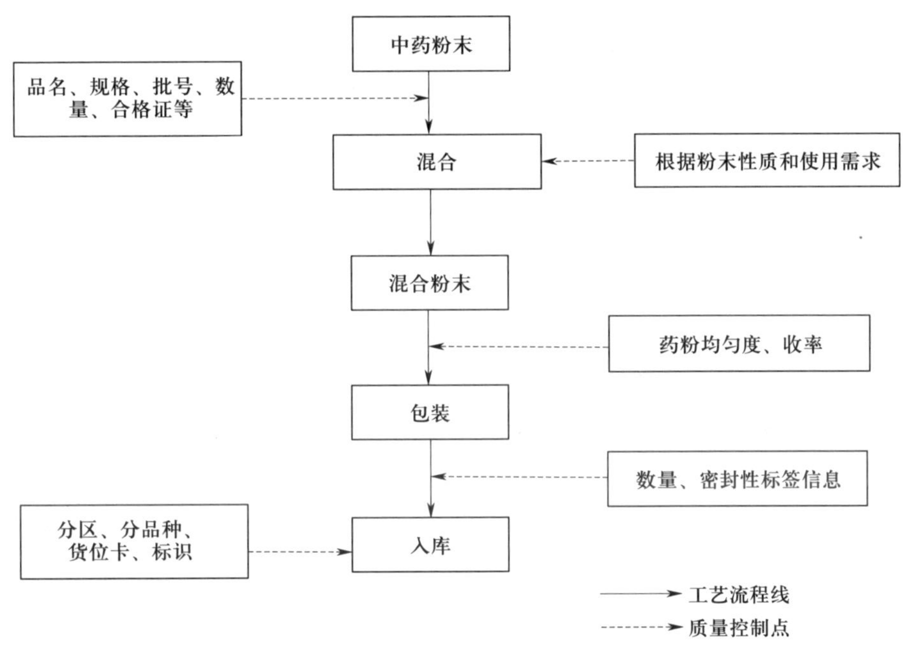

图 4－3　中药粉末混合的工艺流程

（二）混合的目的和基本原理

1. 混合的目的

混合操作不仅用于中药粉末的混合，在实际生产中，还常用于中药饮片的混合。混合的目的如下：

（1）中药复方饮片混合有利于粉碎。将中药复方中某些性质和硬度相似的饮片全部或部分混合在一起进行粉碎的方法称为混合粉碎。混合粉碎可适当降低含有大量糖分、树脂、树胶、黏液质等黏性饮片，含有大量油脂性成分的种子类饮片及动物皮、肉、筋、骨等饮片单独粉碎的难度。

（2）混合可使中药粉末多组分物质含量均匀一致。混合操作在中药提取物生产中应用广泛，意义重大。对于复方中药的提取，中药粉末混合均匀可使溶剂均匀地接触各种类型的药粉，提高有效成分的提出率。而对于直接用中药粉末制备成复方散剂的情况来说，粉末的混合操作更为重要，混合结果直接关系散剂的外观及内在质量。混合不好会出现色斑、有效成分含量不均匀等现象，影响药效。特别是一些毒性药物如果未混匀，不仅给治疗效果带来影响，甚至会造成生命危险。因此，混合操作是中药生产比较重要的操作之一。

2. 混合的基本原理

（1）切变混合。固体粉末的不同组分在机械力作用下，在其界面间发生切变而达到混合的目的。切变混合的效率取决于混合器械的类型和操作方法（如研磨混合）。

（2）对流混合。固体粉末靠机械力在混合器械中，从一处转移到另一处，经过多次转移使粉末在对流作用下而达到混合的目的。对流混合的效率取决于所用混合器械的类型和操作方法（如使用V型混合筒）。

（3）扩散混合。混合容器内粉末的紊乱运动改变了其间的相对位置，称为扩散混合。搅拌可以使粉末间产生运动，达到扩散混合（如使用搅拌型混合机）的目的。

在混合操作过程中，实际上一般不以单一方式进行，而是以切变、对流、扩散等方式结合进行。但因所用混合器械和混合方法不同，可能以其中某种混合方式为主。

（三）混合的方法

1. 搅拌混合

少量药物配制时，可以反复搅拌使之混合。药物量大时用该法不易混匀，生产中常用搅拌混合机，经过一定时间混合，可使之均匀。

2. 研磨混合

将药物的粉末在容器中研磨混合，适用于一些结晶体药物，不适于具吸湿性和爆炸性成分药物的混合。

3. 过筛混合

几种组分的药物混合，也可通过过筛的方法混匀。但对于密度相差悬殊的组分，过筛以后还须加以搅拌才能混合均匀。

（四）药粉混合均匀度的检查方法

由于中药粉末的形式、属性千变万化，有矿物类中药粉末、植物类中药粉末、动物类中药粉末，有的粉末可以化验检查，有的粉末可以显微镜观察，有的粉末可以感官检查。中药粉末混合结果的检查是一个很复杂的问题，要具体情况具体对待。下边列举一些常见的检查方法。

1. 化验检查法

依据《中国药典》（2020年版，四部）通则0941的含量均匀度检查法。此法的特点如下：

（1）优点。化验结果准确可信。

（2）缺点。化验的成本较高、步骤复杂，而且并不是每种混合中药粉末都能够化验检查混合均匀度。

2. 显微镜观察法（微观上颗粒均匀度检查）

此法是一种检查中药粉末混合均匀度常用的检验方法。此法特点如下：

（1）优点。直观，并且能够检查微观状态下粉体颗粒的均匀弥散性。

（2）缺点。不易量化结论。含有染色性粉末或相近色粉末则不易清晰观察。

3. 感官检查法

此法是一个难度较高的检验法，依靠有丰富经验的人进行眼力观察、颗粒手感等进行分析、判断中药粉末混合均匀度是否达标。此法的特点如下：

（1）优点。方便、操作简单、容易实施。

（2）缺点。缺乏科学性，不能量化结论，但仍是常用的方法。

（五）混合设备

常用的混合设备有 V 型混合筒、搅拌型混合机、三维运动混合机、滚筒式混合机等。

二、填写工作单

选题 1：现有一批中药粉末需要混合后制成散剂，如六一散、五苓散等，根据中药粉末的类型、性质和剂型要求使用合适的混合方法和工具在实训室完成该批中药粉末的混合操作，并判断混合后的散剂是否达标，填写作业单中的表 4 –7 中药粉末混合操作工作单。

选题 2：现有一批中药粉末需要混合后制成散剂，如冰硼散、七厘散等，根据中药粉末的类型、性质和剂型要求使用合适的混合方法和设备在生产车间完成该批中药粉末的混合操作，并判断混合后的散剂是否达标，填写作业单中的表 4 –8 中药粉末混合岗位生产工作单。

以小组为单位选取上述参考选题中的其中 1 题，阅读工作情景描述与相关资料，设计中药粉末混合操作的计划，对混合操作过程中用到的工具和设备进行认知，对混合岗位的相关资讯进行学习，填写作业单中的表 4 –7 中药粉末混合操作工作单或表 4 –8 中药粉末混合岗位生产工作单。

三、工具设备的认知

扫二维码，可查阅部分混合工具和设备的视图以及设备使用介绍，供开展选题 1、选题 2 的学习者学习参考。

四、岗位认知

扫二维码，可查阅中药粉末混合岗位的职责和标准操作规程等资料，供开展选题 2 的学习者学习参考。

作业单

表 4－7　　中药粉末混合操作工作单

<table>
<tr><td>姓　名</td><td></td><td>学　号</td><td></td><td>班　级</td><td></td></tr>
<tr><td>组　号</td><td>第　　组</td><td>组　长</td><td></td><td>日　期</td><td>年　月　日</td></tr>
</table>

<table>
<tr><td colspan="2">散剂名称</td><td colspan="10"></td></tr>
<tr><td colspan="2">混合目的</td><td colspan="10"></td></tr>
<tr><td rowspan="10">关键环节</td><td rowspan="2">准备工作</td><td colspan="3">混合工具</td><td colspan="7"></td></tr>
<tr><td colspan="3">混合方法</td><td colspan="7"></td></tr>
<tr><td colspan="4">称　量（工具）</td><td colspan="7"></td></tr>
<tr><td colspan="4">使用混合工具（操作要点）</td><td colspan="7"></td></tr>
<tr><td rowspan="5">质量检查</td><td rowspan="3">收率</td><td rowspan="2">操作前粉末质量/g</td><td>粉末名称</td><td></td><td></td><td></td><td></td><td></td><td></td><td rowspan="2">收率计算结果/%</td></tr>
<tr><td>质量</td><td></td><td></td><td></td><td></td><td></td><td></td></tr>
<tr><td colspan="2">操作后粉末总质量/g</td><td colspan="6"></td><td></td></tr>
<tr><td rowspan="2">均匀度</td><td>检查方法</td><td colspan="3"></td><td colspan="4">该批散剂均匀度是否符合要求</td></tr>
<tr><td>检查结果</td><td colspan="3"></td><td colspan="4"></td></tr>
<tr><td colspan="4">清　场</td><td colspan="7"></td></tr>
<tr><td colspan="2">操作时长/min</td><td colspan="10"></td></tr>
<tr><td colspan="12">总结及问题分析</td></tr>
</table>

作业单

表 4－8　　中药粉末混合岗位生产工作单

<table>
<tr><td>姓　名</td><td></td><td>学　号</td><td colspan="2"></td><td>班　级</td><td></td></tr>
<tr><td>组　号</td><td>第　　组</td><td>组　长</td><td colspan="2"></td><td>日　期</td><td>年　月　日</td></tr>
<tr><td>执行标准</td><td></td><td>检查人</td><td colspan="2"></td><td>复核人</td><td></td></tr>
<tr><td>设备名称
和型号</td><td colspan="6"></td></tr>
<tr><td>清洁、清场
合格标志</td><td></td><td>设备、容器具
清洁完好</td><td></td><td>计量器具
符合要求</td><td colspan="2"></td></tr>
<tr><td>散剂名称</td><td>合格证</td><td>包装整洁</td><td>操作前粉末
总质量/kg</td><td>操作后粉末
总质量/kg</td><td>收率/%</td><td>操作时长/h</td></tr>
<tr><td></td><td></td><td></td><td></td><td></td><td></td><td></td></tr>
<tr><td colspan="2">粉末均匀度检查方法</td><td colspan="5"></td></tr>
<tr><td colspan="2">检查结果</td><td colspan="5"></td></tr>
<tr><td colspan="3">该批散剂均匀度是否符合要求</td><td colspan="4"></td></tr>
<tr><td colspan="7">总结及问题分析</td></tr>
<tr><td colspan="7">质量控制要点记录：

生产管理要点记录：

问题分析：

</td></tr>
</table>

学习评价

根据每一小组成员在本学习过程中的表现，填写学习任务过程性考核记录表（见书后附表）。

项目学习总结评价　中药饮片粉碎、过筛和混合

学习目标

知识目标

1. 掌握中药饮片粉碎、过筛和混合的工艺流程。
2. 熟悉中药饮片粉碎、过筛和混合的操作要点。
3. 了解中药饮片粉碎、过筛和混合的安全知识。

技能目标

1. 能开展中药饮片粉碎、过筛和混合计划的制订。
2. 能够根据制订的生产计划进行中药饮片粉碎、过筛和混合。
3. 能根据工作任务完成情况，规范撰写作业单。
4. 能对本次工作任务完成过程中存在的问题进行分析，提出今后改进的措施。

素质目标

1. 具有团队协作、沟通互助的能力。
2. 具备勤奋好学、艰苦奋斗、实干创新的精神。
3. 培养严谨的科学态度和自主学习能力、实践能力和创新能力。
4. 培养正确的规范意识、效率意识和安全意识。
5. 具备良好的文化素养和心理素质，优良的职业操守。

建议学时

4 学时

学习过程

一、阅读以下材料

中药饮片的质地等性质、使用要求具有很大区别，因此不同中药饮片的粉碎、过筛和混合工艺路线会有区别。中药饮片粉碎、过筛和混合的一般工艺流程如图 4－4 所示。

例如，工艺路线①适合各类中药饮片粉碎的操作；工艺路线②适合中药饮片粉碎后需要进行过筛的操作；工艺路线③适合中药粉末过筛后需要进行混合的操作。值得注意的是，每一条工艺路线并不是一成不变的，在生产过程中，需要根据中药的性质和使用需求等选择合适的工艺路径来进行生产操作。

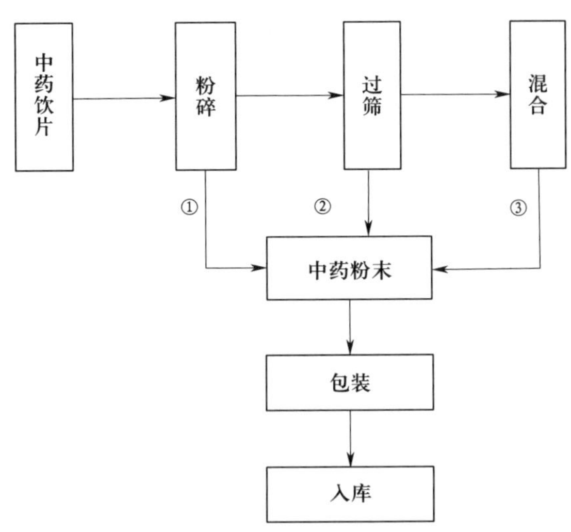

图4－4　中药饮片粉碎、过筛和混合的一般工艺流程

二、制订中药粉末生产计划

以小组为单位，根据教师提供的中药饮片，如滑石、干姜、甘草等，综合运用任务一至任务三中所学的知识和技能进行相关中药饮片粉碎、过筛、混合计划的制订和设计。填写作业单中的表4－9中药饮片粉碎、过筛和混合工作单。

三、生产计划的展示、交流

以小组为单位，运用PPT演示文稿、纸质打印图样等形式，向全班同学展示、汇报生产计划制订成果，重点汇报生产工艺流程、每一个重点操作环节的操作要点和生产需要用到的工具和设备等内容。展示中，其余小组对汇报小组所展示的内容进行评价。汇报小组根据其他小组评价的意见对本组制订和设计的生产计划进行归纳与总结。

四、中药粉末生产

以小组为单位，按照制订的生产计划实施相关中药饮片的粉碎、过筛和混合，通过成品质量回顾、总结和分析工作过程中存在的问题和不足，提出今后改进的措施。

1. 总结相关中药饮片的粉碎、过筛和混合过程中遇到的困难和问题，列举值得分享的工作经验。

2. 回顾本次学习任务的工作过程，对开展中药饮片的粉碎、过筛和混合所需的知识和技能进行归纳与整理，写一篇字数不少于300字的工作总结，总结中重点关注以下问题：

（1）通过以上中药饮片的粉碎、过筛和混合计划的制订和设计，你对自己制订和设计的结果满意吗？如果满意，是因为进行过多种方案的比较和优化吗？你认为本方案的优势表现在哪些方面？如果不满意，是基于时间不足还是缺乏交流或者是无从判断？

（2）本次工作任务中，涉及中药饮片的粉碎、过筛和混合等方面的内容。掌握程度如何？对于未接触过的内容，你是否已经和别人进行过交流探讨？

（3）通过展示交流，你觉得你制订的生产计划在哪些方面比别人的更有优势？哪些方面还考虑得不够周全？你是否愿意就你制订的方案优势与别人进行交流？你是否认同别人制订的生产计划？

（4）你是否一直按计划进行学习，是否已经达到项目四中药饮片粉碎、过筛和混合的预期学习目标？如果没有，你觉得问题出在哪些方面？准备如何调整计划和目标。

学习评价

按照实事求是的原则，在教师的指导下按照自我评价、小组评价和教师评价3种方式对本小组成员在学习任务完成中的表现进行综合评价，填写学习评价表4－10中药饮片粉碎、过筛和混合学习任务综合评价表。

教师评价包括设计成果的优点、存在的问题及改进措施的点评，对完成工作任务过程中亮点与不足的点评。

作业单

表4－9　中药饮片粉碎、过筛和混合工作单

姓　名		学　号		班　级	
组　号	第　　组	组　长		日　期	年　月　日
中药饮片名称					
绘制中药饮片粉碎、过筛和混合的工艺流程图					

续表

<table>
<tr><td colspan="3">所需的设备和工具</td><td></td></tr>
<tr><td rowspan="18">生产关键环节</td><td rowspan="4">粉碎</td><td>目的</td><td></td></tr>
<tr><td>称量/(g 或 kg)</td><td></td></tr>
<tr><td>方法</td><td></td></tr>
<tr><td>操作要点</td><td></td></tr>
<tr><td rowspan="4">过筛</td><td>目的</td><td></td></tr>
<tr><td>称量/(g 或 kg)</td><td></td></tr>
<tr><td>筛网规格和粉末等级</td><td></td></tr>
<tr><td>操作要点</td><td></td></tr>
<tr><td rowspan="4">混合</td><td>目的</td><td></td></tr>
<tr><td>称量/(g 或 kg)</td><td></td></tr>
<tr><td>方法</td><td></td></tr>
<tr><td>操作要点</td><td></td></tr>
<tr><td rowspan="3">成品质量检查</td><td>检查内容</td><td></td></tr>
<tr><td>检查方法</td><td></td></tr>
<tr><td>检查结果</td><td></td></tr>
<tr><td rowspan="2">包装、储存</td><td>器具</td><td></td></tr>
<tr><td>注意事项</td><td></td></tr>
<tr><td>清场</td><td>操作要点</td><td></td></tr>
<tr><td colspan="3">操作时长/min</td><td></td></tr>
</table>

作业单

中药饮片粉碎、过筛和混合工作总结

表 4－10　　**中药饮片粉碎、过筛和混合学习任务综合评价表**

姓　名						学　号						班　级					
组　号	第　组					组　长						日　期	年　月　日				
生产计划制订						生产计划展示、交流						生产实施、结果检查					
30 分		分值	自评	互评	教师评价	30 分		分值	自评	互评	教师评价	40 分		分值	自评	互评	教师评价
资讯	信息采集	2				展示交流	计划描述	4				生产过程	准备工作	4			
	技术分析	2					计划展示	4					工具、设备使用	4			
	标准规范	2					效果处理	4					粉碎	4			
计划决策	计划合理	2					交流沟通	4					过筛	4			
	成本意识	2					问题反馈	4					混合	4			
	方案特色	2					规划分工	3					包装和储存	4			
	规划分工	2					接受批评	3					清场	4			
实施过程	工作态度	2					提出建议	4									
	协作精神	2				加分											
	技术能力	2										结果检查	意外事件（未发生计满分，已发生计 0 分）	2			
	工作质量	2											成品质量	10			
	安全规范	2															
	团队意识	2															
结果检查	工作有序	1															
	复杂程度	1															
	完成情况	1															
	质量情况	1															
合　计						合　计						合　计					
自评、互评、教师评价平均值						自评、互评、教师评价平均值						自评、互评、教师评价平均值					
总计：																	
												指导教师签字：					

项目五

中药提取方法

中药的成分组成复杂，既含有有效成分、辅助成分，又含有无效成分和组织物。中药提取的目的在于用合适的提取方法或现代新技术最大限度地提取有效成分，避免或减少杂质类成分的溶出，最终实现减少中药制剂的服用量，增加稳定性，并在一定程度上降低毒副作用，提高疗效，提高中药提取物的附加值。中药提取是中药提取物生产的单元操作之一。而中药提取物的生产是中药制剂生产的重要环节，所以中药提取物生产过程中的中药提取必须符合《药品生产质量管理规范》（GMP）的要求。

中药提取原料质量的好坏关乎中药提取物的品质，为了保证中药制剂的临床疗效和安全性，符合中医用药的要求，中药提取原料必须为中药饮片。

岗位任务一　中药提取基础知识

思维导图

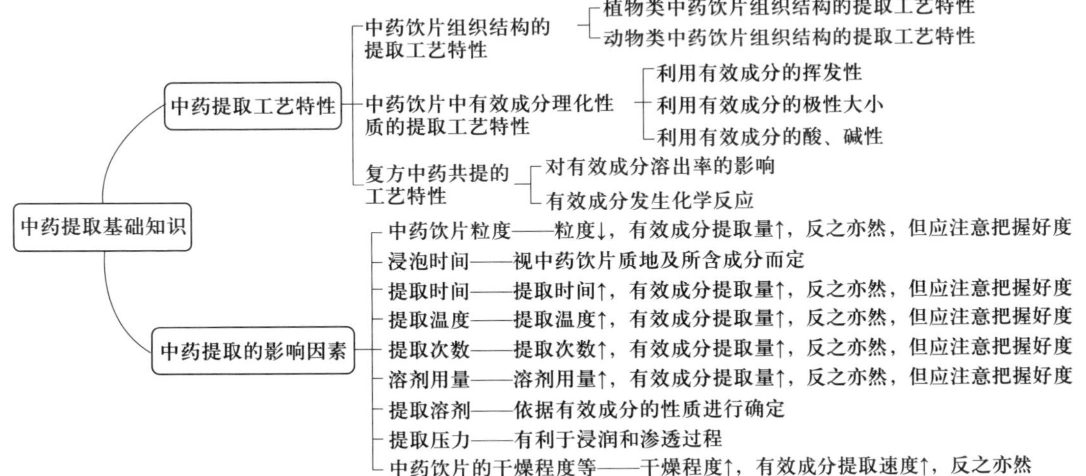

 学习目标

知识目标

1. 熟悉中药提取的影响因素。

2. 了解中药提取工艺特性。

技能目标

1. 能根据工作任务完成情况，规范撰写作业单。

2. 能将学到的理论知识和技能运用到生产实际中，学会用学到的理论知识和技能解决生产实际问题。

素质目标

1. 具有团队协作、沟通交流的能力。

2. 具备爱岗敬业的工匠精神、科学严谨的学习态度、一丝不苟的工作作风和创新意识。

3. 树立正确的规范意识和安全意识。

4. 具备优良的劳动纪律观念、心理素质、职业道德和素养。

【案例导入】

青蒿素是从黄花蒿茎叶中提取的含过氧基团的倍半萜内酯，是继乙氨嘧啶、氯喹、伯喹之后最有效的抗疟特效药，曾被世界卫生组织称为“世界上唯一有效的疟疾治疗药物”。

20 世纪 60 年代以来，由于恶性疟原虫对常用抗疟药氯喹等喹啉类药物产生抗药性，疟疾在东南亚地区、南美洲和非洲蔓延，全球防治疟疾的形势非常严峻。1967 年 5 月 23 日，我国启动“523”项目，动员全国 60 多个单位 500 名科研人员，齐心协力寻找新的抗疟药物。此前，中美两国的抗疟研究已经历多次失败，美国筛选了近 30 万个化合物而无结果；我国在 1967 年组织全国 7 省市开展了包括中草药在内的抗疟药研究，先后筛选化合物及中草药 4 万多种，也未取得阳性结果。1969 年 1 月，中国中医研究院中药研究所参加“523”任务，时年 39 岁的屠呦呦临危受命，成为课题组攻关组长。屠呦呦和同事们通过翻阅中医药典籍、寻访民间医生，搜集整理出包括青蒿在内的 640 多种药物为主的《抗疟单验方集》，对其中 200 多种中草药 380 多种提取物进行筛查，但未发现有效成分。

屠呦呦发现青蒿素的灵感来自晋代葛洪《肘后备急方·治寒热诸疟方》中的“青蒿一握，以水二升渍，绞取汁，尽服之”这段文字。然而，从中药青蒿中发现青蒿素的历程却是相当艰辛。青蒿素的提取在当时是一个世界公认的难题，从蒿族植物的品种选择到提取部位的去留存废，从浸泡液体的尝试筛选到提取方法的反复摸索，屠呦呦和她的同事们熬过无数个不眠之夜，经历无数次挫折。她当时做了一系列实验，包括尝试水煎浸膏、95% 乙醇浸膏等方法，但是，高温提取会破坏青蒿中的有效成分。1971 年 10 月 4

日，在经历 190 次实验失败之后，屠呦呦成功地用低沸点的乙醚制取青蒿提取物，并在实验室中观察到这种提取物对疟原虫的抑制率达到了 100%。为了验证青蒿素的疗效，确保安全，屠呦呦及其同事们在自己身上试验药的毒性，又通过对动物模型和疟疾患者的临床观察，均证实青蒿乙醚中性提取物的抗疟作用，尤其是治疗恶性疟疾的效果，为后来青蒿的深入研究提供了重要的依据。

1972 年，成功分离得到抗疟有效单体化合物的结晶，后被命名为“青蒿素”；1975 年，确定了青蒿素的分子式和分子结构；1978 年，确定了青蒿素的绝对构型；1984 年，科学家们终于实现了青蒿素的人工合成。自 1973 年起，为研究青蒿素结构中的功能基团而制备衍生物，明确了青蒿素结构中的过氧基团是抗疟活性基团，后开发出双氢青蒿素、蒿甲醚等系列衍生物及制剂，青蒿素和双氢青蒿素先后获卫生部一类新药证书。

2011 年 9 月，屠呦呦因青蒿素和双氢青蒿素的贡献，获得被誉为诺贝尔奖风向标的拉斯克奖，以表彰她发现了青蒿素这种治疗疟疾的药物，在全球特别是发展中国家挽救了数百万人的生命。2015 年 10 月，屠呦呦获诺贝尔生理学或医学奖，成为第一个获得诺贝尔自然科学奖的中国人。多年从事中药和中西药结合研究的屠呦呦，创造性地研制出抗疟新药——青蒿素和双氢青蒿素，对疟原虫有 100% 的抑制率，能迅速消灭人体内疟原虫，对恶性疟疾有很好的治疗效果。这一发现被誉为“拯救 2 亿人口”的发现，为中医药走向世界指明一个方向。

在诺贝尔奖颁奖典礼上，屠呦呦做了题为《青蒿素：中医药给世界的礼物》的主题演讲。在演讲中，她回顾了青蒿素的发现过程，并表示目标明确、坚持信念是成功的前提，学科交叉为研究发现成功提供了准备，文献启示起到了关键作用。中医药从神农尝百草开始，在几千年的发展中积累了大量临床经验，对于自然资源的药用价值已经有所整理归纳，通过继承发扬，发掘提高，一定会有所发现、有所创新，从而造福人类。青蒿素是传统中医药送给世界人民的礼物，对防治疟疾等传染性疾病、保障世界人民的健康具有重要意义。青蒿素的发现是集体发掘中药的成功范例，屠呦呦凭此获得诺贝尔生理学或医学奖，是中国科学事业、中医中药走向世界的一个荣誉。由此可见，大力推进中医药学以及其他传统医学的研究，努力促进与加强国际合作，使传统的、民族的、古人的智慧造福当代人类，依旧具有现实的积极意义。

讨论：

1. 通过青蒿素发现的案例，思考中药有效成分提取的思路。
2. 在屠呦呦身上你看到了哪些精神品质，对自己有何启发？

建议学时

2 学时

学习过程

一、阅读以下材料

（一）中药提取工艺特性

中药饮片入药，以植物类和动物类占多数，矿物类占少数。每种植物类和动物类的中药饮片，都具有一定的细胞组织结构，且中药饮片中的有效成分绝大部分都存在于细胞组织之中。提取之前在考虑有效成分性质、提取溶剂性质和提取方法的同时，要根据中药饮片的组织结构及其特点来设法破坏中药饮片组织和其细胞结构，使有效成分从细胞的原生质体中转移至提取溶剂中，或者使细胞壁破碎，目的是使有效成分能够提取完全。

因此，选择适宜的提取工艺对最大限度地提取中药饮片中有效成分和保证有效成分的生物活性至关重要，这就需要先分析清楚各种提取工艺特性。

提取工艺特性包括中药饮片组织结构的提取工艺特性，中药饮片中有效成分理化性质的提取工艺特性，复方中药共提的工艺特性。

1. 中药饮片组织结构的提取工艺特性

（1）植物类中药饮片组织结构的提取工艺特性。植物类中药饮片中有效成分主要存在于细胞的内部，细胞中的细胞膜类似于半透膜，具有一定的通透性，相对来说，小分子的物质容易通过，分子较大的不容易通过。当植物类中药饮片浸泡在溶剂中时，由于细胞膜的存在，直接影响细胞内物质的外出及外界物质的进入。因此要使中药饮片中的有效成分被提取出来，需要改善细胞膜的通透性，使提取溶剂能够顺利进入细胞内部将有效成分提取出来。

1）根类、根皮类、茎类。在中药饮片的应用中根类居多，以块根入药的中药饮片含有较多的淀粉类物质，如何首乌、赤芍、山药等。此类中药饮片细胞壁及细胞膜较易被破坏，容易被粉碎，但由于粉性较大，加热易导致淀粉糊化，故以水作提取溶剂不宜加热，以免过滤困难。若以冷水浸出，细胞壁、细胞膜不能被破坏，浸出效果差，因此多采用乙醇等溶剂浸出。以根皮入药的中药饮片主要含生物碱、苷类等物质，易于粉碎和破坏。

木质茎类中药饮片如沉香、苏木等，质地都很坚硬，在提取之前，应通过粉碎增大其表面积，使其有效成分容易被提取；树皮或茎皮类中药饮片如黄柏、秦皮等，在加工时应先除去表皮上的厚角质层及表皮下的木栓层，再以乙醇等溶剂进行提取；根状茎类中药饮片多类似于根类中药饮片，如甘草、白术等多含淀粉、果胶等成分，但这些成分含量一般不高，加热时不会产生淀粉糊化问题，少数除外；块茎类中药饮片如半夏、知母等多含有大量的淀粉，不宜采用热水提取；鳞茎类、球茎类中药饮片如浙贝母、百合等，含水量较大，富含果胶类成分，此类中药饮片经过干燥后细胞膜可被破坏，有效成分易被提取，但由于果胶类成分在加热时产生胶类物质而影响提取溶液的过滤。

2）果实类。果实类中药饮片包括以果皮，果肉和种子入药 3 种类型。一些种子较小，实际应用时常常和果皮一同入药，在提取时不用粉碎；对于果实不开裂，种子紧密包裹在果实中的中药饮片，采用一般煎煮法或其他提取方法很难将有效成分提取完全，常常根据实际情况进行处理。如种子和果实表面有特殊角质结构时，常常需要适当粉碎，并采用加热、酶、发酵或加入适当化学物质的方法进行提取；果肉类、果皮类中药饮片如枸杞子、龙眼肉、陈皮等多含有较多的果胶质，直接用水提取难以将果胶类成分提取出来，常常采用乙醇提取或用果胶酶水解后再用水提取。

3）花类、叶类。花类中药饮片如红花、菊花等一般经干燥后细胞壁和细胞膜能够被破坏，有利于成分的浸出，可采用水提取的方法。但花粉类中药饮片细胞壁上有以果胶类物质组成的坚固的角质层，需要采用酶法或者发酵的方法处理后，才能用溶剂提取。叶类中药饮片如荷叶、大青叶等在提取时可采用加入表面活性剂等方法除去蜡质成分后，再用适宜的溶剂进行提取。

4）全草类。全草类中药饮片质地较轻，经适当粉碎即可提取，不需要采用特殊方法处理。

（2）动物类中药饮片组织结构的提取工艺特性。动物类中药饮片与植物类中药饮片有所不同，在细胞结构上它们无细胞壁，所含有效成分主要为蛋白质、酶、激素等。动物类中药饮片中骨骼、贝壳、甲壳、角等质地较为坚硬，提取前需适当粉碎；动物内脏类中药饮片主要含有甾体、蛋白质、酶类等活性成分，这些有效成分为热敏性物质，多采用生化方法进行处理；动物的皮类中药饮片应先适当破碎后再进行提取；虫类中药饮片的有效成分多为酶和具有毒性的活性成分，加热可能会使有效成分受到损失，需多加注意。

2. 中药饮片中有效成分理化性质的提取工艺特性

中药有效成分较多，按照化学性质分类可分为亲水性成分及亲脂性成分。其中，亲水性成分主要包括糖类、蛋白质、氨基酸、生物碱等极性较大的活性成分；亲脂性成分主要包括叶绿素、脂肪油、挥发油、萜类、甾类、蒽醌等极性较小的活性成分。中药饮片中的各类成分的物理化学性质决定了在提取时用何种提取溶剂和提取方法对中药饮片进行提取。

（1）利用有效成分的挥发性。一些中药饮片中的有效成分具有挥发性，如丁香中的丁香酚、小茴香中的反式茴香脑等，这些有效成分在常温下为液态，可用水蒸气蒸馏法进行提取。水蒸气蒸馏法适用于有效成分具有挥发性，能随水蒸气蒸馏而不被破坏、在水中稳定且难溶或不溶于水的中药饮片的提取。

（2）利用有效成分的极性大小。根据不同有效成分的化学性质，可采用不同极性的溶剂对中药饮片进行提取。中药有效成分的亲水性和亲脂性的程度决定了溶剂的选择。中药有效成分中，萜类、甾体等脂环类及芳香类化合物极性较小，易溶于极性较小的亲脂性溶剂，提取时可考虑用高浓度的乙醇提取或是用超临界流体萃取技术提取；糖苷、氨基酸等成分则极性较大，易溶于水及含水醇中。中药饮片中有效成分在溶剂中的溶解度遵循“相似相溶”的规律。

（3）利用有效成分的酸、碱性。利用某些中药有效成分具有酸性或碱性的性质，在生产中可加入提取辅助剂如酸或碱以提高提取效果。

1）在含有生物碱的中药饮片提取中，加入适当的稀酸，可使生物碱成盐而增加其在水中的溶解性能以利于提取，如黄连素的提取。

2）在含有芳香族有机酸类成分，如桂皮酸、阿魏酸等中药饮片的提取中，加入适当碱，可生成溶于水的盐，进一步用水作溶剂提取。

（4）利用有效成分易沉淀的性质。中药在提取过程中加入沉淀剂，通过化学反应生成难溶性的沉淀，最终使有效成分成为沉淀析出。沉淀剂种类较多，但工业上常用的沉淀剂主要是酸和碱，如黄芩提取物的生产、北豆根提取物的生产等。

3. 复方中药共提的工艺特性

传统中药的主要特色就是复方的运用。复方中药是指由两味或两味以上药味组成，按照中医的辨证论治的原则，针对病情有机的组方配伍。复方中药由多药味和多成分构成，与单味药相比，其所含成分种类更多，治病机理更为复杂。

复方中各种中药饮片的地位通常是不同的，一般主要由主治药、辅助药、佐药、调和药4个组成部分。主治药（即君药）是针对疾病的病因、病机起主要治疗作用的药物；辅助药（即臣药）是辅助主药以加强疗效的药物；佐药是治疗兼证或制约主药副作用的药物；调和药（即使药）是具矫味、调和等作用的药物。在中药饮片复方共提时，应充分考虑不同中药饮片成分之间的相互影响，从而明确共提和分提的合理性。

经研究发现，在对中药饮片提取时，与单味药相比，复方共提对大多数中药饮片所含化学成分基本无影响或影响很小，但有些中药饮片复方共提时成分会发生物理或化学的变化，目前，认为中药饮片复方共提时对有效成分会有两种影响。

（1）对有效成分溶出率的影响。中药饮片中的蛋白质、糖类、鞣质、无机盐、氨基酸、小分子有机酸及其盐、生物碱盐、苷类大多能溶于水；亲脂性成分则较难溶于水。如石膏与含有机酸、鞣质、生物碱盐的中药饮片在水中共提可提高其在水中的溶解度，而与含碱性物质、淀粉、黏液质等的中药饮片共提时溶解度则降低。

（2）有效成分发生化学反应。复方中药饮片共提过程中，各个有效成分的水解、氧化、聚合、解离、还原反应均可能发生。如生脉散中，将人参、五味子和麦冬3味药共提和将人参单提，两种提取液对比后发现，共提过程中发生人参皂苷的水解转化，共提液中人参皂苷Rg_3、Rh_1明显高于单味人参煎液的含量。

由以上可以看出，在对中药饮片进行复方共提时，若共提使治疗疾病的有效成分减少，或生成有毒有害物质，应避免共提；若共提使治疗疾病的有效成分增加，或降低了有毒有害物质的量，或是生成具有治疗疾病作用的新物质，则应提倡共提。

（二）中药提取的影响因素

1. 中药饮片粒度

将中药饮片粉碎，是因为粒度小时，溶剂能更容易地进入饮片细胞内部，同时由于比表面积的增大有利于扩散阶段的进行，加快有效成分浸出速度。但饮片的粒度大小应适度，当粒度过小时，饮片中的成分相互之间或与细胞壁之间存在的吸附作用会加强，反而使扩散速度受到影响；同时破裂的组织细胞多，浸出的杂质也多；采用煎煮法时溶质易糊化，采用渗漉法时，过细的粉粒易造成堵塞使溶剂流通阻力增大。一般来说，以水为溶剂提取时，中药饮片粉碎程度以药粉通过粗筛或切成薄片为宜；含淀粉较多的根、根茎类中药饮片，宜粗不宜细；含纤维较多的叶类、全草、花类、果仁等中药饮片可较细，以通过 20 目筛为宜。

2. 浸泡时间

中药饮片在提取前一般需浸泡处理，以利于有效成分的溶出。浸泡时间应视中药饮片质地及所含成分而定。含淀粉多的中药饮片如不浸泡或浸泡不透就加热，中药饮片表面容易形成一层胶样薄膜，影响成分的溶出。但浸泡时间也不宜过长，以免某些成分水解，影响提取液质量。

3. 提取时间

适宜的提取时间是自溶剂加入，提取开始，至达到扩散阶段平衡时的时间。若提取时间太短，则中药饮片所含成分浸出不完全，造成有效成分的损失，也是对中药饮片的浪费。但当扩散达到平衡后，仍长时间提取反而会导致大量杂质溶出，活性成分被破坏。若以水作为溶剂，长期浸泡还易霉变，影响提取液的质量。因此盲目延长提取时间是对能源和时间的浪费。

4. 提取温度

在提取过程中，随着温度的升高，饮片的组织软化，促进了膨胀，分子热运动加剧，从而加快了溶剂对中药饮片的渗透及对药物成分的解吸、溶解，同时促进药物成分的扩散，提高了浸出效果。而且温度适当升高，可使细胞内蛋白质凝固破坏，杀死微生物，有利于提取物和制剂的稳定性。但温度过高能使中药饮片中某些不耐热成分或挥发性成分被破坏、散失。此外，高温提取液中往往杂质较多，冷却后会因溶解度降低和胶体变化而出现沉淀或混浊，影响制剂质量和稳定性。所以提取温度是以饮片中有效成分不被破坏为前提，控制在接近溶剂沸点温度为宜。同时，当利用乙醇等有机溶剂进行加热提取时，应注意防止溶剂挥发损失，并注意操作安全。

5. 提取次数

浓度梯度是扩散作用的推动力，而更换新鲜溶剂可重新形成浓度梯度，以提高浸出效果。但次数过多会跟盲目延长提取时间一样，在有效成分早已被充分提取的情况下反而导致大量杂质的溶出。提取次数的确定往往还应根据有效成分的提取程度、生产能耗和成本等指标经试验确定。

6. 溶剂用量

通常活性成分的浸出量在一定范围内随溶剂用量的增加而增加，有效成分在大剂量溶剂中始终是“稀”溶液状态将利于扩散的进行，但用量过大会给后续的浓缩等操作带来不便，同时有效成分的提出量不可能无限制增加下去，当已接近极值，大量的溶剂只能是一种浪费。

7. 提取溶剂

溶剂的性质不同，对各种化学成分的溶解性也不同，提取出的化学成分也不同。因此，选择合适的提取溶剂可提高有效成分的提取效果。

8. 提取压力

提取之初提高提取压力可加速溶剂对中药饮片的浸润与渗透过程，缩短发生溶质扩散过程所需的时间。同时，加压情况下进行的渗透，可能使部分细胞壁破裂，有利于浸出成分的扩散。但当中药饮片组织内已充满溶剂之后，加大压力对扩散速率不再有影响，而且对组织松软、容易浸润的中药饮片，加压对提取的影响也不显著。

9. 中药饮片的干燥程度

中药饮片的干燥程度直接影响细胞的吸水力，饮片越干燥细胞吸水力越大，提取速度也越快。反之，饮片越湿，则细胞吸水力越小，提取速度也越慢。新鲜植物类中药，原生质层没有被破坏，故它只选择性允许一些物质透过，几乎不允许溶解于细胞内的有效成分渗出，影响提取效果，若在提取前将新鲜植物类中药用适当的方法干燥，有利于提高提取效果。

除以上各因素影响提取效果外，提取方法、提取成分、溶剂的 pH 值等因素都会对提取效果造成影响，各因素之间相互影响比较复杂，应根据中药饮片的特性和生产目的，通过试验考察出最佳的提取工艺条件。

二、填写工作单

（一）阅读以上材料

以小组为单位阅读以上材料，记录学习要点。

（二）听取教师 PPT 讲解

每位学生认真记录笔记。

（三）查阅资料回答问题

以小组为单位，结合阅读材料、PPT 和查阅资料的情况，回答作业单中的各项问题。

作业单

一、单项选择题

1. 植物或动物类中药饮片有效成分存在于细胞的（　　）中。

A. 细胞膜　　B. 细胞质

C. 细胞核　　D. 原生质体

2. 为了将中药有效成分提取完全，破坏中药饮片组织和其细胞结构是最为有效的，我们常采取的破坏方法是（　　）。

A. 粉碎　　B. 干燥

C. 溶剂浸泡　　D. 以上都不对

3. 块根入药的中药饮片含有较多的（　　）物质，以水作提取溶剂不宜加热，以免过滤困难。

A. 黏液质　　B. 淀粉类

C. 果胶类　　D. 以上都不对

4. 叶类中药饮片如荷叶、大青叶等在提取时可采用加入（　　）除去蜡质成分后，再用适宜的溶剂进行提取。

A. 酸　　B. 碱

C. 表面活性剂　　D. 以上都不对

5. 若中药饮片中的有效成分具有挥发性，且这些有效成分在常温下为液态，可采用（　　）对其进行提取。

A. 煎煮法　　B. 渗漉法

C. 水蒸气蒸馏法　　D. 浸渍法

6. 在含有生物碱的中药饮片提取中，加入适当的（　　），可使生物碱成盐而增加其在水中的溶解性，以利于提取。

A. 稀碱　　B. 稀酸

C. 表面活性剂　　D. 酶

7. 在含有芳香族有机酸类成分，如桂皮酸、阿魏酸等中药饮片的提取中，加入适当的（　　），可生成溶于水的盐，进一步用水作溶剂提取。

A. 碱　　B. 酸

C. 表面活性剂　　D. 酶

8. 复方共提对大多数中药饮片所含化学成分基本无影响或影响很小，但有些中药饮片复方共提时，成分会发生物理或化学变化，以下不属于复方共提优势是（　　）。

A. 有效成分含量增加　　B. 生成治疗疾病的新物质

C. 降低毒性成分的含量　　D. 有效成分含量减少

9. 提取含纤维较多的叶类、全草、花类、果仁等中药饮片时，粉碎粒度可较细，以通过（　　）筛为宜。

A. 10 目　　B. 20 目　　C. 50 目　　D. 80 目

10. 中药饮片提取时，提取温度以饮片中有效成分不被破坏为前提，控制在（　　）溶剂沸点温度为宜。

A. 远高于　　B. 远低于　　C. 接近　　D. 以上都不对

二、分析题

1. 中药提取的影响因素有哪些？简要分析各因素如何影响中药有效成分的提取。

2. 中药提取时，饮片不宜粉碎过细，为什么？粉碎粒度应如何控制？

学习评价

根据每一小组成员在本学习过程中的表现，填写学习任务过程性考核记录表（见书后附表）。

岗位任务二　煎煮法

思维导图

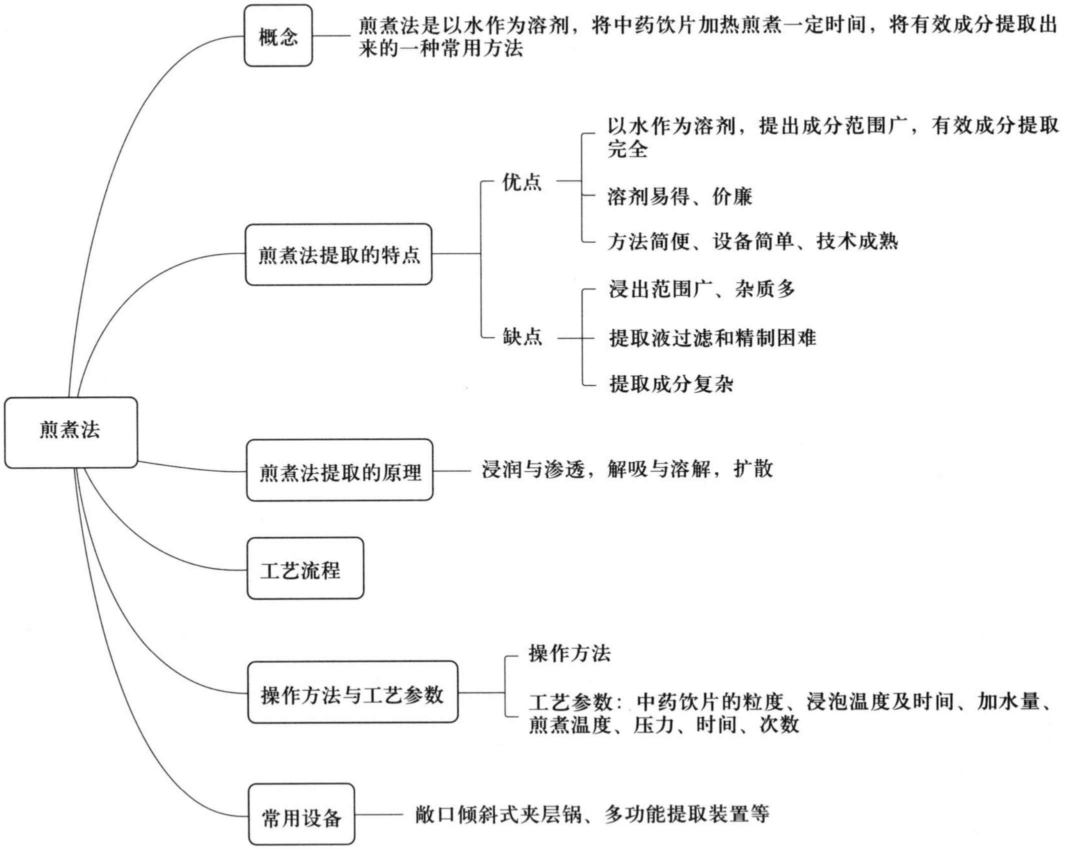

- 煎煮法
  - 概念：煎煮法是以水作为溶剂，将中药饮片加热煎煮一定时间，将有效成分提取出来的一种常用方法
  - 煎煮法提取的特点
    - 优点
      - 以水作为溶剂，提出成分范围广，有效成分提取完全
      - 溶剂易得、价廉
      - 方法简便、设备简单、技术成熟
    - 缺点
      - 浸出范围广、杂质多
      - 提取液过滤和精制困难
      - 提取成分复杂
  - 煎煮法提取的原理：浸润与渗透，解吸与溶解，扩散
  - 工艺流程
  - 操作方法与工艺参数
    - 操作方法
    - 工艺参数：中药饮片的粒度、浸泡温度及时间、加水量、煎煮温度、压力、时间、次数
  - 常用设备：敞口倾斜式夹层锅、多功能提取装置等

学习目标

知识目标

1. 掌握煎煮法的概念、特点和工艺流程。

2. 熟悉煎煮法的原理、操作方法和重要工艺参数。

3. 了解中药提取岗位职责、岗位标准操作规程、岗位质量控制要点和生产管理要点，煎煮设备结构、工作原理、标准操作规程、清洁与消毒标准操作规程、维护保养标准操作规程，中药煎煮操作的安全知识。

技能目标

1. 能正确运用煎煮法的生产工艺流程和设备生产中药提取液。

2. 能根据 SOP 进行安全生产操作，并能够预判和排查基本的安全风险。

3. 能根据工作任务完成情况，规范撰写作业单。

4. 能将学到的理论知识和技能运用到生产实际中，学会用学到的理论知识和技能解决生产实际问题。

素质目标

1. 具有团队协作、沟通交流的能力。

2. 具备爱岗敬业的工匠精神、科学严谨的学习态度、一丝不苟的工作作风和创新意识。

3. 树立正确的规范意识、效率意识和安全意识。

4. 具备优良的劳动纪律观念、心理素质、职业道德和素养。

【案例导入】

辨证论治是中医学认识疾病和治疗疾病的基本原则，是中医学对疾病的一种特殊的研究和处理方法，而中药煎煮法是辨证论治体系的重要组成部分，中药煎煮是我国传统中药汤剂制备的主要方法，也是影响汤剂疗效的重要因素。中药煎煮方法受到历代名医重视，明代李时珍言“凡服汤药，虽品物专精，修治如法，而煎药鲁莽造次，水火不良，火候失度，则药亦无功”；清代徐灵胎在《医学源流论》中亦有云“煎药之法最宜深讲，药之效与不效，全在乎此”。由此可看出，古人在煎药上对火候、时间、煎法是十分讲究的。

讨论：

1. 根据以上案例，结合自己日常服用中药时的煎煮方法，为了保证中药治疗疾病的疗效，思考煎煮法煎煮中药需重点注意哪些影响因素？

2. 案例中古人煎药时用的煎药容器，你认为最有可能的是什么？你还见过或听说过其他的煎药容器或设备吗？如果有，是什么？

建议学时

4 学时

学习过程

一、阅读以下材料

煎煮法是以水作为溶剂，将中药饮片加热煎煮一定时间，将有效成分提取出来的一种常用方法。该法适用于有效成分能溶于水，且对湿、热均稳定的中药饮片的提取。传统制备汤剂皆采用煎煮法，同时这也是制备其他中药剂型的基本提取方法之一。

煎煮法是我国最传统的提取方法。临床上采用煎煮法提取中药，可根据病情需要灵活加减药味，充分体现了中医辨证施治的特点。煎煮法符合中医传统汤剂用药习惯。目前，水煎煮法也是中药制剂生产首选的提取方法。

（一）煎煮法提取的特点

煎煮法以水作为溶剂，提出成分范围广，经煎煮后，中药饮片中的多种成分可被提取出来；煎煮法的溶剂易得、价廉、方法简便、设备简单、技术成熟。

同时，煎煮法自身存在不足、应用也有局限性。

1. 浸出范围广

提取过程中，有效成分被提取出来的同时，大量无效成分也被提出，使得提取液中杂质较多。

2. 提取液过滤和精制困难

含淀粉、黏液质、多糖类、蛋白质等较多的中药饮片，提取液黏稠，过滤、分离较为困难，也不利于精制，且易发霉、变质。

3. 提取成分复杂

中药制剂多为复方，在煎煮过程中，成分之间可能会发生水解、氧化、还原等复杂的化学反应，产生新的成分，这些新成分可能会增减或改变复方本身的药效，具体机制极为复杂，有待进一步深入研究。

（二）煎煮法提取的原理

煎煮过程中，当中药饮片与水接触后，水首先附着于中药饮片的表面，使之润湿，随着接触时间的延长，水通过毛细管和细胞间隙与组织细胞接触，渗透入细胞内部，使细胞膨胀，细胞膜恢复通透性，解除成分之间或成分与细胞壁之间的亲和力，通过加热促使某些成分溶解于水中。当水溶解了大量的成分后，细胞内高浓度的药液不断向外扩散，细胞外的水同时向细胞内渗透，直至有效成分提取完全。

（三）工艺流程

煎煮法的一般工艺流程如图 5 –1 所示。

（四）操作方法与工艺参数

1. 操作方法

将中药饮片置于煎煮容器中，按要求加入冷水浸没中药饮片，浸泡至规定时间。浸泡时间以中药饮片被水完全浸透为宜。将经过浸泡后的中药饮片加热，先以武火加热至沸，然后用文火保持微沸状态至规定时间，将药液滤除后药渣可再次加水重复上述煎煮过程，最终将各次的滤液合并。

（1）加热方式。目前，工业化生产中通常采用蒸汽加热，煎煮提取时，先以较高温度加热至沸腾，然后以较低温度保持微沸至规定时间，在煎煮过程中，通过搅拌或强制循环加快扩散，以加速有效成分的浸出。

（2）煎煮法类型。根据煎煮时加压与否，分为常压煎煮法和加压煎煮法。常压煎煮法适用于一般性中药饮片的煎煮；加压煎煮法适用于中药成分在高温下不易被破坏，

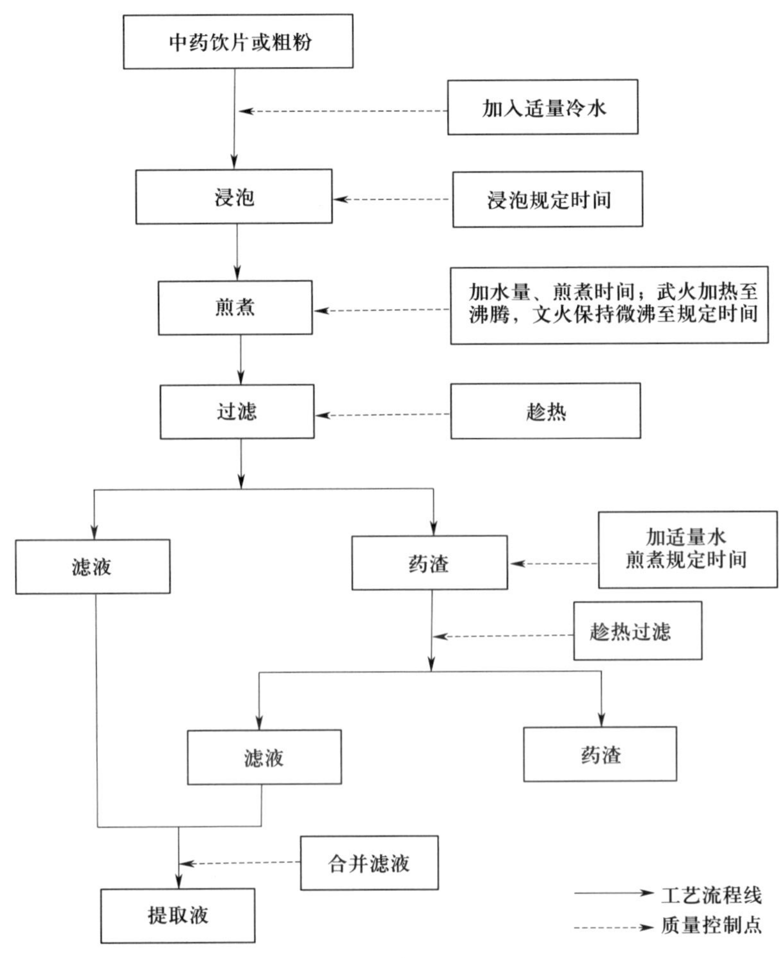

图 5－1　煎煮法的一般工艺流程

或在常压下不易被煎透的中药饮片。含挥发性成分的中药饮片采用双提法，即药液蒸汽经过冷却器冷却后，进入油水分离器进行油水分离，提取挥发性成分，水煎煮提取水溶性成分。

（3）过滤操作。中药提取液药渣和药液的分离常采用的过滤方法有常压过滤、减压过滤两种，常压过滤常以滤纸或脱脂棉作过滤介质，常用过滤器具有纱布、玻璃漏斗、搪瓷漏斗、金属夹层保温漏斗等。减压过滤常用的过滤介质同常压过滤，常用过滤器有布氏漏斗等。

2. 工艺参数

煎煮法提取效果受很多因素的影响，主要包括中药饮片的粒度、浸泡温度、时间，加水量、煎煮温度、压力、时间、次数等，甚至煎煮容器也会影响提取效果。

（1）中药饮片的粒度。粒度对提取过程中的渗透与扩散两个阶段均有较大的影响。粒度越小，比表面积越大，水越容易渗入饮片内部，利于有效成分的溶出。但如果粒度太小，吸附作用增强，不利于扩散，且可能导致饮片细胞大量破裂，造成大量大分子物质如树脂、黏液质等浸出，使药液黏度增大，扩散系数降低，浸出杂质增加，分离提纯困难。若饮片不经适度粉碎或粒度过大，煎煮时，水渗透进饮片内部困难，使得有效成分溶出过少或不完全，造成药效降低，因此，饮片粒度要大小适中，才能使有效成分最大限度地溶出。

（2）浸泡温度及时间。中药饮片在煎煮前宜用适量的水浸泡，以改善煎煮效果。但要注意，苷类成分在冷水中性质不稳定，容易酶解而得不到原生苷，因而中药饮片浸泡的温度应考虑有效成分的性质和操作季节等。浸泡饮片的水温多在 20 ~ 30 ℃，温度太高中药饮片中的蛋白类成分受热变性凝固，淀粉类成分糊化，在外层形成致密包膜不利于有效成分的浸出。

浸泡时间应根据中药饮片质地及所含成分的性质来确定，通常花、叶、茎类质地疏松的中药饮片浸泡时间为 20 ~ 30 min；根、根茎、种子、果实类质地坚实的中药饮片浸泡时间为 60 min 左右，具体应以中药饮片浸透为准。为了避免中药饮片中苷类等成分酶解，这类中药饮片可直接进行煎煮。

（3）加水量。加水量直接影响提取效果。加水量太少通常不利于有效成分的溶出，加水量过多则提取液中有效成分的浓度低，增大后续浓缩工作量，消耗能源，增加生产成本。传统经验是，第一煎加水至液面高出中药饮片表面 3 cm 左右，第二煎加水与第三煎加水液面要与中药饮片表面相平。工业生产中，第一煎的加水量一般为中药饮片质量的 10 ~ 12 倍，第二煎的加水量为中药饮片质量的 6 ~ 8 倍。

实际工作中，煎煮提取的加水量应根据中药饮片的组织结构情况以及细胞吸水性能，并结合温度及煎煮过程中水分蒸发损耗量来定。一般情况下，花、叶、全草的用水量稍多，矿物药、根茎类、贝壳类药物用水量较少，具体参数可通过实验考察后进行确定。

（4）煎煮温度、压力、时间、次数。根据提取原理，溶剂渗透、解析，有效成分溶解、扩散的能力随着温度升高而增大，有效成分浸出速度加快。但是温度过高可引起某些成分的分解或破坏，所以确定温度时要考虑提取成分的性质。同样，适当提高煎煮的压力可加速中药饮片的浸润与渗透过程，也可使部分细胞壁破裂，有利于浸出成分的扩散。

中药有效成分的提取率开始时随着提取时间的延长而增加，但达到扩散平衡后，影响会迅速减弱。煎煮时间过短，会造成有效成分提取不完全。煎煮时间过长，不仅费时、耗能，还会导致无效成分的溶出量增加、某些不稳定的有效成分分解。在传统复方汤剂的制备中，对于一些质地坚硬或所含成分不易溶于水的中药饮片，煎煮时间应较长，通常采用先煎的方法。对于质地疏松、含挥发性或不稳定有效成分的中药饮片，煎煮时间应较短，通常采用后下的方法。目前，工业化生产中常采用的蒸汽加热，煎煮时间为每次1 ~ 3 h。根据扩散原理，煎煮时当中药饮片细胞内外溶液的浓度达到平衡时，成分不再继续溶出，须将药液滤出，药渣重新加水煎煮。通常中药饮片煎煮 2 ~ 3 次，即可提取总有效成分的 70% ~ 80%。

总之，实际工作中，煎煮的温度、压力、时间和次数与中药饮片的质地、有效成分的性质等密切相关，具体条件可通过试验确定。此外，由于中药饮片中的某些成分会与铁、铜、铝等发生反应，所以煎煮时禁用铁、铜、铝制器具。传统煎煮器具多用砂制、陶制器具；生产上采用不锈钢设备。

（五）常用设备

工业化生产中使用的煎煮设备较多，比较常用的有敞口倾斜式夹层锅、多功能提取装置等。

二、填写工作单

甘草具有补脾益气、清热解毒、祛痰止咳、缓急止痛、调和诸药的功能。临床上用于脾胃虚弱，倦怠乏力，心悸气短，咳嗽痰多，脘腹，四肢挛急疼痛，痈肿疮毒，中毒的治疗。甘草苷、甘草酸是甘草中的药效活性成分，其中甘草苷属于黄酮类成分，甘草酸属于皂苷类成分，两者均具有抗肿瘤、抗炎、抗病毒、保护肝脏等药理作用，在水中有一定的溶解性。采用煎煮法可提取出甘草中的甘草苷和甘草酸。

选题 1：现有一批合格的甘草饮片，根据甘草饮片的质地和有效成分的性质，参考《中国药典》（2020 年版，一部）中“甘草浸膏”的制法，利用煎煮法和传统器具及设备在实训室开展甘草提取液的制备，填写作业单中的表 5－1 甘草提取液制备工作单。

选题 2：现有一批合格的甘草饮片，根据甘草饮片的质地和有效成分的性质，参考《中国药典》（2020 年版，一部）中“甘草浸膏”的制法，利用煎煮法和设备在生产车间开展甘草提取液的生产，填写作业单中的表 5－2 煎煮岗位甘草提取液生产工作单。

《中国药典》（2020 年版，一部）中“甘草浸膏”的制法如下：

【制法】取甘草，润透，切片，加水煎煮 3 次，每次 2 h，合并煎液，放置过夜使之沉淀，取上清液浓缩至稠膏状，干燥，使之成细粉，即得。

以小组为单位选取上述参考选题中的其中 1 题，阅读工作情景描述与相关资料，设计煎煮法制备甘草提取液的计划，对提取操作过程中用到的器具和设备进行认知，对煎煮岗位的相关资讯进行学习，填写作业单中的表 5－1 甘草提取液制备工作单或表 5－2 煎煮岗位甘草提取液生产工作单。

三、工具和设备认知

扫二维码，可查阅部分煎煮器具和设备的视图以及设备使用介绍，供开展选题 1、选题 2 的学习者学习参考。

四、岗位认知

扫二维码，可查阅中药煎煮岗位的职责和标准操作规程等资料，供开展选题 2 的学习者学习参考。

作业单

表 5－1　　　　甘草提取液制备工作单

<table>
<tr><td>姓　名</td><td></td><td>学　号</td><td></td><td>班　级</td><td></td></tr>
<tr><td>组　号</td><td>第　　组</td><td>组　长</td><td></td><td>日　期</td><td>年　月　日</td></tr>
<tr><td colspan="2">中药饮片名称</td><td colspan="4"></td></tr>
<tr><td colspan="2">有效成分</td><td colspan="4"></td></tr>
<tr><td colspan="2">提取溶剂</td><td colspan="4"></td></tr>
<tr><td colspan="2">提取方法</td><td colspan="4"></td></tr>
<tr><td colspan="6">工艺流程</td></tr>
<tr><td colspan="6"></td></tr>
</table>

<table>
<tr><td rowspan="10">关键环节</td><td rowspan="3">准备工作</td><td colspan="2">提取器具及设备</td><td></td></tr>
<tr><td colspan="2">提取饮片粒度</td><td></td></tr>
<tr><td colspan="2">溶剂总用量/ml</td><td></td></tr>
<tr><td colspan="3">称量/g</td><td></td></tr>
<tr><td rowspan="4">浸泡</td><td colspan="2">溶剂</td><td></td></tr>
<tr><td colspan="2">溶剂用量/ml</td><td></td></tr>
<tr><td colspan="2">浸泡温度/℃</td><td></td></tr>
<tr><td colspan="2">浸泡时间/min</td><td></td></tr>
<tr><td rowspan="2">提取过程</td><td rowspan="2">加热</td><td>方式</td><td></td></tr>
<tr><td>操作关键点</td><td></td></tr>
</table>

续表

关键环节	提取过程	压力/Pa	
		提取次数/次	
		每次提取时间/min	
		每次溶剂用量/ml	
	过滤	器具及设备	
		操作关键点	
	提取液质量检查	总体积/ml	
		性状	
		澄清度	
	清场		
操作时长/min			
总结及问题分析			

作业单

表 5－2 煎煮岗位甘草提取液生产工作单

姓　名		学　号		班　级	
组　号	第　　组	组　长		日　期	年　月　日
执行标准		检查人		复核人	
工艺流程					

中药饮片名称		合格证		包装整洁	
有效成分					
提取溶剂					
提取方法					
设备名称和型号					
中药饮片粒度要求					

续表

<table>
<tr><td>清洁、清场
合格标志</td><td></td><td>设备、容器具
清洁完好</td><td></td><td>计量器具
符合要求</td><td></td></tr>
<tr><td rowspan="16">关键环节</td><td rowspan="2">计量</td><td>溶剂总用量/L</td><td colspan="3"></td></tr>
<tr><td>中药饮片质量/kg</td><td colspan="3"></td></tr>
<tr><td rowspan="3">浸泡</td><td>溶剂用量/L</td><td colspan="3"></td></tr>
<tr><td>浸泡温度/℃</td><td colspan="3"></td></tr>
<tr><td>浸泡时间/h</td><td colspan="3"></td></tr>
<tr><td rowspan="6">提取过程</td><td rowspan="2">加热</td><td>方式</td><td colspan="2"></td></tr>
<tr><td>操作关键点</td><td colspan="2"></td></tr>
<tr><td>压力/Pa</td><td colspan="3"></td></tr>
<tr><td>提取次数/次</td><td colspan="3"></td></tr>
<tr><td>每次提取时间/h</td><td colspan="3"></td></tr>
<tr><td>每次溶剂用量/L</td><td colspan="3"></td></tr>
<tr><td>过滤</td><td>操作关键点</td><td colspan="3"></td></tr>
<tr><td rowspan="3">提取液质量
检查</td><td>总体积/L</td><td colspan="3"></td></tr>
<tr><td>性状</td><td colspan="3"></td></tr>
<tr><td>澄清度</td><td colspan="3"></td></tr>
<tr><td colspan="2">清场</td><td colspan="3"></td></tr>
<tr><td colspan="2">操作时长/h</td><td colspan="4"></td></tr>
<tr><td colspan="6">总结及问题分析</td></tr>
</table>

质量控制要点记录：

生产管理要点记录：

问题分析：

学习评价

根据每一小组成员在本学习过程中的表现，填写学习任务过程性考核记录表（见书后附表）。

岗位任务三　浸渍法

思维导图

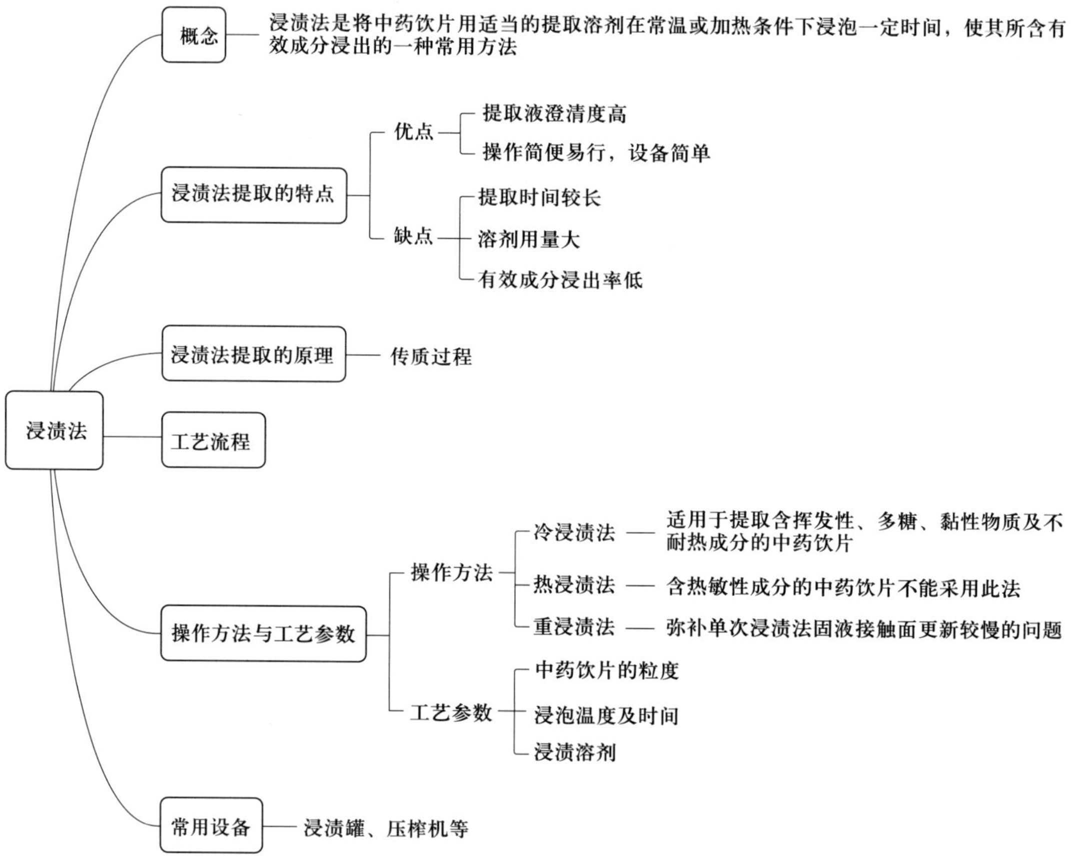

- 浸渍法
  - 概念 —— 浸渍法是将中药饮片用适当的提取溶剂在常温或加热条件下浸泡一定时间，使其所含有效成分浸出的一种常用方法
  - 浸渍法提取的特点
    - 优点
      - 提取液澄清度高
      - 操作简便易行，设备简单
    - 缺点
      - 提取时间较长
      - 溶剂用量大
      - 有效成分浸出率低
  - 浸渍法提取的原理 —— 传质过程
  - 工艺流程
  - 操作方法与工艺参数
    - 操作方法
      - 冷浸渍法 —— 适用于提取含挥发性、多糖、黏性物质及不耐热成分的中药饮片
      - 热浸渍法 —— 含热敏性成分的中药饮片不能采用此法
      - 重浸渍法 —— 弥补单次浸渍法固液接触面更新较慢的问题
    - 工艺参数
      - 中药饮片的粒度
      - 浸泡温度及时间
      - 浸渍溶剂
  - 常用设备 —— 浸渍罐、压榨机等

学习目标

知识目标

1. 掌握浸渍法的概念、特点和工艺流程。
2. 熟悉浸渍法的原理、操作方法和重要工艺参数。
3. 了解浸渍设备结构、工作原理、标准操作规程、清洁与消毒标准操作规程、维护保养标准操作规程，中药浸渍操作的安全知识。

技能目标

1. 能正确运用浸渍法的生产工艺流程和设备生产中药提取液。

2. 能根据 SOP 进行安全生产操作，并能够预判和排查基本的安全风险。

3. 能根据工作任务完成情况，规范撰写作业单。

4. 能将学到的理论知识和技能运用到生产实际中，学会用学到的理论知识和技能解决生产实际问题。

素质目标

1. 具有团队协作、沟通交流的能力。

2. 具备爱岗敬业的工匠精神、科学严谨的学习态度、一丝不苟的工作作风和创新意识。

3. 树立正确的规范意识、效率意识和安全意识。

4. 具备优良的劳动纪律观念、心理素质、职业道德和素养。

【案例导入】

药酒，是指将中药饮片中有效成分溶解在酒中而制得的一种内服、外用均可的澄清酒类制剂。药酒的口感可调，克服了服用传统药物多味苦、反胃的缺点。现代社会，随着生活节奏的日益加快，处于亚健康状态的人群越来越多，通过服用保健药酒来达到预防疾病的目的受到越来越多的人的青睐。

药酒历史悠久，有文字记载、可考证的历史可追溯到商代。关于药酒制作工艺的起源与发展，很多古书中早有记载。如我国最古的药酒方及制作方法记载于 1973 年出土于湖南长沙马王堆三号汉墓之帛书《五十二病方》。东汉时期，张仲景著述的中医经典古籍《金匮要略》中论述了药酒的制备方法，书中记载的一些汤剂，如当归四逆加吴茱萸生姜汤、栝蒌薤白白酒汤中用到的水煮药法，则为后来出现的热浸法奠定了基础。唐朝时期，孙思邈所著《备急千金要方》中系统地阐述了古代药酒的浸渍时间及食用方法。当然，药酒的制备方法不止有浸渍法，还有其他的方法，但浸渍法是古代药酒制备方法中用得最多的一种方法。

讨论：

1. 药酒的历史和应用对我们弘扬中医药文化起到了什么作用？你有何感悟？

2. 按你的理解，说说何为浸渍法。为何古人常采用浸渍法制备药酒？

3. 浸渍法适合提取中药饮片中的哪些成分？

建议学时

4 学时

学习过程

一、阅读以下材料

浸渍法是将中药饮片用适当的提取溶剂在常温或加热条件下浸泡一定时间，使其所含有效成分浸出的一种常用方法。

（一）浸渍法提取的特点

浸渍法所得到的浸出液在不低于浸渍温度下能较好地保持其澄清度，操作简便易行，设备简单。

但浸渍法也存在下列不足之处：

1. 提取时间较长

提取时间视提取中药饮片的质地、粒度、温度和溶剂用量而定，短则3～5日，长则数月。

2. 溶剂用量大

为了将中药有效成分尽可能提取完全，需要较大的溶剂量，溶剂用量一般为中药饮片质量的数十倍。

3. 有效成分浸出率低

浸渍法在浸渍状态下固（中药饮片）液（溶剂）间通常呈静止状态，溶剂的利用率较低，有效成分浸出不完全。即使采用重浸渍法，加强搅拌，或促进溶剂循环，也只能提高有效成分浸出效果，并不能直接制得高浓度的提取液。基于有效成分浸出效率差，此法不能将中药饮片中有效成分浸出完全，故不适用于贵重和有效成分含量低的中药饮片的提取。热浸法也不适用于含有挥发性成分及有效成分不耐热的中药饮片的提取。

（二）浸渍法提取的原理

一般认为中药饮片中所包含的成分多存在于中药饮片细胞内部，在此前提下溶剂提取过程的机制主要为成分的传质过程，如图5－2所示。

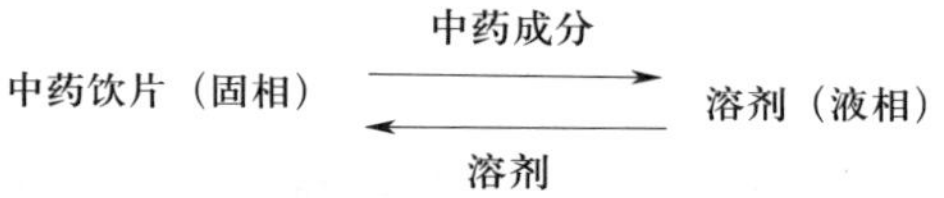

中药饮片（固相） —中药成分→ 溶剂（液相）
中药饮片（固相） ←溶剂— 溶剂（液相）

图5－2　中药成分在固液相之间的传质

具体传质过程如下：

1. 溶剂通过固体中药饮片内部的毛细管向中药饮片细胞的细胞壁扩散。
2. 溶剂分子穿过细胞壁进入细胞内部。
3. 溶剂分子在细胞内将中药饮片成分的某些分子溶解并形成溶液，由于细胞壁内外溶液中该类成分的浓度差，溶剂分子继续向细胞内扩散，直到细胞壁被溶剂分子所胀破。
4. 中药饮片中某些成分的分子向固液相界面扩散。
5. 中药饮片中某些成分的分子由固液相界面扩散至细胞外的溶剂中。

（三）工艺流程

浸渍法的一般工艺流程如图5－3所示。

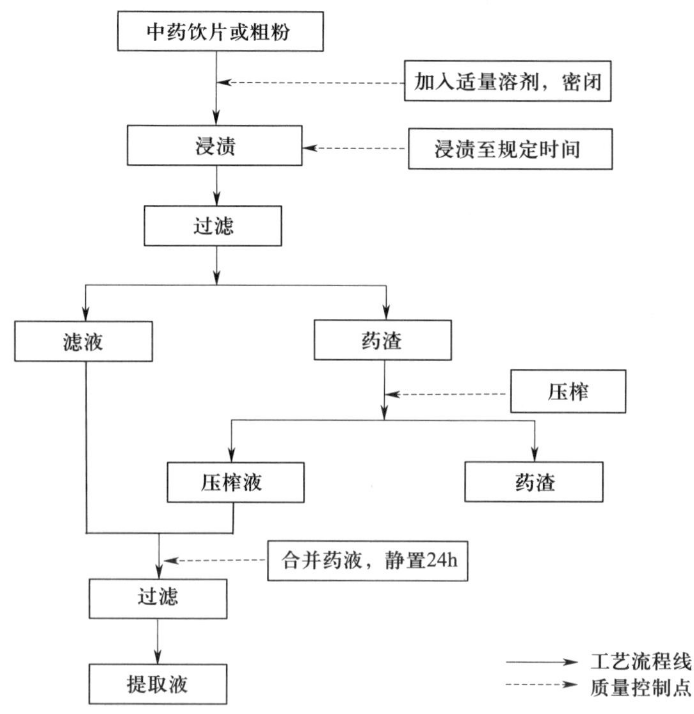

图5－3　浸渍法的一般工艺流程

（四）操作方法与工艺参数

1. 操作方法

按照操作温度和次数的不同，浸渍法分为冷浸渍法、热浸渍法及重浸渍法。

（1）冷浸渍法。将中药饮片适当粉碎，置于加盖容器内，加一定量溶剂密闭，于室温下浸泡3～5日（或至规定时间），适当加以振动或搅拌，到规定时间后过滤浸出液，压榨残渣，使残液析出，将压榨液与滤液合并，静置24 h后过滤，将浓度调至规定标准。因压榨液中带有不溶性成分及中药饮片细小组织，故放置一定时间后再过滤。

冷浸渍法多在室温下进行，也称常温浸渍法，视中药饮片品种不同，一般要浸渍3～5日，长的可达数月。开始应每日搅拌一次，以后每周搅拌一次。此法适用于提取含挥发性、多糖、黏性物质及不耐热成分的中药饮片。生产酊剂、酒剂常用此法，所得的提取液在室温下一般能保持较好的澄清度。

（2）热浸渍法。将中药饮片粗粉置于特定的浸渍罐内，加定量溶剂，以水浴或蒸汽低温加热浸提，加热温度低于溶剂沸点，也称为温浸法。以乙醇或酒为溶剂时，浸渍温度常为40～60 ℃；以水为溶剂时，浸渍温度常为60～80 ℃，其余和冷浸法操作相同。

水为溶剂的浸渍法在大生产中多采用先加热至沸腾后停止加热，保温2～3 h即可。

热浸渍法可以大幅度缩短浸出时间，提高生产效率，但浸出液中杂质浸出量会相应增加，冷却后有沉淀析出，导致澄清度不如冷浸渍法好。含热敏性成分的中药饮片不能采用此法。

单次浸渍法的缺点是固液接触面更新较慢，即使加温或搅拌也不能使药渣中的吸附残液完全析出，导致固液接触的边界层难以有效更新，影响溶质的扩散，为此引入重浸渍法。

（3）重浸渍法。将溶剂分为多份，先用第一份溶剂浸渍中药饮片后，药渣再用第二份溶剂浸渍，如此重复 2 ~ 3 次，最后将各份浸渍液合并即得。操作时最好每次浸渍之间将药渣进行压榨以使残留的浸渍液析出，使后续的浸渍操作获得较好的浓度差。

目前，国内还有单罐循环浸出方法，其原理类似于强制循环煎煮法，这种方法在一定程度上使溶剂的利用率得到提高，能持续地更新固液接触面，溶剂用量少，有效成分浸出量高，多用于冷浸法操作。

2. 工艺参数

浸渍法提取效果受很多因素的影响，主要包括中药饮片的粒度，浸渍温度、时间，浸渍溶剂等。

（1）中药饮片的粒度。粒度对传质过程有较大的影响。粒度越小，比表面积越大，溶剂越容易扩散到中药饮片细胞内部，利于有效成分的溶出。但如果粒度太小，吸附作用增强，不利于溶剂扩散，同时还会导致杂质的溶出量增多，因此，中药饮片粒度要大小适中，才能在杂质溶出量少的同时，使有效成分最大限度地溶出。

（2）浸渍温度及时间。升高浸渍温度可缩短浸出时间，提高有效成分的浸出效率，但浸出液中杂质的量也会增加。浸渍时间应结合浸渍温度、浸渍溶剂等来确定。

（3）浸渍溶剂。浸渍溶剂应根据中药饮片所含的成分来确定。由于浸渍所需时间较长，特别是冷浸渍法，若以水为溶剂，提取液很容易变质，故冷浸渍法不宜用水作溶剂。生产中常用的浸渍溶剂为不同浓度的乙醇或酒，浸出过程应密闭，防止溶剂的挥发损失。

（五）常用设备

工业化生产中使用的浸渍设备，比较常用的有浸渍罐、压榨机等。

二、填写工作单

冯了性风湿跌打药酒曾名为“万应药酒”，是传承 400 余年的传世名方，由广东新会人冯炳阳于明朝万历年间所创制，其子冯了性经过不断研究、改进药酒配方，将药酒更名为“冯了性风湿跌打药酒”。从《中国药典》（第一版）开始，就将该品种收载其中。《中国药典》（2020 年版，一部）记载，冯了性风湿跌打药酒具有祛风除湿、活血止痛的功能。临床上用于风寒湿痹、手足麻木、腰腿酸痛、跌扑损伤、瘀滞肿痛等方面的治疗。现代研究表明，冯了性风湿跌打药酒含有黄酮类、生物碱类、有机酸类、香豆素类、酯类、氨基酸类、挥发油、萜类等有效成分。《中国药典》（2020 年版，一部）记载的冯了性风湿跌打药酒的处方及制法如下：

【处方】

丁公藤 2500 g	桂枝 75 g	麻黄 93.8 g	羌活 7.5 g
当归 7.5 g	川芎 7.5 g	白芷 7.5 g	补骨脂 7.5 g
乳香 7.5 g	猪牙皂 7.5 g	陈皮 33.1 g	苍术 7.5 g
厚朴 7.5 g	香附 7.5 g	木香 7.5 g	枳壳 50 g

白术 7.5 g	山药 7.5 g	黄精 20 g	菟丝子 7.5 g
小茴香 7.5 g	苦杏仁 7.5 g	泽泻 7.5 g	五灵脂 7.5 g
蚕沙 16.2 g	牡丹皮 7.5 g	没药 7.5 g	

【制法】以上二十七味，除乳香、五灵脂、木香、没药、麻黄、桂枝、白芷、小茴香、羌活、猪牙皂外，其余丁公藤等十七味混匀，蒸 2 h，取出，放冷，与上述乳香等十味合并，置容器内，加入白酒 10 kg，密闭浸泡 30～40 日，过滤，即得。

以小组为单位阅读工作情景描述与相关资料，按照冯了性风湿跌打药酒的制备方法制备冯了性风湿跌打药酒，在实训室对制备操作过程中用到的器具和设备进行认知后进行操作，通过对浸渍岗位的相关资讯的学习，填写作业单中的表 5－3 浸渍岗位“冯了性风湿跌打药酒”生产工作单。

三、工具和设备认知

扫二维码，可查阅部分浸渍器具和设备的视图以及设备使用介绍，供学习者学习参考。

四、岗位认知

扫二维码，可查阅中药浸渍岗位的职责和标准操作规程等资料，供学习者学习参考。

作业单

表 5－3　　浸渍岗位“冯了性风湿跌打药酒”生产工作单

姓　名		学　号		班　级	
组　号	第　　组	组　长		日　期	年　月　日
执行标准		检查人		复核人	
工艺流程					

续表

<table>
<tr><td>中药饮片名称</td><td colspan="2"></td><td colspan="2">合格证</td><td colspan="2"></td><td colspan="2">包装整洁</td><td></td></tr>
<tr><td>有效成分</td><td colspan="9"></td></tr>
<tr><td>提取溶剂
及浓度</td><td colspan="9"></td></tr>
<tr><td>提取方法</td><td colspan="9"></td></tr>
<tr><td>设备名称
和型号</td><td colspan="9"></td></tr>
<tr><td>中药饮片粒度
要求</td><td colspan="9"></td></tr>
<tr><td>清洁、清场
合格标志</td><td></td><td colspan="2">设备、容器具
清洁完好</td><td colspan="2"></td><td colspan="2">计量器具
符合要求</td><td colspan="2"></td></tr>
<tr><td rowspan="13">关键环节</td><td rowspan="2">计量</td><td colspan="2">溶剂总用量/L</td><td colspan="6"></td></tr>
<tr><td colspan="2">中药饮片质量/kg</td><td colspan="6"></td></tr>
<tr><td rowspan="3">蒸制</td><td colspan="2">中药饮片名称</td><td colspan="6"></td></tr>
<tr><td colspan="2">目的</td><td colspan="6"></td></tr>
<tr><td colspan="2">方法</td><td colspan="6"></td></tr>
<tr><td rowspan="3">浸渍</td><td colspan="2">浸渍温度/℃</td><td colspan="6"></td></tr>
<tr><td colspan="2">浸渍时间/h</td><td colspan="6"></td></tr>
<tr><td colspan="2">浸渍次数/次</td><td colspan="6"></td></tr>
<tr><td>过滤</td><td colspan="2">操作关键点</td><td colspan="6"></td></tr>
<tr><td rowspan="3">提取液质量
检查</td><td colspan="2">总体积/L</td><td colspan="6"></td></tr>
<tr><td colspan="2">性状</td><td colspan="6"></td></tr>
<tr><td colspan="2">澄清度</td><td colspan="6"></td></tr>
<tr><td colspan="3">清场</td><td colspan="6"></td></tr>
<tr><td colspan="2">操作时长/h</td><td colspan="8"></td></tr>
<tr><td colspan="10">总结及问题分析</td></tr>
</table>

质量控制要点记录：

生产管理要点记录：

问题分析：

学习评价

根据每一小组成员在本学习过程中的表现，填写学习任务过程性考核记录表（见书后附表）。

岗位任务四　渗漉法

思维导图

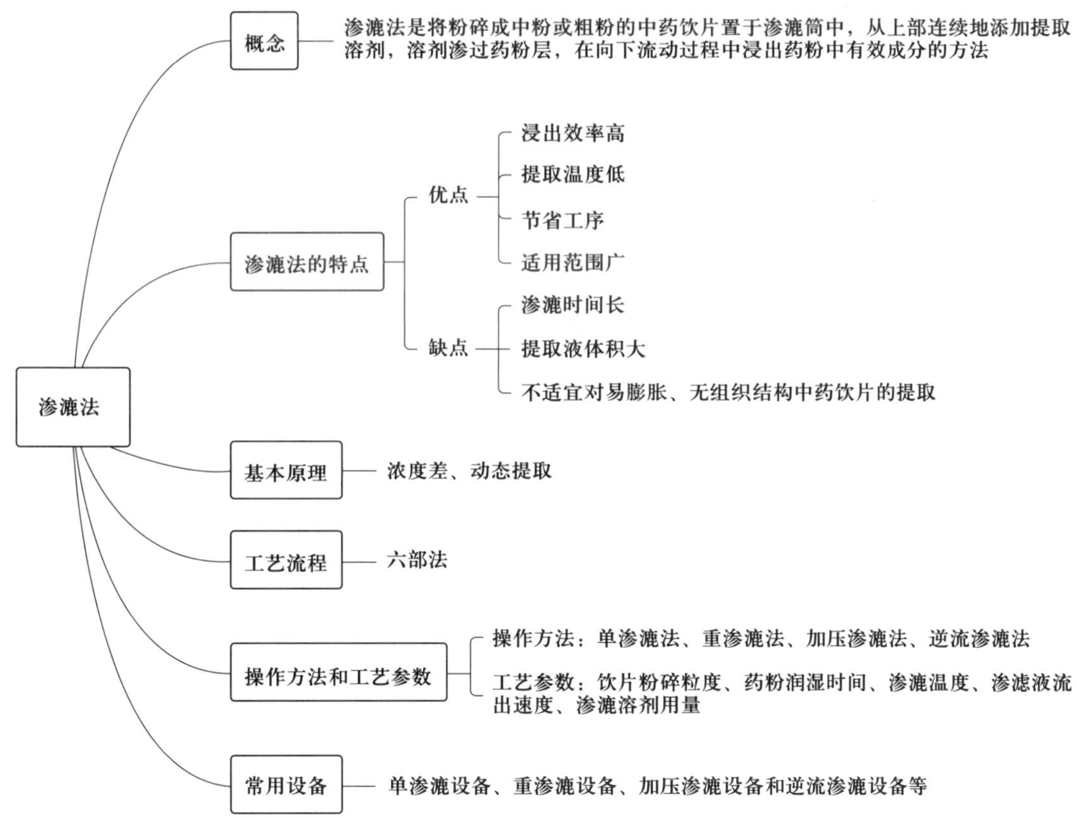

学习目标

知识目标

1. 掌握渗漉法的概念、特点和工艺流程。

2. 熟悉渗漉法的原理、操作方法和重要工艺参数。

3. 了解中药渗漉岗位职责、岗位标准操作规程、岗位质量控制要点和生产管理要点，渗漉设备结构、工作原理、标准操作规程、清洁与消毒标准操作规程、维护保养标准操作规程，中药渗漉操作的安全知识。

技能目标

1. 能正确运用渗漉法的生产工艺流程和设备生产中药提取液。

2. 能根据 SOP 进行安全生产操作，并能够预判和排查基本的安全风险。

3. 能根据工作任务完成情况，规范撰写作业单。

4. 能将学到的理论知识和技能运用到生产实际中，学会用学到的理论知识和技能解决生产实际问题。

素质目标

1. 具有团队协作、沟通交流的能力。

2. 具备爱岗敬业的工匠精神、科学严谨的学习态度、一丝不苟的工作作风和创新意识。

3. 树立正确的规范意识、效率意识和安全意识。

4. 具备优良的劳动纪律观念、心理素质、职业道德和素养。

【案例导入】

“渗漉”出自《史记·司马相如列传》，意思是液体向下滴流。“渗漉”还有一层意思，用来比喻恩泽下施。华佗是中医外科的鼻祖，他发明了麻沸散，开创了世界麻醉药物临床应用的先例。而西方直至 18 世纪初才有全身麻醉外科手术的记录，距离华佗发明并使用麻沸散足足晚了 1 600 余年。

关于麻沸散的发明，民间传说颇多，其中有一个记录为：有一次，华佗行医时碰到一个病人牙关紧闭，口吐白沫，毫无知觉。华佗甚是奇怪，家属告诉他，这是因为病人误食了几朵臭麻子花（又名洋金花），才会出现这种情况。华佗赶紧找病人家属将臭麻子花拿来仔细看了看，又把花放在嘴里尝了尝，顿时觉得头晕目眩，满嘴发麻。华佗把臭麻子全株植物取回家后，亲自尝试了臭麻子的花、叶、果，还把根嚼了嚼。经过亲身体验，发现臭麻子果的麻醉效力最佳。华佗又到处走访了许多医生同行，收集各家行医经验，得到了一些有麻醉性的药物，经过多种不同配方的尝试，终于将麻醉药试制成功，称之为麻沸散。为了取得更好的临床麻醉效果，华佗根据酒也有麻醉作用的成功经验，常以酒送服麻沸散。

自从华佗制成麻沸散以后，手术时大大减轻了病人的痛苦。直到现在，人们都很怀念华佗，称他是中医外科的鼻祖。只可惜，麻沸散配方没有流传下来。

讨论：

1. 通过华佗的故事，你看到了华佗身上的什么品质。对你有何启示？

2. 你认为即将学习的渗漉法中的“渗漉”最有可能的意思是什么？

建议学时

4 学时

学习过程

一、阅读以下材料

渗漉法是将粉碎成中粉或粗粉的中药饮片置于渗漉筒中，从上部连续地添加提取溶剂，溶剂渗过药粉层，在向下流动过程中浸出药粉中有效成分的方法。渗漉法属于动态提取法。所得到的浸出液称为“渗漉液”。

（一）渗漉法的原理

渗漉过程中，溶剂渗入药粉的细胞，溶解大量的可溶性物质后，再扩散至细胞外溶液，使细胞组织外溶液的浓度增加，溶液密度增大，且随着溶剂的流动向下移动。溶液原来的位置被上层的提取溶剂或稀渗漉液所置换，造成细胞内外良好的浓度差，细胞内溶液的浓度总是大于细胞外溶液的浓度，使细胞内溶液中的成分不断地被动扩散至细胞外。渗漉法提取原理如图 5－4 所示。

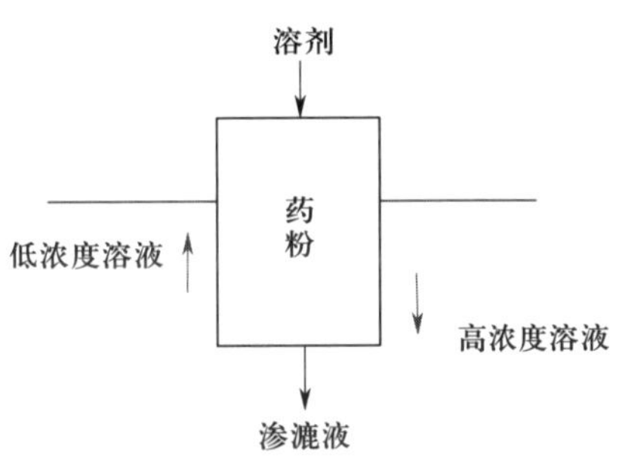

图 5－4　渗漉法提取原理

在渗漉过程中，将初期、中期、末期收集的渗漉液分别称为初漉液、续漉液和尾漉液。目前，渗漉法仍然是实验室以及中药生产中常用的中药提取方法之一。渗漉法与其他方法比较，具有以下特点：

（1）浸出效率高

1）提取前先将中药饮片粉碎成粗粉，再进行渗漉提取。

2）提取溶剂自上而下渗过药粉层使药粉细胞组织中成分的浓度总是高于组织外溶剂中成分的浓度，形成浓度差，因此，渗漉法相当于无数次浸渍，是一个连续进行的动态过程，浸出效率高。

（2）提取温度低

1）渗漉提取可以在较低的温度下进行，适合于热稳定性较差的有效成分的提取。

2）如需要加热，也是使提取溶剂温热，原则上不能使溶剂产生溶剂蒸气而影响渗漉。

（3）节省工序。渗漉筒底部带有过滤装置，渗漉液从渗漉筒出口流出后，可不必再进行过滤，节省工序。

（4）适用范围广

1）除乳香、没药、芦荟等无组织结构、遇溶剂易软化形成较大团块的中药饮片和易膨胀的中药饮片外，一般中药饮片经粉碎后，均可进行渗漉法提取，其中特别适用于提取含热不稳定、易挥发或剧毒成分的中药饮片；适用于提取有效成分含量较低或要求提取液浓度较高的中药饮片。

2）此法尤其适用于贵重、毒性中药饮片的提取，因为这些中药饮片的量一般较少，可用单渗漉法操作，简单易行，也不会造成有效成分的大量损失。

（5）渗漉时间长

1）在渗漉过程中，为了保证药粉细胞组织中的成分向其外部溶液进行充分的扩散，提高溶出效率需控制渗漉筒溶液流出的速度，其渗漉液流出的速度与渗漉筒药粉量、药粉质地有关。

2）随着渗漉过程的进行，药粉组织细胞中有效成分的浓度变小，向细胞外扩散的速度也变慢。为保证药粉组织细胞中成分大部分或者几乎全部扩散到细胞外的溶液中，需要比较长的渗漉时间。

（6）提取液体积大。为保证药粉组织细胞中成分的浓度总是高于组织外溶剂中成分的浓度，不断造成浓度差，提取液要不断从渗漉筒的底端出口流出，经过长时间的渗漉操作，所收集的渗漉液体积比较大。

（二）工艺流程

渗漉法的一般工艺流程如图5－5所示。

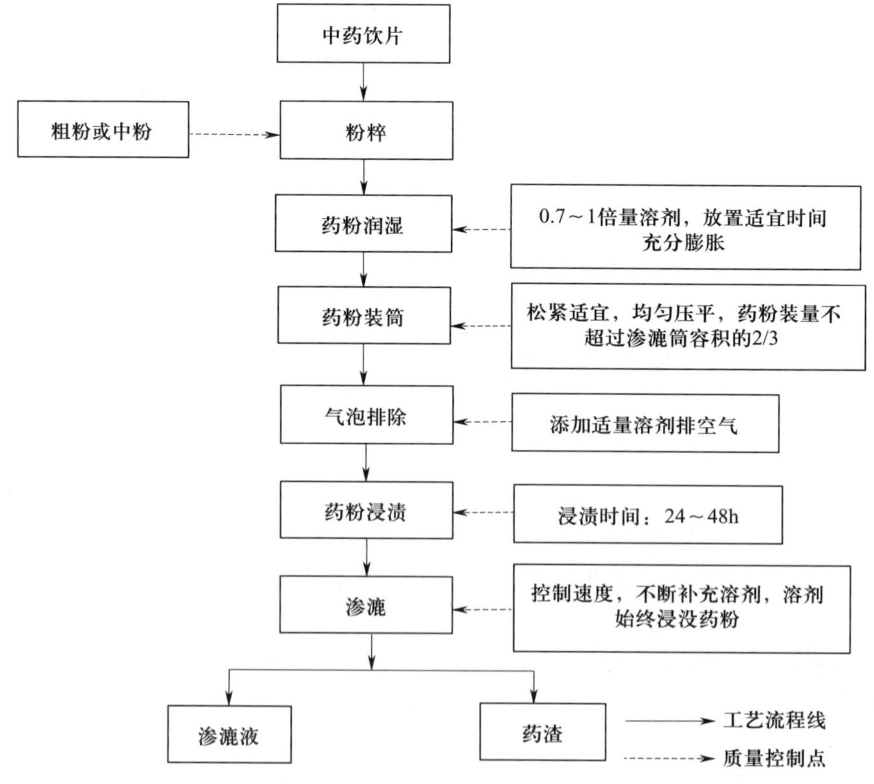

图5－5　渗漉法的一般工艺流程

（三）操作方法与工艺参数

1. 操作方法

渗漉操作方法主要有单渗漉法、重渗漉法、加压渗漉法、逆流渗漉法等。

（1）单渗漉法。单渗漉法是指仅用一个渗漉筒的渗漉方法。按照渗漉过程中所使用溶剂的浓度变化，可分为一般渗漉法和梯度渗漉法。

1）一般渗漉法。一般渗漉法是指在渗漉过程中使用单一溶剂或者一种比例恒定的混合溶剂进行渗漉，如使用95%乙醇或者50%乙醇作为溶剂进行渗漉。

2）梯度渗漉法。梯度渗漉法是指在渗漉过程中先后使用若干种比例不同的混合溶剂进行渗漉，如先使用95%乙醇进行渗漉，药渣再使用50%乙醇进行渗漉，然后将两次的渗漉液合并。

单渗漉法的操作步骤如下：

1）中药饮片粉碎。中药饮片的粉碎度应适宜，一般以《中国药典》的粗粉或中等粉规格为宜。药粉过细，易堵塞，溶剂渗过药粉层的速度慢；药粉过粗，有效成分浸出效果差。

2）药粉润湿。药粉应先用适量渗漉溶剂润湿，使之充分膨胀后再装筒，以避免药粉在渗漉筒中膨胀挤压而造成堵塞，从而影响溶剂的渗过。一般加药粉0.7～1倍量的溶剂，拌匀后，根据饮片质地密闭放置15 min至数小时，使药粉充分均匀润湿和膨胀。

3）药粉装筒。渗漉筒底部装带孔筛板并铺垫适宜滤材，将已润湿膨胀的药粉分次装入渗漉筒，应松紧适宜，均匀压平，上部用滤纸或纱布覆盖，并加少量重物，以防加溶剂时药粉颗粒浮起。装得过松，溶剂很快流过药粉，浸出效果差；过紧，又会影响溶剂的渗过和溶液的流动，无法进行正常渗漉。药粉装量以不超过渗漉筒容积的2/3为宜，必须留有一定的空间以存放溶剂，保持液面。

4）气泡排除。药粉装填完毕后，打开渗漉液底部出口的活塞或控制阀，从渗漉筒上端添加溶剂，至渗漉液从下端出口流出，关闭渗漉液出口，继续添加溶剂，至溶剂浸没药粉表面数厘米。加入溶剂时，应最大限度地排除药粉间隙中的空气，保持溶剂始终浸没药粉表面，否则药粉上部干涸开裂，再加溶剂后，溶剂易从裂隙间流过而影响浸出。

5）药粉浸渍。气泡排出后，将药粉浸渍放置24～48 h，使溶剂充分渗透扩散到药粉颗粒内部，解吸和溶解有效成分，以提高渗漉效率。

6）渗漉。打开渗漉筒底端漉液出口，接收渗漉液，控制渗滤液流出的速度。一般慢渗时渗漉液流出速度为1～3 ml/(kg·min)，快渗时渗漉液流出速度为3～5 ml/(kg·min)。大量生产时，每小时流出液应相当于渗漉容器被利用容积的1/48～1/24。渗漉过程中应不断补充溶剂，使溶剂始终浸没药粉。有效成分是否渗漉完全，可通过渗漉液的颜色、气味等鉴别，若条件允许，应根据渗漉液中有效成分的定性分析来判断。

（2）重渗漉法。重渗漉法是将多个渗漉筒串联排列，前一个渗漉筒中药粉的渗漉液可重复用作下一个渗漉筒中药粉的渗漉溶剂，渗漉液依次流过串联的多个渗漉筒，在末端渗漉筒的出口收集渗漉液，以获得高浓度渗漉液的方法。

重渗漉法与单渗漉法的操作基本一致，但有两点不同：

1）药粉装桶。重渗漉法的渗漉装置中含有若干各串联排列的渗漉筒，药粉需要按一定的比例同时装入这些渗漉筒中，装入各渗漉筒中的药粉，量可相等，也可以不等。不相等时，每个渗漉筒中的药粉量一般按前向后的顺序按比例减少，如待渗漉药粉 1 000 g，可分为 500 g、300 g、200 g 共 3 份，按先后顺序分别依次装于串联的 3 个渗漉筒内。

2）渗漉液的收集。渗漉过程中，每个渗漉筒先分别收集一定量的初漉液，另器储存；然后再在串联的最后一个渗漉筒的出口处收集续漉液；最后将每个筒的初漉液与最后一个筒的续滤液合并即得提取液。

（3）加压渗漉法。加压渗漉法是通过加压泵给渗漉装置内部施加一定的压力，使溶剂及浸出液较快地渗过药粉层，渗漉液从渗漉筒底端出口流出的一种快速渗漉方法。

加压渗漉法与单渗漉法的操作基本一致，但有一点不同，即渗漉步骤为加压渗漉，需要在加压渗漉罐中进行，溶剂通过加压泵输入渗漉罐。

（4）逆流渗漉法。逆流渗漉法是将药粉置于渗漉筒中，从渗漉筒下部连续地添加渗漉溶剂，溶剂渗过药粉层，在向上流动过程中浸出药粉中有效成分的方法。

逆流渗漉法与单渗漉法的操作基本一致，但有一点不同，即渗漉溶剂的运动方向是逆向运动。

2. 工艺参数

（1）饮片粉碎粒度。饮片适度粉碎有利于加速有效成分的浸出。单渗漉法和重渗漉法操作中，饮片一般粉碎成粗粉或最粗粉，药粉过细易堵塞，导致渗漉困难；药粉过粗，不易压紧，提取溶剂消耗量大，同时还会影响浸出效果。加压渗漉法和逆流渗漉法操作中饮片可粉碎得细一些，药粉粒度可达 40 目，这是因为渗漉是在一定的压力或机械力的作用下进行的，药粉细一些不影响溶剂渗过药粉层的速度，同时还可提高浸出效果。

（2）药粉润湿时间。药粉润湿时间的长短可根据饮片质地及所含有效成分的稳定性来确定。一般而言，如果饮片质地致密，且成分在溶剂中比较稳定，可将药粉润湿的时间延长一些，以使药粉颗粒充分膨胀，提高浸出效果。

（3）渗漉温度。渗漉法操作一般在室温下进行，如果需要也可在带有加热或制冷功能的渗漉设备里操作。加热可提高提取效率，但提取温度不宜过高，否则溶剂容易产生蒸汽，形成气泡，不利于渗漉。对于热稳定性差的成分，渗漉时可调低设备的提取温度，使渗漉过程在常温或低于常温的条件下进行，使成分不受到破坏。

（4）渗滤液流出速度。渗滤液流出速度的快慢会影响到有效成分的浸出效果，速度太快，有效成分来不及溶出和扩散，使溶剂消耗量太大，渗滤液浓度低，浓缩负担大，能耗多，生产成本高；速度太慢则影响设备的利用率和产量。渗漉速度的设定需根据饮片的质地、药粉粒度、渗漉溶剂、有效成分的性质、渗漉方法等综合考虑确定。

加压渗漉过程中，渗滤液经流量计自动从出口阀进入储液罐，可用流量计的测定数据计算和控制流速，以达到最佳提取工艺要求。

（5）渗漉溶剂用量。渗漉溶剂用量应适宜，太少有效成分提取不完全；太多浓缩负担大，能耗多，生产成本高。可根据渗滤液中有效成分的定性分析来判断是否提取完全，确定渗漉溶剂的用量。

（四）常用设备

实训室常用的渗漉设备是渗漉装置，工业化生产中使用的渗漉设备较多，比较常用的有单渗漉设备、重渗漉设备、加压渗漉设备和逆流渗漉设备等。

二、填写工作单

大黄为蓼科植物掌叶大黄（*Rheum palmatum* L.）、唐古特大黄（*Rheum tanguticum* Maxim. ex Balf.）或药用大黄（*Rheum officinale* Baill.）的干燥根和根茎。具有泻下攻积、清热泻火、凉血解毒、逐瘀通经、利湿退黄的功能。临床上用于实热积滞便秘、血热吐衄、目赤咽肿、痈肿疔疮、肠痈腹痛、瘀血经闭、产后瘀阻、跌打损伤、湿热痢疾、黄疸尿赤、淋证和水肿，外治烧烫伤。大黄中的有效成分主要为蒽醌类，有芦荟大黄素（$C_{15}H_{10}O_5$）、大黄酸（$C_{15}H_8O_6$）、大黄素（$C_{15}H_{10}O_5$）、大黄酚（$C_{15}H_{10}O_4$）和大黄素甲醚（$C_{16}H_{12}O_5$）等。采用渗漉法以60%的乙醇作溶剂能较好提取大黄中的蒽醌类成分。

《中国药典》（2020年版，一部）记录了渗漉法制备“大黄流浸膏”的制法，如下：

【制法】取大黄（最粗粉）1 000 g，用60%乙醇作溶剂，浸渍24 h后，以每分钟1～3 ml的速度缓缓渗漉，收集初漉液850 ml，另器保存，继续渗漉，至渗漉液色淡为止，收集续漉液，浓缩至稠膏状，加入初漉液，混匀，用60%乙醇稀释至1 000 ml，静置，待澄清，过滤，即得。

选题1：现有一批合格的大黄饮片，参考大黄流浸膏的制法，在实训室利用渗漉法和实验渗漉装置开展大黄渗滤液的制备，填写作业单中的表5－4大黄渗漉液制备工作单。

选题2：现有一批合格的大黄饮片，参考大黄流浸膏的制法，在生产车间利用渗漉法和渗漉设备开展大黄渗漉液的生产，填写作业单中的表5－5渗漉岗位大黄渗漉液生产工作单。

以小组为单位选取上述参考选题中的其中1题，阅读工作情景描述与相关资料，设计渗漉法制备大黄渗漉液的计划，对提取操作过程中用到的器具和设备进行认知，对渗漉岗位的相关资讯进行学习，填写作业单中的表5－4大黄渗漉液制备工作单或表5－5渗漉岗位大黄渗漉液生产工作单。

三、工具设备的认知

扫二维码，可查阅部分渗漉器具和设备的视图以及设备使用介绍，供开展选题1、选题2的学习者学习参考。

四、岗位认知

扫二维码，可查阅中药渗漉岗位的职责和标准操作规程等资料，供开展选题2的学习者学习参考。

作业单

表 5－4　　大黄渗漉液制备工作单

<table>
<tr><td>姓　名</td><td></td><td>学　号</td><td></td><td>班　级</td><td></td></tr>
<tr><td>组　号</td><td>第　　组</td><td>组　长</td><td></td><td>日　期</td><td>年　月　日</td></tr>
<tr><td colspan="2">中药饮片名称</td><td colspan="4"></td></tr>
<tr><td colspan="2">提取方法</td><td colspan="4"></td></tr>
<tr><td colspan="2">提取溶剂</td><td colspan="4"></td></tr>
<tr><td colspan="6">工艺流程</td></tr>
<tr><td colspan="6"></td></tr>
</table>

<table>
<tr><td rowspan="9">关键环节</td><td rowspan="3">准备工作</td><td>器具及设备</td><td></td></tr>
<tr><td>溶剂浓度/%</td><td></td></tr>
<tr><td>溶剂用量/ml</td><td></td></tr>
<tr><td>饮片粉碎</td><td>粒度</td><td></td></tr>
<tr><td colspan="2">称量/g</td><td></td></tr>
<tr><td rowspan="4">润湿</td><td>溶剂</td><td></td></tr>
<tr><td>溶剂用量/ml</td><td></td></tr>
<tr><td>温度/℃</td><td></td></tr>
<tr><td>时间/min</td><td></td></tr>
</table>

续表

<table>
<tr><td rowspan="18">关键环节</td><td rowspan="4">装筒</td><td>装筒顺序</td><td></td></tr>
<tr><td>药粉装量/g</td><td></td></tr>
<tr><td>药粉装量占渗漉筒容积的比例</td><td></td></tr>
<tr><td>操作注意事项</td><td></td></tr>
<tr><td rowspan="2">排气</td><td>排气顺序</td><td></td></tr>
<tr><td>溶剂用量/ml</td><td></td></tr>
<tr><td rowspan="3">浸渍</td><td>温度/℃</td><td></td></tr>
<tr><td>时间/h</td><td></td></tr>
<tr><td>溶剂用量/ml</td><td></td></tr>
<tr><td rowspan="3">渗漉</td><td>溶剂用量/ml</td><td></td></tr>
<tr><td>渗漉速度/(min/ml)</td><td></td></tr>
<tr><td>初漉液体积/ml</td><td></td></tr>
<tr><td rowspan="4">渗漉终点判断</td><td>颜色</td><td></td></tr>
<tr><td>气味</td><td></td></tr>
<tr><td>成分测定方法</td><td></td></tr>
<tr><td>续漉液体积/ml</td><td></td></tr>
<tr><td colspan="2">清场</td><td></td></tr>
<tr><td colspan="4">总结及问题分析</td></tr>
<tr><td colspan="4"></td></tr>
</table>

作业单

表 5－5　　渗漉岗位大黄渗漉液生产工作单

姓　名		学　号		班　级	
组　号	第　　组	组　长		日　期	年　月　日

按渗漉提取岗位 SOP 执行。		
操作程序	1. 渗漉容器是否清洗干净。　□已清　□未清 2. 核对渗漉的中药饮片品名和数量。　□已核　□未核 3. 饮片适当粉碎后，加规定溶剂润湿是否均匀。　□均匀　□未匀 4. 饮片装入渗漉容器应均匀，松紧一致，加溶剂时注意排除空气，溶剂要高出药粉面。　□已做　□未做	操作人： 复核人：

中药饮片名称		提取方法		提取溶剂	
设备名称和型号					
中药饮片粒度要求					
清洁、清场合格标志		设备、容器具清洁完好		计量器具符合要求	

关键环节				
关键环节	计量	溶剂总用量/L		
		中药饮片总质量/kg		
	润湿	溶剂用量/L		
		润湿温度/℃		
		润湿时间/h		
	装筒	装筒顺序		
		药粉装量/kg		
		装筒要求		
	排气	排气顺序		
		溶剂用量/L		
	浸渍	温度/℃		
		浸渍时间/h		
		溶剂用量/L		
		初漉液体积/L		
	渗漉	渗漉速度/(min/ml)		
		溶剂用量/L		
		渗漉时间/h		
	渗漉终点判断	颜色		
		气味		
		成分测定方法		
		续漉液体积/L		
操作时长/h				

续表

总结及问题分析
质量控制要点记录： 生产管理要点记录： 问题分析：

学习评价

根据每一小组成员在本学习过程中的表现，填写学习任务过程性考核记录表（见书后附表）。

岗位任务五　回流提取法

思维导图

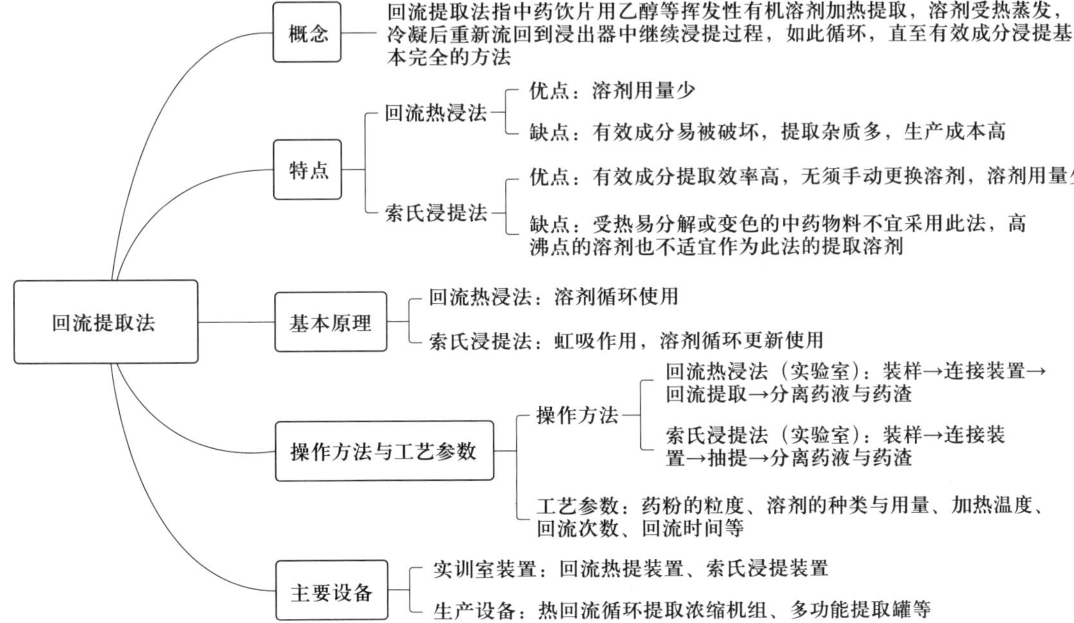

学习目标

知识目标

1. 掌握回流提取法的概念、特点和工艺流程。

2. 熟悉回流提取法的原理、操作方法和重要工艺参数。

3. 了解中药回流提取岗位职责、岗位标准操作规程、岗位质量控制要点和生产管理要点，回流提取设备结构、工作原理、标准操作规程、清洁与消毒标准操作规程、维护保养标准操作规程，中药回流提取操作的安全知识。

技能目标

1. 能正确运用回流提取法的生产工艺流程和设备生产中药提取液。

2. 能根据SOP进行安全生产操作，并能够预判和排查基本的安全风险。

3. 能根据工作任务完成情况，规范撰写作业单。

4. 能将学到的理论知识和技能运用到生产实际中，学会用学到的理论知识和技能解决生产实际问题。

素质目标

1. 具有团队协作、沟通交流的能力。

2. 具备爱岗敬业的工匠精神、科学严谨的学习态度、一丝不苟的工作作风和创新意识。

3. 树立正确的规范意识、效率意识和安全意识。

4. 具备优良的劳动纪律观念、心理素质、职业道德和素养。

【案例导入】

银杏被称为活化石，有悠久的历史，到了秋天，银杏叶从碧绿变为金黄，是一道亮丽的风景线。银杏叶不但观赏价值高，还具有治疗作用，有活血化瘀、通络止痛、敛肺平喘、化浊降脂的功效，对肺虚咳喘、冠心病、心绞痛、高脂血症等有疗效。2015 年 5 月，国家监管部门在飞行检查中发现，部分企业违反国家生产标准，擅自改变提取工艺，用 3% 盐酸制备银杏叶提取物，其有效成分总黄酮醇苷、萜类内酯和有毒成分总银杏酸等指标均符合《中国药典》要求。而按《中国药典》标准银杏叶提取应使用稀乙醇作提取溶剂。国家食品药品监督管理总局判定，擅自改变提取工艺存在“分解药品有效成分，影响药品疗效”的风险，这就是 2015 年轰动全国的中医药行业不良事件“银杏叶事件”。

中药成分非常复杂，提取溶剂不同，会导致得到的成分也不尽相同，“银杏叶事件”中产品的疗效和安全性未经过科学规范的试验评估，存在风险，这种擅自改变生产工艺的行为是违法的。药品质量关系人民的健康安全，药品质量控制不仅是产品控制，还包括过程控制，我们要牢固树立药品质量第一的意识，严格按照国家标准规定的生产工艺进行生产，再经过严格的产品质量检验，保证药品质量。

讨论：

1. 请同学们结合专业知识分析一下企业为什么要改用 3% 盐酸代替国家标准中规定的稀

乙醇进行提取？

2. 案例中用3%盐酸制备银杏叶提取物，其有效成分总黄酮醇苷、萜类内酯和有毒成分总银杏酸等指标均符合《中国药典》要求，那是否表明其是合格产品。是否安全有效？说说你的看法。

3. 通过案例，你认为作为一名合格的医药人，应该具备什么样的职业素质？

建议学时

4 学时

学习过程

一、阅读以下材料

回流提取法是指中药饮片用乙醇等挥发性有机溶剂加热提取，溶剂受热蒸发，冷凝后重新流回到浸出器中继续浸提，如此循环，直至有效成分浸提基本完全的方法。按照固液浸提时传质推动力的不同，回流提取法可分为回流热浸法、索氏浸提法两种。

（一）回流提取法的特点

1. 回流热浸法

回流热浸法本质上是一种热浸渍法，由于溶剂的循环使用，此法较渗漉法的溶剂用量少，有效成分浸提较完全。回流热浸法通常适用于对质地坚硬、有效成分较难浸提的中药原料进行浸提处理。回流热浸法一般需要提取 2～3 次，溶剂用量通常为被提取中药饮片量的 5～10 倍，提取温度一般控制在溶剂沸点处（80～100 ℃）。回流热浸法有以下 3 个特点：

（1）溶剂能循环使用，溶剂较渗漉法的耗用量少。

（2）回流热浸时温度较高，热敏性有效成分易被破坏，无效成分糊精、胶质、鞣质、淀粉等浸出量增加，增加了提取液分离纯化等工艺的复杂性。

（3）一般情况下，提取一次较难将有效成分提取完全，需再加入新鲜的提取溶剂进行二次或三次提取，增加了生产成本。

2. 索氏浸提法

索氏浸提法本质上是一种冷浸渍法，此法具有既能实现动态提取，又能减少溶剂用量的优点，在有效成分提取效率方面，是渗漉法等其他方法无法相比的，目前，仍然是实验室中常用的提取方法之一。索氏浸提法有以下 4 个特点：

（1）动态提取有效成分，每次接触中药物料的溶剂都是冷凝回流的新溶剂，使中药物料内外保持较大的浓度差，有效成分提取效率高。

（2）回流过程借助虹吸作用自动进行，索氏提取器内聚集的提取液超出虹吸管的顶端时，提取液即由虹吸管流回蒸发浓缩罐，无须手动更换溶剂。

（3）溶剂用量少，由于提取溶剂受热蒸发，进入冷凝器，冷凝后的溶剂对中药物料进行提取后又返回蒸发浓缩罐，从而实现溶剂循环利用。

（4）含受热易分解或变色成分的中药物料不宜采用此法，同时，高沸点的溶剂也不适宜作为此法的提取溶剂。

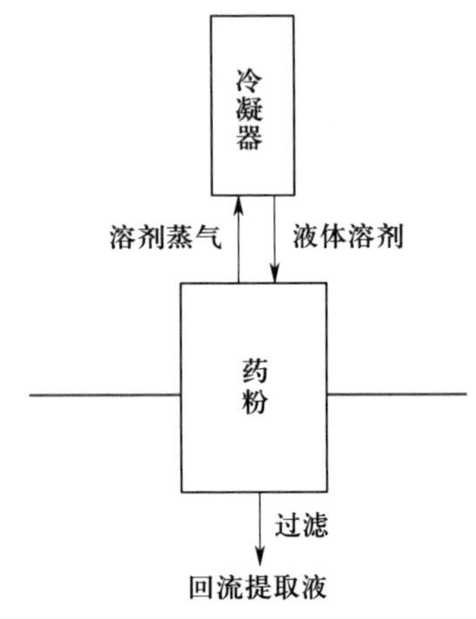

图 5-6　回流热浸法的提取原理

（二）回流提取法的原理

1. 回流热浸法

将中药饮片或粗粉装入回流提取罐中，添加溶剂，浸泡一段时间后，对其进行加热，沸腾后保持微沸状态浸提，此时产生的溶剂蒸气上升至冷凝器，溶剂冷凝成液体并自然流回浸提罐。在这个过程中，液体微沸状态使提取溶剂与药粉固体间传质能够较好地进行，即药粉中的有效成分自药粉内部传递至提取溶剂中，从而达到有效成分浸出的目的。回流热浸法的提取原理如图 5-6 所示。

2. 索氏浸提法

将药粉置于浸取器中，溶剂自储液罐加入浸取器内，浸泡一段时间后，开始加热至微微沸腾，待浸出液充满虹吸管时，进入蒸发罐内被加热蒸发，产生的溶剂蒸气进入冷凝器，经冷凝后又流入储液罐中，再自储液罐向浸取器中连续加入与抽出量相等的新溶剂，这样反复循环。在这个过程中，由于随时更换新的溶剂，药粉细胞内外具有良好的浓度差，细胞内溶液的浓度总是大于细胞外溶液的浓度，使细胞内溶液中的成分不断地扩散至细胞外，药粉中的有效成分很容易自药粉内部传递至提取溶剂中，从而达到有效成分浸出的目的。索氏浸提法的提取原理如图 5-7 所示。

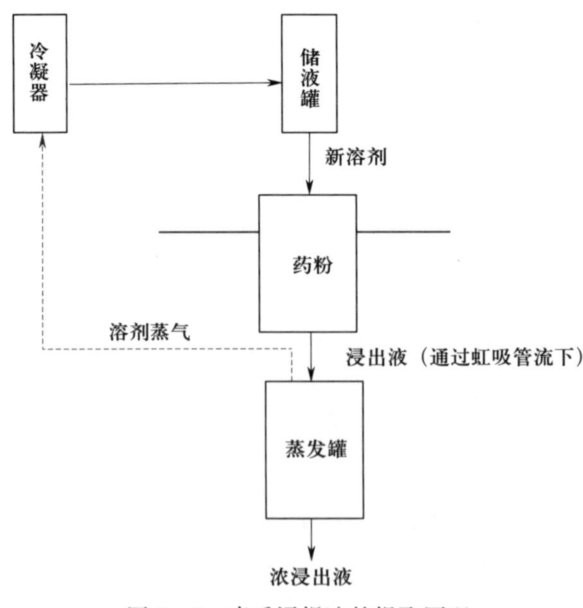

图 5-7　索氏浸提法的提取原理

（三）工艺流程

回流提取法的一般工艺流程如图 5－8、图 5－9 所示。

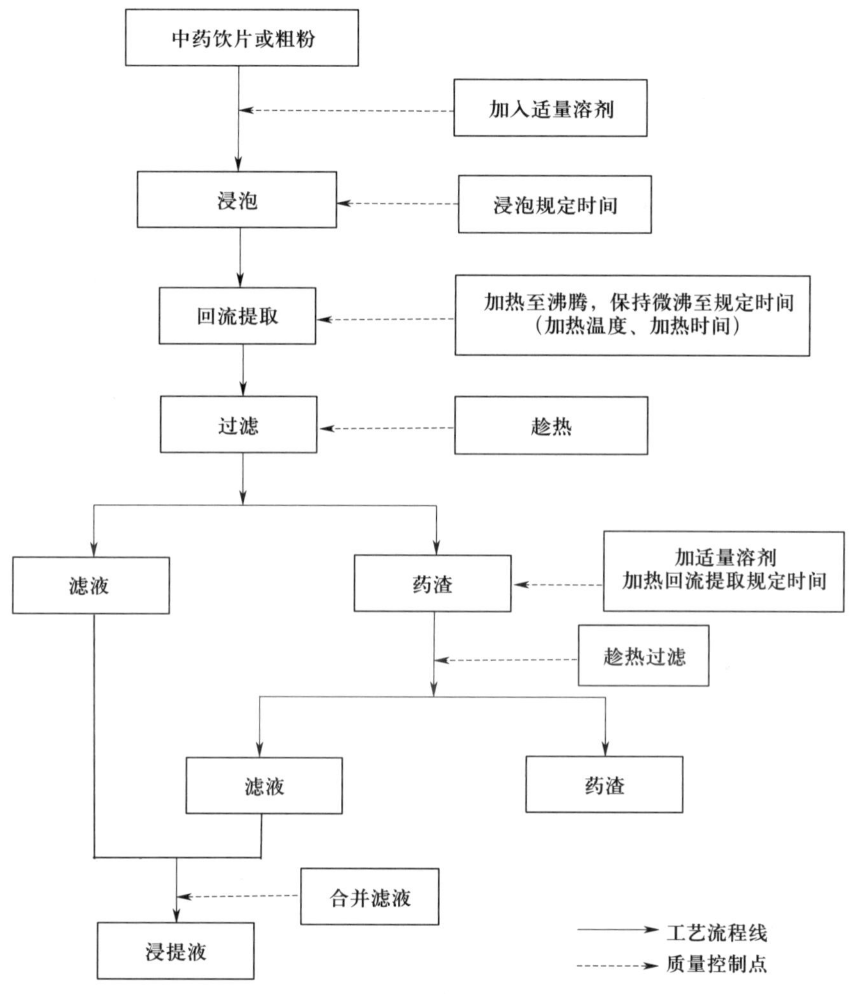

图 5－8　回流热浸法的一般工艺流程

（四）操作方法与工艺参数

1. 操作方法

（1）回流热浸法

1）实验室操作方法

①装样。将沸石、饮片粗粉及提取溶剂装入圆底烧瓶。要求：圆底烧瓶中宜加沸石 2～3 粒，溶剂浸过药粉表面 1～2 cm 浸泡一定时间，溶剂及药粉总量一般至圆底烧瓶容积的 1/2～2/3 处为宜。

②连接装置。将圆底烧瓶固定在水浴锅中，其上连接球形冷凝管，先通入冷凝水，再开电源。要求：连接装置的顺序是由下至上，冷凝水是下进上出。

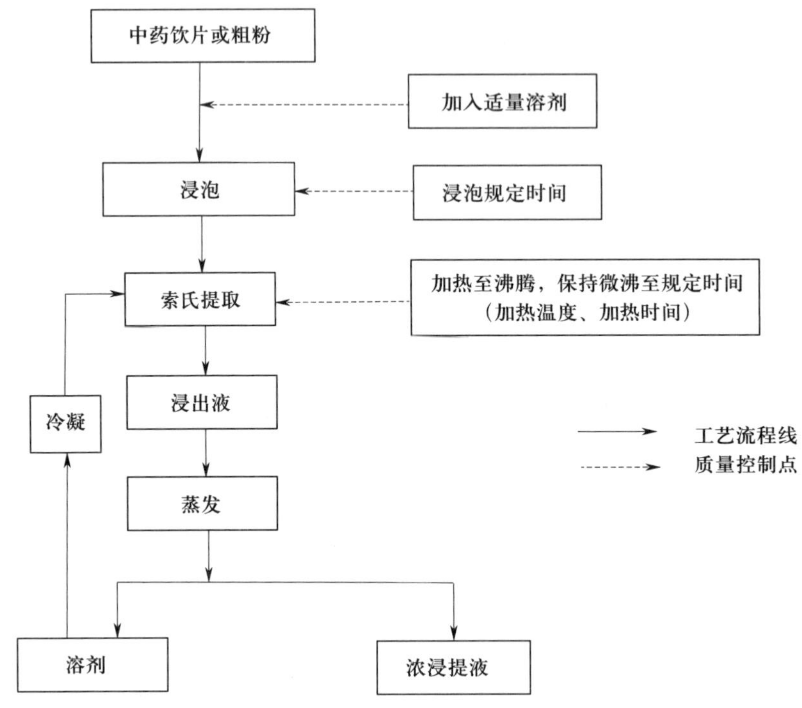

图 5－9　索氏浸提法的一般工艺流程

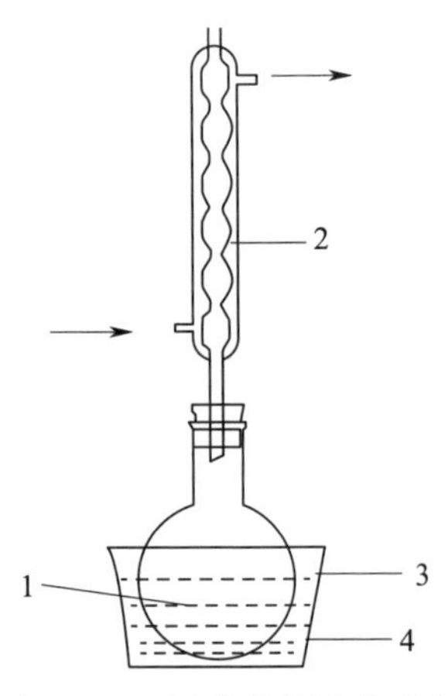

图 5－10　回流热浸法实验室操作装置

1—药粉　2—冷凝管　3—溶剂　4—水浴锅

③回流提取。回流提取一定时间，先关电源，待冷凝管下端没有液体滴回圆底烧瓶时再关冷凝水。接着拆装置，拆装置的顺序是由上至下。

④分离药液与药渣。过滤，将滤液倒出，滤渣留在圆底烧瓶中。

⑤滤渣再加新溶剂回流提取 2～3 次，合并药液，得总浸提液。

回流热浸法实验室操作装置如图 5－10 所示。

2）生产操作方法

将中药饮片或粗粉装入回流提取罐中，添加溶剂，浸泡一段时间后，对其进行加热，沸腾后保持微沸状态浸提，此时产生的溶剂蒸气上升至冷凝器，溶剂冷凝成液体并自然流回浸提罐，加热回流浸提至规定时间后，过滤，药渣再添加新溶剂回流 1～2 次，合并药液，即得回流提取液。

（2）索氏浸提法

1）实验室操作方法

①装样。将沸石及提取溶剂装入圆底烧瓶中，接着将装好饮片粗粉的滤纸筒或袋放入索氏提取器中。要求：圆底烧瓶中宜加沸石 2～3 粒；滤纸筒紧贴器壁，药粉不能漏出滤纸筒，

以免堵塞虹吸管，其高度应低于虹吸管的顶部。

②连接装置。将圆底烧瓶固定在水浴锅中，其上连接索氏提取器及配套的球形冷凝管，先通入冷凝水，再开电源。要求：连接装置的顺序是由下至上，冷凝水是下进上出。

③抽提。溶剂受热蒸发，遇冷后变为液体滴回索氏提取器中，接触药粉开始进行浸提，待浸出液液面高于虹吸管上端时，浸出液发生一次虹吸流入烧瓶，连续虹吸，待有效成分被充分提出，发生最后一次虹吸后，先关电源，待冷凝管下端没有液体滴回索氏提取器时再关冷凝水。接着拆装置，拆装置的顺序是由上至下。

④分离药液与药渣。将索氏提取器中的药渣倒掉，将圆底烧瓶中的药液倒出即得到浓浸提液。

索氏浸提法实验室操作装置如图 5－11 所示。

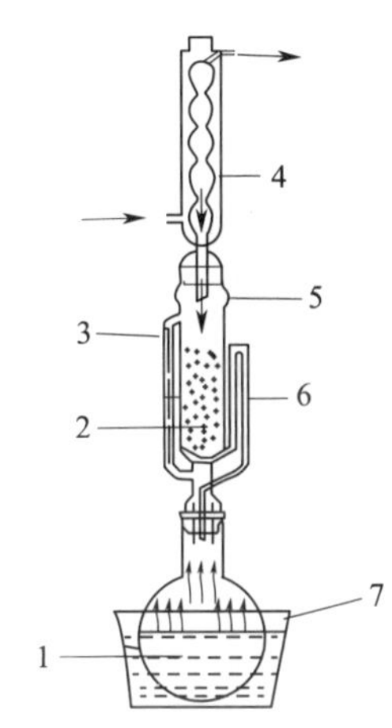

图 5－11　索氏浸提法实验室操作装置

1—浸提液　2—装有药粉的滤纸筒　3—溶剂蒸气上升管　4—冷凝管　5—索氏提取器　6—虹吸回流管　7—水浴锅

2）生产操作方法

少量药粉可用索氏提取器提取，工业化生产时采用循环回流装置。在工业化生产中，将药粉置于浸取器，溶剂自储液罐加入浸取器内，浸泡一段时间后，开始加热，至微微沸腾，待浸出液充满虹吸管时，浸出液进入蒸发罐内被加热蒸发，产生的溶剂蒸气进入冷凝器，经冷凝后又流入储液罐，再自储液罐向浸取器中连续加入与抽出量相等的新溶剂，这样反复循环，蒸发罐内即得到浓浸提液。

回流热浸法与索氏浸提法的区别在于回流热浸法溶剂只能循环使用，所提取的有效成分仍然在浸提罐内，溶剂不能连续更新；而索氏浸提法溶剂既可循环使用，又能不断更新溶剂，所提取的有效成分被连续移出浸取器，有效成分浸提较完全。

（3）操作注意事项

1）药粉粒度应适宜。药粉过粗，不利于成分的提取；药粉过细，杂质的提出量增多，影响提取液的质量。

2）注意有机溶剂的使用安全。操作室内严禁有明火存在或用明火加热，保持操作室通风良好。

2. 工艺参数

回流提取法的工艺参数主要包括药粉的粒度、溶剂的种类与用量、加热温度、回流次数、回流时间等。

（五）常用设备

实训室常用的回流提取设备有回流热提装置、索氏浸提装置。工业化生产中使用的设备主要有热回流循环提取浓缩机组、多功能提取罐等。

二、填写工作单

丹参为唇形科植物丹参（*Salvia miltiorrhiza* Bge）的干燥根和根茎，具有活血祛瘀、通经止痛、清心除烦、凉血消痈的功能。临床上主要用于胸痹心痛、脘腹胁痛、症瘕积聚、热痹疼痛、心烦不眠、月经不调、痛经经闭、疮疡肿痛的治疗。

现代药理研究表明，丹参酮类是丹参中的药效活性成分，其属于脂溶性的醌类，易溶解在乙醇等有机溶剂中。采用回流提取法可提取出丹参中的丹参酮类有效成分。

选题 1：现有一批合格的丹参饮片，根据丹参饮片的质地和有效成分的性质，参考《中国药典》（2020 年版，一部）中“丹参酮提取物”的制法，在实训室利用回流提取法和实验器具及装置开展丹参酮提取液的制备，填写作业单中的表 5 – 6 丹参酮提取液制备工作单。

选题 2：现有一批合格的丹参饮片，根据丹参饮片的质地和有效成分的性质，参考《中国药典》（2020 年版，一部）中“丹参酮提取物”的制法，在生产车间利用回流提取法和设备开展丹参酮提取液的生产，填写作业单中的表 5 – 7 回流提取岗位丹参酮提取液生产工作单。

《中国药典》（2020 年版，一部）中“丹参酮提取物”的制法如下：

【制法】 取丹参，粉碎成粗粉，加乙醇加热回流提取 3 次，过滤，合并滤液，减压回收乙醇并浓缩成相对密度为 1.30～1.35（60 ℃）稠膏，用热水洗至洗液无色，80 ℃干燥，粉碎成细粉，即得。

以小组为单位选取上述参考选题中的其中 1 题，阅读工作情景描述与相关资料，设计回流提取法制备丹参酮提取液的计划，对提取操作过程中用到的器具和设备进行认知，对回流提取岗位的相关资讯进行学习，填写作业单中的表 5 – 6 丹参酮提取液制备工作单或表 5 – 7 回流提取岗位丹参酮提取液生产工作单。

三、工具设备的认知

扫二维码，可查阅部分回流提取装置和设备的视图以及设备使用介绍，供开展选题 1、选题 2 的学习者学习参考。

四、岗位认知

扫二维码，可查阅中药回流提取岗位的职责和标准操作规程等资料，供开展选题 2 的学习者学习参考。

作业单

表 5-6　　丹参酮提取液制备工作单

<table>
<tr><td>姓　名</td><td></td><td>学　号</td><td></td><td>班　级</td><td></td></tr>
<tr><td>组　号</td><td>第　　组</td><td>组　长</td><td></td><td>日　期</td><td>年　月　日</td></tr>
<tr><td colspan="2">中药饮片名称</td><td colspan="4"></td></tr>
<tr><td colspan="2">提取方法</td><td colspan="4"></td></tr>
<tr><td colspan="2">提取溶剂</td><td colspan="4"></td></tr>
<tr><td colspan="6">工艺流程</td></tr>
<tr><td colspan="6"></td></tr>
</table>

<table>
<tr><td rowspan="16">关键环节</td><td rowspan="3">准备
工作</td><td>装置组成</td><td></td></tr>
<tr><td>溶剂及浓度/%</td><td></td></tr>
<tr><td>溶剂用量/ml</td><td></td></tr>
<tr><td>饮片粉碎</td><td>粒度</td><td></td></tr>
<tr><td colspan="2">称量/g</td><td></td></tr>
<tr><td rowspan="3">装样</td><td>沸石/颗</td><td></td></tr>
<tr><td>浸泡时间/min</td><td></td></tr>
<tr><td>溶剂和药粉总量</td><td></td></tr>
<tr><td rowspan="3">连接装置</td><td>连接装置顺序</td><td></td></tr>
<tr><td>冷凝水方向</td><td></td></tr>
<tr><td>其他操作要点</td><td></td></tr>
<tr><td rowspan="4">回流提取</td><td>提取温度/℃</td><td></td></tr>
<tr><td>单次时间/min</td><td></td></tr>
<tr><td>料液比</td><td></td></tr>
<tr><td>提取次数</td><td></td></tr>
</table>

续表

关键环节	拆装置	提取结束操作要点	
		拆装置顺序	
	过滤	过滤方法	
		过滤装置组成	
	提取液质量检查	浸提液总体积/ml	
		性状	
		澄清度	
	清场		
总结及问题分析			

作业单

表 5-7　　回流提取岗位丹参酮提取液生产工作单

姓　名		学　号		班　级	
组　号	第　　组	组　长		日　期	年　月　日

生产前检查：
1. 计量器具有“周检合格证”，并在周检有效期内（　　）
2. 设备有“完好”证及“已清洁”状态标记（　　）
3. 容器具有“已清洁”状态标记（　　）
4. 该岗位门外有“清场合格证”（　　）
5. 岗位有“准许生产证”（　　）
6. 物料有“物料标示卡”及“流转证”（　　）
7. 岗位现场无上批生产遗留物（　　）

生产操作：
1. 执行中药回流提取岗位生产操作规程
2. 依据该产品的工艺规程操作
3. 设备执行
4. 操作规程操作

续表

<table>
<tr><td>中药饮片名称</td><td></td><td>合格证</td><td></td><td>包装整洁</td><td></td></tr>
<tr><td>提取方法</td><td></td><td>饮片粒度</td><td></td><td>设备名称及型号</td><td></td></tr>
<tr><td>投料人：</td><td colspan="2">复核人：</td><td colspan="2">投料总量：　　kg</td><td>投料时间：</td></tr>
<tr><td>溶剂名称：</td><td colspan="2">配制浓度：</td><td colspan="2">配制总量：　　L</td><td>配制人：</td></tr>
<tr><td rowspan="10">关键环节</td><td rowspan="2">装样</td><td>浸泡时间</td><td colspan="3"></td></tr>
<tr><td>溶剂和药粉总量</td><td colspan="3"></td></tr>
<tr><td rowspan="4">回流提取</td><td>提取温度/℃</td><td colspan="3"></td></tr>
<tr><td>单次时间</td><td colspan="3"></td></tr>
<tr><td>料液比</td><td colspan="3"></td></tr>
<tr><td>提取次数</td><td colspan="3"></td></tr>
<tr><td rowspan="2">过滤</td><td>过滤方法</td><td colspan="3"></td></tr>
<tr><td>过滤装置组成</td><td colspan="3"></td></tr>
<tr><td rowspan="2">提取液质量检查</td><td>性状</td><td colspan="3"></td></tr>
<tr><td>澄清度</td><td colspan="3"></td></tr>
<tr><td colspan="2">收集药液总量：　　L</td><td>投入总量：　　kg</td><td colspan="2">收率：　　%</td><td>操作时长：　　h</td></tr>
<tr><td colspan="2">操作人：</td><td colspan="2">复核人：</td><td colspan="2">日期：　　年　月　日　时　分</td></tr>
<tr><td colspan="6">清场：
1. 生产操作区按“一般生产操作区清洁规程”清洁
2. 容器具按“一般生产操作区容器具清洁规程”清洁
3. 设备按“清洁规程”清洁</td></tr>
<tr><td colspan="6">总结及问题分析</td></tr>
<tr><td colspan="6">质量控制要点记录：

生产管理要点记录：

问题分析：</td></tr>
</table>

学习评价

根据每一小组成员在本学习过程中的表现，填写学习任务过程性考核记录表（见书后附表）。

岗位任务六　水蒸气蒸馏法

思维导图

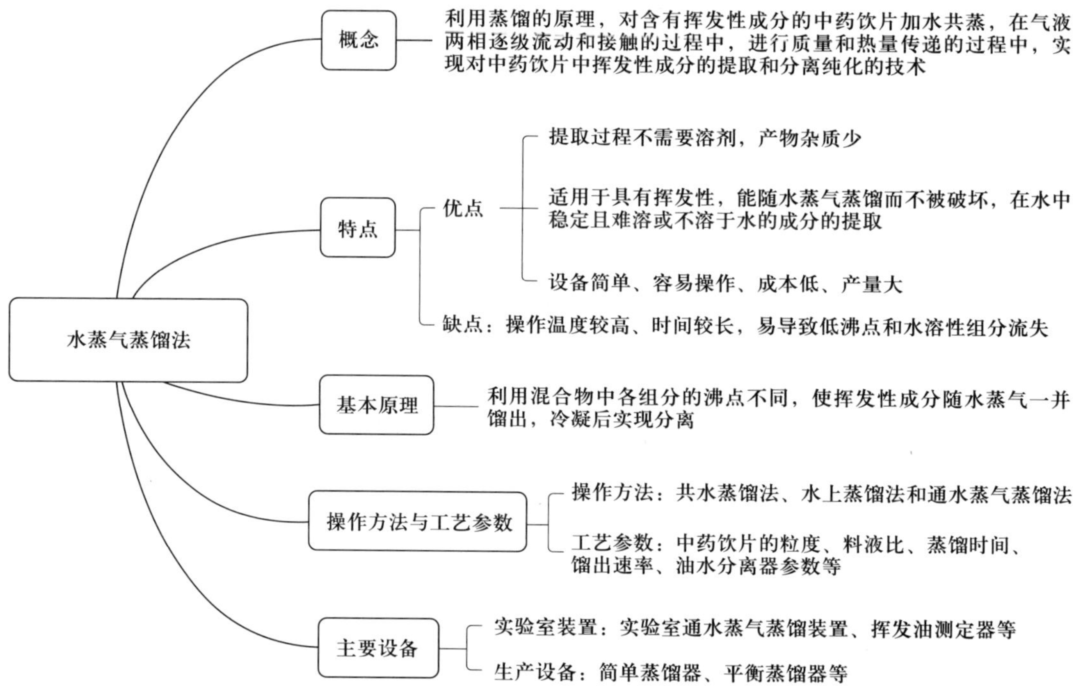

学习目标

知识目标

1. 掌握水蒸气蒸馏法的概念、特点和工艺流程。

2. 熟悉水蒸气蒸馏法的原理、操作方法和重要工艺参数注意事项。

3. 了解中药水蒸气蒸馏岗位职责、岗位标准操作规程、岗位质量控制要点和生产管理要点，水蒸气蒸馏设备结构、工作原理、标准操作规程、清洁与消毒标准操作规程、维护保养标准操作规程，中药水蒸气蒸馏法操作的安全知识。

技能目标

1. 能正确运用水蒸气蒸馏法的生产工艺流程和设备生产中药提取液。

2. 能根据 SOP 进行安全生产操作，并能够预判和排查基本的安全风险。

3. 能根据工作任务完成情况，规范撰写作业单。

4. 能将学到的理论知识和技能运用到生产实际中，学会用学到的理论知识和技能解决生产实际问题。

素质目标

1. 具有团队协作、沟通交流的能力。
2. 具备爱岗敬业的工匠精神、科学严谨的学习态度、一丝不苟的工作作风和创新意识。
3. 树立正确的规范意识、效率意识和安全意识。
4. 具备优良的劳动纪律观念、心理素质、职业道德和素养。

【案例导入】

露剂是含芳香挥发性成分的中药饮片经水蒸气蒸馏制得的饱和或近饱和的澄明水溶液，是中药传统剂型之一，又称药露。现代归属于芳香水剂，如金银花露、藿香露、青蒿露、薄荷露等，一般具有解表清暑、清热解毒、驱风等功效，还可用于芳香矫味。在我国，露剂的应用历史悠久，比如金银花露，清代赵学敏编著的《本草纲目拾遗》就详细记载了金银花露的制作方法，即“金银露，乃忍冬藤花蒸取，鲜花蒸者香，干花者少逊，气芬郁而味甘，能开胃宽中，解毒消火，暑月以之代茶，饲小儿无疮毒，尤能散暑”。此外，近现代的《中药大辞典》《中华本草》和《中国药典》都记载了金银花露。

金银花露因具有清热解毒的功效，可用于暑热内犯肺胃所致的中暑、痱疹、疖肿的治疗，同时由于口感较好，目前，经过各大生产企业的不断改进，逐渐由一剂治病救人的良方演变成为受人们喜爱的日常饮用凉茶。

讨论：

1. 金银花中的有效成分是什么？具有什么性质？
2. 查阅相关资料，解释蒸馏的含义。

建议学时

4 学时

学习过程

一、阅读以下材料

中药中含挥发性成分的药物较多，其挥发性成分多数为芳香族化合物、脂肪族化合物和萜类化合物，按化学结构分，主要有醇、醛、酮、醚、酯、酚、羧酸等类。这些成分具有较强的生理活性。根据这些成分的理化性质，采用水蒸气蒸馏法能较好地将其提取出来。

水蒸气蒸馏法是利用蒸馏的原理，对含有挥发性成分的中药饮片加水共蒸，在汽液两相逐级流动和接触的过程中，进行质量和热量传递，实现对中药饮片中挥发性成分的提取和分离纯化的技术。

（一）水蒸气蒸馏法的特点

1. 不需要使用系统组分以外的其他溶剂，故不会引入新的杂质。

2. 适用于具有挥发性，能随水蒸气蒸馏而不被破坏，在水中稳定且难溶或不溶于水的成分的提取。

3. 设备简单、容易操作、成本低、产量大。

4. 操作温度较高、时间较长，易导致低沸点和水溶性组分流失。

（二）水蒸气蒸馏法的原理

水蒸气蒸馏法的原理是利用混合物中各组分的沸点不同，将含有挥发性成分的中药饮片与水共蒸馏，使挥发性成分随水蒸气一并馏出，并通过冷凝将挥发性成分与水蒸气变为液体，由于挥发性成分与水不互溶而分层，从而实现分离。

（三）工艺流程

水蒸气蒸馏法的一般工艺流程如图 5－12 所示。

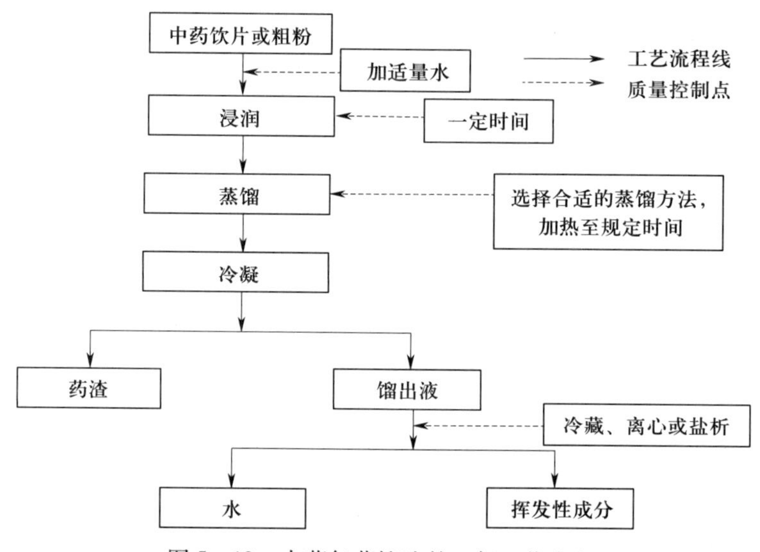

图 5－12　水蒸气蒸馏法的一般工艺流程

（四）操作方法与工艺参数

1. 操作方法

（1）生产操作方法。中药饮片水蒸气蒸馏法有 3 种，为共水蒸馏法、水上蒸馏法和通水蒸气蒸馏法。

1）共水蒸馏法。共水蒸馏法是将中药饮片与水置于同一容器内，共同加热蒸馏以提取挥发性成分的操作方法。共水蒸馏法适用于挥发性成分能随水蒸气蒸馏而不被破坏，与水不发生反应，且难溶或不溶于水的挥发性成分的提取，加热温度一般设定为 100 ℃左右，如莪术油、丁香油的提取。

共水蒸馏法的操作过程为将需要蒸馏的中药饮片置于蒸馏罐内，注入纯化水，加水高度一般以没过药层为度，浸润一段时间后，打开热源，饮片与水共同加热提取挥发性成分。为了防止暴沸，一般在蒸馏罐的底部设置筛板以防止饮片与热源直接接触，出料时水蒸气和饮片中挥发性成分一起馏出，后再对馏出液进行冷藏、离心或盐析等处理从而实现分离。

2）水上蒸馏法。水上蒸馏又称常压蒸汽蒸馏，是将中药饮片与水共置于同一容器内，但增加筛板将中药饮片置于水的上方，共同加热时，水与中药饮片不直接接触，以提取中药饮片中挥发性成分的操作方法。其原理是利用蒸馏器本身产生的蒸汽进行蒸馏，使中药饮片只与蒸汽接触而不与沸水接触。

水上蒸馏法可用金属蒸馏罐，也可用木制蒸馏罐，在蒸馏罐中增加一层隔板，将原料与水隔开。用此法只需保持蒸汽锅内随时有一定水量，防止蒸馏器漏气即可。水上蒸馏法的优点是移动方便，设备费用低，可减少中药成分水解，提高出油率。本法适宜于破碎后干燥中药物料的蒸馏，如金银花露的制备。

水上蒸馏法的操作过程为将原料置于蒸馏罐内的筛板上，在筛板下蒸馏罐底层盛放一定水量，以满足蒸馏操作所需的足够的饱和蒸汽，筛板下的水层高度以水沸腾时不溅湿筛上药层为宜。

3）通水蒸气蒸馏法。通水蒸气蒸馏法是将水蒸气从中药饮片顶部通入，蒸汽由上而下逐渐向药层渗透，以提取中药饮片中挥发性成分的操作方法。蒸馏过程中中药饮片不会被水浸润，从而不发生中药饮片浸泡在水中的现象，可避免中药饮片中某些成分在蒸馏中水解以及受热过度而热解的情况，这样所得成品质量较好，且得率较高，同时还可缩短蒸馏时间，节省能源。

通水蒸气蒸馏法的操作过程为将冷凝器设在蒸馏罐下面，水蒸气从顶部导入蒸馏罐内，蒸汽由上而下逐渐向料层渗透，同时将药层内的空气推出，由于进入蒸馏罐的水蒸气是低压的，因此冷凝后的水会自动从底部流向冷凝器，水蒸气不会积留。

（2）实验室操作方法。实验室操作中采用的水蒸气蒸馏法主要为通水蒸气蒸馏法和共水蒸馏法。通水蒸气蒸馏法的装置如图 5－13 所示，共水蒸馏法的装置如图 5－14 所示。

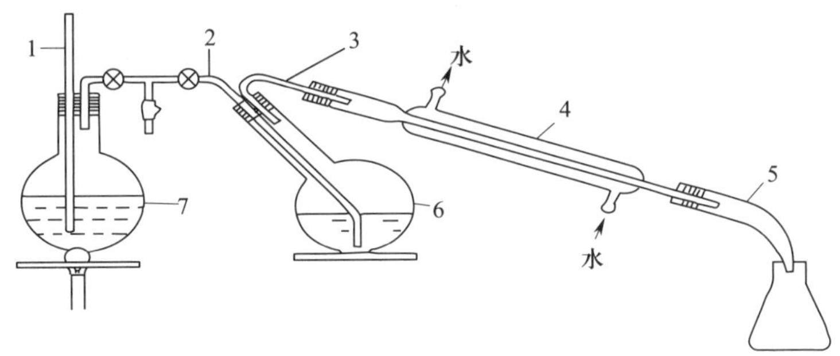

图 5－13　实验室通水蒸气蒸馏法的装置

1—安全管　2—水蒸气导入管　3—蒸汽导出管　4—冷凝管　5—馏出液接引管　6—蒸馏器　7—水蒸气发生器

1）实验室通水蒸气蒸馏法

①操作步骤

a. 安装装置。

b. 加热水蒸气发生器，同时添加中药饮片于蒸馏器中。

c. T 形夹冒蒸汽后关闭 T 形夹，同时打开水源，放冷凝水。

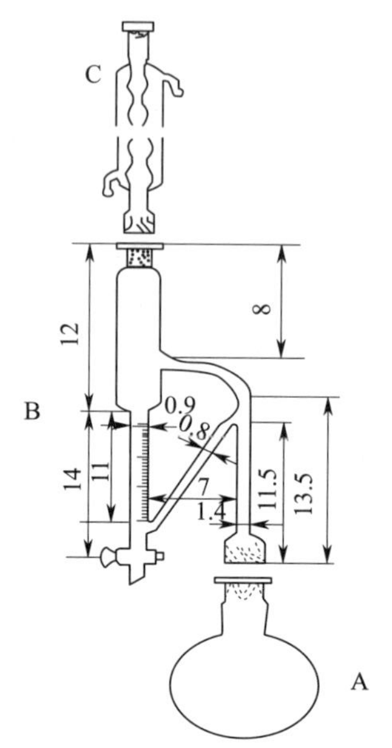

图 5－14　实验室共水蒸馏法的装置

d. 接收瓶中澄清液后蒸馏结束，打开 T 形夹，关闭热源，关闭冷凝水水源。

②安装装置的方法。一般按照水蒸气发生器、长颈圆底烧瓶、直形冷凝管、接引管和接收瓶的次序依次安装。

a. 水蒸气发生器一般是用金属制成，通常其盛水量以其容积的 3/4 为宜，如果太满，沸腾时水将冲至长颈烧瓶中；太少则不够用。也可用 3 口烧瓶代替，其侧口还可安装滴液漏斗，当 3 口烧瓶中的水减少后，可以及时添加。在发生器的上端插入长 1 m、内径约 5 mm 的玻璃管作为安全管。安全管需几乎插到发生器的底部。当容器内蒸汽压过大时，水可沿着安全管上升，以调节体系内部压力。如果系统发生阻塞，水便会从安全玻璃管口喷出。

b. 长颈圆底烧瓶的容量通常在 500 ml 以上，烧瓶内的中药饮片不超过其容积的 1/3。烧瓶的位置应向发生器的方向倾斜 45°，若烧瓶中为液体，可防止瓶中的液体因跳溅而冲入冷凝管内。也可以使用圆底烧瓶加上克氏蒸馏头来代替长颈烧瓶。

c. 蒸汽导入管的末端应弯曲，使之垂直地正对瓶底中央并伸到接近瓶底的位置。蒸汽导出管（弯角约 30°）的孔径最好比导入管稍大一些，一端插入双孔木塞，露出约 5 mm，另一端插入单孔木塞，和冷凝管连接。馏出液通过接引管进入接收瓶，接收瓶可置于冷水浴中冷却。

在水蒸气发生器与蒸汽导入管之间应装上一个 T 形管，并在 T 形管下端连一个弹簧夹以便及时除去冷凝下来的水滴。要尽量缩短水蒸气发生器与长颈圆底烧瓶之间的距离，以减少水蒸气的冷凝。

③注意事项

a. 长颈圆底烧瓶的容量应保证混合物的体积不超过其 1/3，导入蒸汽的玻璃管下端应垂直地正对瓶底中央，并伸到接近瓶底，距瓶底 0.5～1.0 cm。

b. 作为水蒸气发生器的圆底烧瓶上的安全管不宜太短，其下端应接近器底，距瓶底0.5～1.0 cm，盛水通常为其容量的1/2～2/3。应尽量缩短水蒸气发生器与长颈圆底烧瓶之间的距离，以减少水汽的冷凝。

c. 开始蒸馏前应把T形管上的弹簧夹打开，当T形管的支管有水蒸气冲出时，接通冷凝水，开始通水蒸气，进行蒸馏。

d. 在蒸馏过程中，要经常检查安全管中的水位是否正常，如发现其突然升高，意味着有堵塞现象，应立即打开弹簧夹，移去热源，使水蒸气与大气相通，避免发生事故（如倒吸），待故障排除后再行蒸馏。如发现T形管支管处水积聚过多，超过支管部分，也应打开止水夹，将水放掉，否则将影响水蒸气通过。

e. 当馏出液澄清透明，不含有油珠状的有机物时，即可停止蒸馏，这时也应首先打开夹子，然后移去热源。

2）实验室共水蒸馏法。实验室共水蒸馏法使用的装置为挥发油测定器，挥发油测定器可用于测定相对密度在1.0以下的挥发油和相对密度在1.0以上的挥发油。下面仅介绍相对密度在1.0以下的挥发油提取的操作方法。

①操作步骤

a. 称取中药饮片粉末适量（相当于含挥发油0.5～1.0 ml），称定质量（准确至0.01 g），置烧瓶中，加水300～500 ml（或适量）与玻璃珠数粒，振摇混合后，连接挥发油测定器与回流冷凝管。

b. 自冷凝管上端加水至充满挥发油测定器的刻度部分，并溢流入烧瓶时为止。

c. 将装有药粉和水的烧瓶置于电热套中或用其他适宜方法缓缓加热至沸，并保持微沸约5 h，至测定器中油量不再增加，停止加热，放置片刻，开启测定器下端的活塞，将水缓缓放出，至油层上端到达刻度0线上面5 mm处为止。放置1 h以上，再开启活塞使油层下降至其上端恰与刻度0线平齐，读取挥发油量，并计算供药粉中挥发油的含量（%）。

②注意事项

a. 提取用的中药饮片，除另有规定外，须粉碎使之能通过二号至三号筛，并混合均匀。

b. 装置中挥发油测定器的支管分岔处应与基准线平行。

2. 工艺参数

（1）中药饮片的粒度。中药饮片粒度应适宜，粒度应与提取蒸汽压力和流量相适应，以提高其有效成分的提取效率。

（2）料液比。特别是采用共水蒸馏法时应确保有适宜的加水量。

（3）蒸馏时间。蒸馏时间的长短主要取决于水蒸气的量和中药原料的含油率。当馏出液无明显油珠、澄清透明时，可停止蒸馏。为了提高蒸馏效率和缩短蒸馏时间，中药原料通常需用水充分润湿后再进行蒸馏提取。

（4）馏出速度。通常情况下，每小时出液的速度控制在蒸馏罐体积的5%～10%。含醛量高的挥发油出液速度可快一些，以减少其成分氧化。对于装料较松散的药料和破碎度较好的药料，出液速度可相对慢一些。

（5）蒸馏压力。操作时可在常压或加压下进行。蒸馏的压力越高，有效成分蒸馏效率越高，蒸馏时间也会缩短。

（6）油水分离器参数。馏出液中油水分离应尽量在低温下进行。油水分离效果与挥发油的溶解性、密度、乳化性有关，应根据实际情况选用适宜的油水分离器，设置具体分离参数。

（五）常用设备

实训室常用的水蒸气蒸馏装置有通水蒸气蒸馏装置、挥发油测定器等。工业化生产中使用的设备主要有简单蒸馏器、平衡蒸馏器等。

二、填写工作单

薄荷，中药名，俗称“银丹草”，为唇形科植物薄荷（*Mentha haplocalyx* Briq.）的干燥地上部分。多生于山野湿地河旁，根茎横生地下，是一种有特殊经济价值的芳香作物。具有疏散风热、清利头目、利咽、透疹、疏肝行气的功能，临床上用于风热感冒、风温初起、头痛、目赤、喉痹、口疮、风疹、麻疹、胸胁胀闷的治疗。

现代研究表明，挥发油是薄荷中的有效成分。采用共水蒸馏法可提取出薄荷中的挥发油。

【制法】取薄荷饮片，粉碎成粗粉，加入10倍量水，浸泡12 h，蒸馏8 h，用挥发油提取器收集冷凝后的挥发油，油水分离后，即得薄荷油。

选题1：现有一批合格的薄荷饮片需要提取挥发油，在实训室利用水蒸气蒸馏装置进行薄荷挥发油的制备，填写作业单中的表5－8 薄荷挥发油制备工作单。

选题2：现有一批合格的薄荷饮片需要提取挥发油，在生产车间利用水蒸气蒸馏设备进行薄荷挥发油的生产，填写作业单中的表5－9 水蒸气蒸馏岗位薄荷挥发油生产工作单。

以小组为单位选取上述参考选题中的其中的1题，阅读工作情景描述与相关资料，设计水蒸气蒸馏法制备薄荷挥发油的计划，对提取操作过程中用到的器具和设备进行认知，对水蒸气蒸馏岗位的相关资讯进行学习，填写作业单中的表5－8 薄荷挥发油制备工作单或表5－9 水蒸气蒸馏岗位薄荷挥发油生产工作单。

三、工具设备的认知

扫二维码，可查阅部分水蒸气蒸馏器具和设备的视图以及设备使用介绍，供开展选题1、选题2的学习者学习参考。

四、岗位认知

扫二维码，可查阅中药水蒸气蒸馏岗位的职责和标准操作规程等资料，供开展选题2的学习者学习参考。

作业单

表 5-8　　薄荷挥发油制备工作单

<table>
<tr><td>姓　名</td><td></td><td>学　号</td><td></td><td>班　级</td><td></td></tr>
<tr><td>组　号</td><td>第　　组</td><td>组　长</td><td></td><td>日　期</td><td>年　月　日</td></tr>
<tr><td colspan="2">中药饮片名称</td><td colspan="4"></td></tr>
<tr><td colspan="2">提取方法</td><td colspan="4"></td></tr>
<tr><td colspan="6">工艺流程</td></tr>
<tr><td colspan="6"></td></tr>
</table>

<table>
<tr><td rowspan="15">关键环节</td><td rowspan="3">准备工作</td><td>提取装置</td><td></td></tr>
<tr><td>提取饮片粒度</td><td></td></tr>
<tr><td>水用量/ml</td><td></td></tr>
<tr><td colspan="2">称量/g</td><td></td></tr>
<tr><td>浸润</td><td>时间/h</td><td></td></tr>
<tr><td rowspan="4">蒸馏冷凝</td><td>加热方式</td><td></td></tr>
<tr><td>料液比/(g/ml)</td><td></td></tr>
<tr><td>冷凝水方向</td><td></td></tr>
<tr><td>时间/min</td><td></td></tr>
<tr><td>油水分离</td><td>分离方法</td><td></td></tr>
<tr><td rowspan="4">挥发油质量检查</td><td>挥发油密度
(大于1还是小于1)</td><td></td></tr>
<tr><td>性状</td><td></td></tr>
<tr><td>体积/ml</td><td></td></tr>
<tr><td>提取率/%</td><td></td></tr>
<tr><td colspan="2">清场</td><td></td></tr>
</table>

续表

操作时长/min	
总结及问题分析	

作业单

表 5－9　　水蒸气蒸馏岗位薄荷挥发油生产工作单

姓　名		学　号		班　级	
组　号	第　　组	组　长		日　期	年　　月　　日
执行标准		检查人		复核人	

生产前检查：

1. 计量器具有“周检合格证”，并在周检有效期内（　　）
2. 设备有“完好”证及“已清洁”状态标记（　　）
3. 容器具有“已清洁”状态标记（　　）
4. 该岗位门外有“清场合格证”（　　）
5. 岗位有“准许生产证”（　　）
6. 物料有“物料标示卡”及“流转证”（　　）
7. 岗位现场无上批生产遗留物（　　）

生产操作：

1. 执行中药水蒸气蒸馏岗位生产操作规程
2. 依据该产品的工艺规程操作
3. 设备执行
4. 按岗位操作规程操作

续表

<table>
<tr><td>中药饮片名称</td><td></td><td>合格证</td><td></td><td>包装整洁</td><td></td></tr>
<tr><td>提取方法</td><td></td><td>饮片粒度</td><td></td><td>设备名称及型号</td><td></td></tr>
<tr><td>投料人：</td><td colspan="2">复核人：</td><td colspan="2">投料总量：　　　kg</td><td>投料时间：</td></tr>
<tr><td rowspan="11">关键环节</td><td>计量</td><td>水用量/L</td><td colspan="3"></td></tr>
<tr><td>浸润</td><td>时间/h</td><td colspan="3"></td></tr>
<tr><td rowspan="4">蒸馏冷凝</td><td>加热方式</td><td colspan="3"></td></tr>
<tr><td>料液比/（kg/L）</td><td colspan="3"></td></tr>
<tr><td>冷凝水方向</td><td colspan="3"></td></tr>
<tr><td>时间/h</td><td colspan="3"></td></tr>
<tr><td>油水分离</td><td>分离方法</td><td colspan="3"></td></tr>
<tr><td rowspan="2">挥发油质量检查</td><td>挥发油密度
（大于 1 还是小于 1）</td><td colspan="3"></td></tr>
<tr><td>性状</td><td colspan="3"></td></tr>
<tr><td colspan="2">收集挥发油总量：　　　L</td><td>投药总量：　　　kg</td><td colspan="2">收率：　　　%</td><td>操作总时长：　　　h</td></tr>
<tr><td colspan="3">操作人：　　　　　　复核人：</td><td colspan="3">日期：　　年　月　日　时　分</td></tr>
<tr><td colspan="6">清场：
1. 生产操作区按“一般生产操作区清洁规程”清洁
2. 容器具按“一般区容器具清洁规程”清洁
3. 设备按“清洁规程”清洁
操作人：　　　　　　复核人：　　　　　　日期：　　年　月　日　时　分</td></tr>
<tr><td colspan="6">总结及问题分析</td></tr>
<tr><td colspan="6">质量控制要点记录：

生产管理要点记录：

问题分析：</td></tr>
</table>

学习评价

根据每一小组成员在本学习过程中的表现，填写学习任务过程性考核记录表（见书后附表）。

岗位任务七　其他提取技术

思维导图

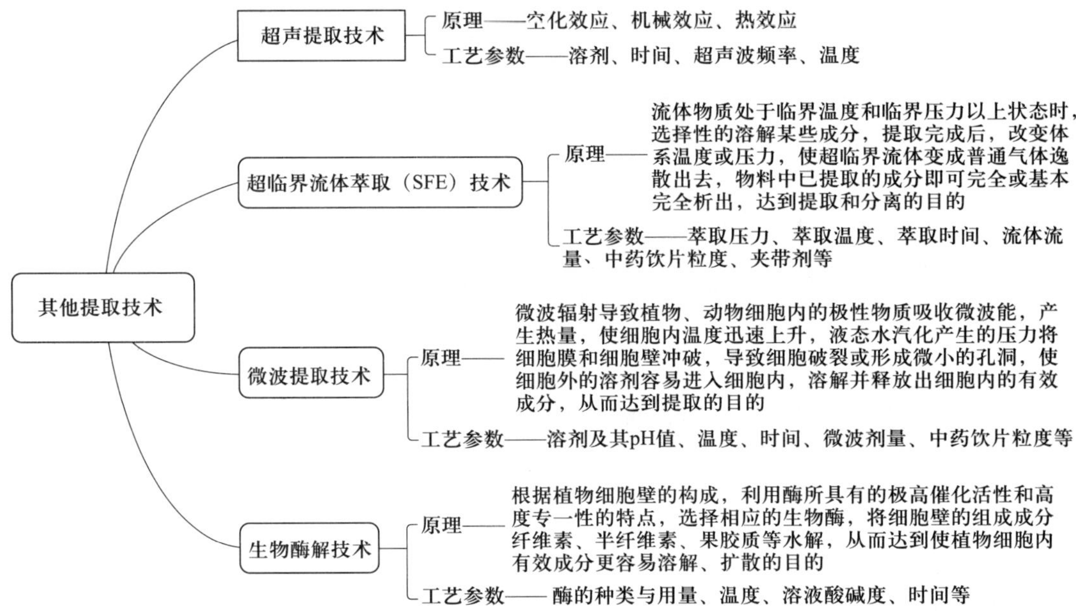

学习目标

知识目标

1. 掌握超声提取技术、超临界流体萃取技术、微波提取技术、生物酶解技术的概念、特点和影响因素。

2. 熟悉超声提取技术、超临界流体萃取技术、微波提取技术、生物酶解技术的原理和操作方法。

3. 了解超声提取技术、超临界流体萃取技术、微波提取技术、生物酶解技术的操作安全知识。

技能目标

1. 能进行安全生产操作，并能够预判和排查基本的安全风险。

2. 能根据工作任务完成情况，规范撰写作业单。

3. 能将学到的理论知识和技能运用到生产实际中，学会用学到的理论知识和技能解决生产实际问题。

素质目标

1. 具有团队协作、沟通交流的能力。
2. 具备爱岗敬业的工匠精神、科学严谨的学习态度、一丝不苟的工作作风和创新意识。
3. 树立正确的规范意识、效率意识和安全意识。
4. 具备优良的劳动纪律观念、心理素质、职业道德和素养。

【案例导入】

蝙蝠是脊索动物门、哺乳纲下的一类动物，是唯一能够真正飞翔的哺乳动物。蝙蝠的视觉较差，而听觉异常发达，喜欢在夜间活动寻找食物。目前已知最早的蝙蝠化石已有 5 000 万年的历史，蝙蝠在长期进化过程中发展出许多有趣的生物学现象，比如飞行、回声定位、冬眠等。蝙蝠具有回声定位的功能是因为蝙蝠在飞行时，会发出一种尖叫声，这是一种超声波信号，这个信号人类是无法听到的，因为它的音频很高，这些超声波的信号若在飞行路线上遇到其他物体，能立刻反射回来，被蝙蝠接收到，它就会绕开障碍物，或者通过返回的信号判断是否是食物。

讨论：

1. 案例中蝙蝠回声定位的功能，你认为跟哪一种中药提取新技术有关？
2. 案例中蝙蝠回声定位的功能，对你以后的工作、学习和生活有何启发？

建议学时

2 学时

学习过程

一、阅读以下材料

随着社会的不断进步，近年来，针对传统中药提取方法中能耗大、有效成分损耗大、杂质多、效率低等问题，出现了一些新方法、新工艺和新设备，如超声提取技术、超临界流体萃取（SFE）技术、微波提取（MAE）技术、生物酶解技术等。大量研究表明，这些新技术的应用对提高中药有效成分提取效率，降低物耗、能耗等都有显著的作用和优势，并具有广阔的推广和应用前景。

（一）超声提取技术

超声提取技术是利用超声波增大物质分子运动频率和速度，增加溶剂穿透力，提高有效成分溶出速度，缩短提取时间的提取方法。

1. 超声提取技术的特点

（1）无须加热，可避免中药饮片常规提取方法长时间加热对有效成分的破坏。

（2）溶剂用量少，节约溶剂。

（3）超声提取是一个物理过程，在整个提取过程中无化学反应发生，不会影响中药有效成分的生理活性。

（4）提取液中有效成分含量高，有利于进一步分离纯化。

（5）有效成分提取率高，提取时间短，操作简单，对遇热不稳定、易水解或易氧化的有效成分具有保护作用。

2. 超声提取的原理

超声波是指频率为 20 ~ 50 kHz 的电磁波。超声提取的原理是利用超声波具有的空化效应、机械效应和热效应来提取中药有效成分。

（1）空化效应。通常液体内部会存在一些微气泡，这些气泡在超声波的作用下产生振动，当声压达到一定值时，气泡由于定向扩散而增大，形成共振腔，然后突然闭合，这就是超声波的空化效应。这种气泡在闭合时会在其周围产生几千个大气压的压力，形成微激波，它可造成植物细胞壁及整个生物体破裂，而且整个破裂过程在瞬间完成，有利于有效成分的溶出。

（2）机械效应。超声波在溶剂中的传播可使溶剂分子在其传播空间内产生振动，从而强化溶剂的扩散、传播，这就是超声波的机械效应。超声波在传播过程中产生一种辐射压强，沿声波方向传播，对中药饮片有很强的破坏作用，可使细胞组织变形，植物蛋白质变性；同时，它还可以给予溶剂和中药饮片颗粒以不同的加速度，且溶剂分子的运动速度远大于中药饮片颗粒的运动速度。从而在两者间产生摩擦，这种摩擦力可以使中药成分分子解吸，使细胞壁上的有效成分更快地溶解于溶剂中。

（3）热效应。超声波在溶剂中的传播过程是一个能量的传播和扩散过程，即超声波在传播过程中，其声音不断被溶剂的分子吸收，溶剂将所吸收的能量全部或大部分转变成热能，从而导致溶剂本身和中药饮片组织温度的升高，增大了中药有效成分的溶解速度。且可以瞬间引起中药饮片组织内部温度的升高，使被提取的成分的生物活性保持不变。

3. 操作方法与工艺参数

（1）操作方法。将中药饮片粉碎后置于提取容器中，加入一定量溶剂，静置一段时间后，在适宜的超声功率、时间、温度等条件下超声提取，过滤，得到提取液。

（2）工艺参数

1）溶剂。中药有效成分的超声提取主要是通过溶剂的选择性来实现的，根据有效成分的性质选择适合的溶剂和用量可以实现提取目的。由于超声提取不能破坏中药饮片中的酶，因此，苷类和多糖类成分超声提取时应注意抑制酶的活性。

2）时间。超声提取通常比常规提取的时间短。其长短应根据中药饮片的种类和粒度进行确定，一般在 10 ~ 100 min。

3）超声波频率。超声波频率是影响中药有效成分提取率的主要因素之一。若频率选用不当，会使中药饮片中所含成分提取不完全。如黄芩中黄芩苷的提取率会随超声波频率的升高而降低。

4）温度。超声提取时一般不需要加热，但其本身有较强的致热作用，因此在提取过程中对温度进行控制也是有必要的。当以水为溶剂时，温度升高，水中的小气泡增多，对空化作用有利，但当温度过高时，气泡中蒸汽压太高，从而使得气泡在闭合时增强了缓冲作用，而使空化作用减弱。因此，对不同的溶剂，其最适合的温度是不同的，应视具体溶剂的特性而定。

4. 常用设备

常用的设备按结构分为内置式和外置式两种。

（二）超临界流体萃取（SFE）技术

超临界流体萃取技术是利用超临界状态下的流体为提取溶剂，从中药饮片中提取有效组分并进行分离的方法。

超临界流体是指温度与压力均高于其临界温度与临界压力的流体。超临界流体同时具有液体和气体的双重特性，它的密度与液体相似、黏度与气体相近，扩散系数虽不及气体大，但比液体大几百倍。物质的溶解过程包括分子间的相互作用和扩散作用，物质的溶解与溶剂的密度、扩散系数成正比，与黏度成反比，因此超临界流体对许多物质有很强的溶解能力。

1. 超临界流体应具备的条件

（1）化学性质稳定，对设备没有腐蚀性，不与有效成分反应。

（2）临界温度应接近常温或操作温度，不宜太高或太低，最好在室温附近或操作温度附近。

（3）操作温度应低于被萃取成分分解或变质温度。

（4）临界压力低，以节省动力费用。

（5）被萃取成分的选择性高，成品纯度高。

（6）溶解性能好。

（7）价廉易得，安全无毒。

超临界流体要满足以上条件，CO_2 是最理想的超临界流体。因为 CO_2 的临界温度（31.06 ℃）接近于室温，临界压力（7.38 MPa）处于中等压力，且其性质稳定、无味无毒、不易燃易爆、价廉、易得。最适合用于中药脂溶性、挥发性成分的提取，如姜油、当归油等。同时，CO_2 还具有抗氧化和灭菌作用，有利于提高产品的质量。

2. 超临界流体萃取技术的特点

与传统提取技术相比，超临界流体萃取技术具有许多独特的优点，目前，已经成为中药提取分离的重要手段之一。其特点如下：

（1）溶剂可循环作用，且能实现无溶剂残留。

（2）特别适合于提取热敏性成分。

（3）选择性好。超临界流体萃取可根据被提取有效成分的性质，通过改变温度和压力以及加入夹带剂，能够选择性提取有效成分。

（4）有效成分提取效率高、速度快。

（5）操作参数易控制。

值得注意的是，由于可作为超临界流体的物质较少，使适合提取有效成分的种类较少。

同时，操作在高压力条件下进行，设备要求较高，设备投资大、成本高。对操作人员也有更高的要求。

3. 超临界流体萃取的原理

流体物质处于临界温度和临界压力以上状态时，即成为单一相态（超临界流体）。超临界流体与待处理物料接触时，选择性地溶解某些成分，并且超临界流体的密度和介电常数随着密闭体系压力的增加而增加，利用程序升压可将不同极性的成分进行分级提取。提取完成后，改变体系温度或压力，使超临界流体变成普通气体逸散出去，物料中已提取的成分就可以完全或基本上完全析出，达到提取和分离的目的。

4. 操作方法与工艺参数

（1）操作方法。超临界流体萃取技术根据其解吸附方式的不同可分为等温法、等压法及吸附法等，根据其萃取操作流程可分为间歇式萃取、半连续式萃取和连续式萃取。下面仅介绍根据其吸附方式不同分的 3 种操作方法，即等温法、等压法和吸附法，此 3 种方法属于间歇式萃取操作方法。

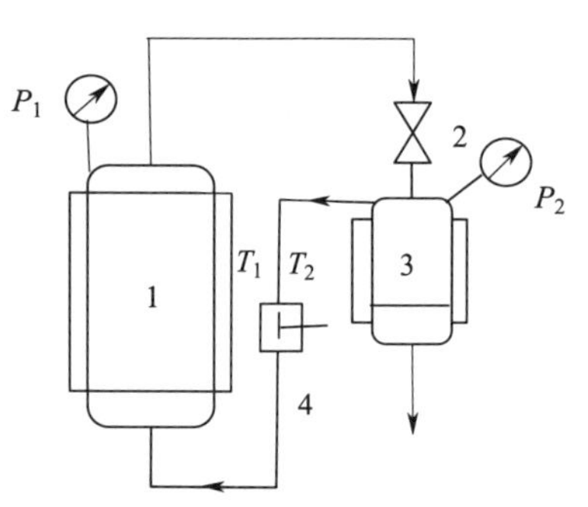

图 5－15　等温法操作流程

$T_1=T_2$，$P_1>P_2$

1—萃取器　2—膨胀阀　3—分离槽

4—压缩机

1）等温法。等温法是利用 CO_2 流体在高压下对溶质的溶解度远远大于其在低压下对溶质的溶解度这一特性，在萃取段和解析段 CO_2 的温度基本相同的情况下，CO_2 流体在萃取釜中将溶质溶解后，经过膨胀阀后压力下降，在解析段分离釜中溶质因溶解度迅速降低而析出，CO_2 通过压缩机或高压泵再将压力提升到萃取釜的压力，以便循环使用。等温法操作流程如图 5－15 所示。

该法操作简单，适用于从固体物质中萃取油溶性组分、热不稳定性成分等。但在萃取过程中，由于需要不断对 CO_2 流体进行加压和减压操作，全部操作耗能较高。

2）等压法。等压法是利用 CO_2 流体对溶质的溶解能力随温度改变而降低的特点，在萃取段和解析段的压力基本相同的情况下，使溶质在萃取段被 CO_2 萃取后，通过在解析段改变 CO_2 的温度，使溶质的溶解度降低而析出。一般在系统压力高于 35 MPa 时通过降低解析段的温度使溶质的溶解度下降进行解析，而在系统压力低于 35 MPa 时通过升高解析段的温度使溶质溶解度下降进行解析。等压法操作流程如图 5－16 所示。

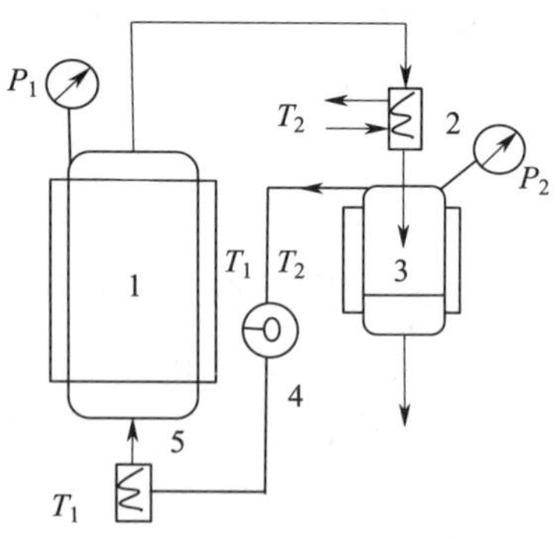

图 5－16　等压法操作流程

$T_1<T_2$，$P_1=P_2$

1—萃取器　2—加热器　3—分离槽

4—泵　5—冷却器

该法设备简单、操作简便、造价低廉、运行费用较低，适用于溶解度受温度影响较明显且受热不易分解成分的萃取。此法操作时，温度变化对 CO_2 流体溶解度的影响远远小于压力变化的影响。因此，该法适用性不强，在实际生产和科研中应用较少。

3）吸附法。吸附法是在等温等压条件下，利用在分离釜中填充对目标组分具有选择性吸附作用的吸附剂，来选择性地吸附除去在萃取段溶解于 CO_2 流体中的目标组分，然后定期对吸附剂进行再生处理以实现分离的目的。吸附剂可以是液体（水或有机溶剂等），也可以是固体（活性炭等）。按照吸附剂所处位置可分为在分离釜中吸附和直接在萃取釜中吸附两种。吸附法操作流程如图 5－17 所示。

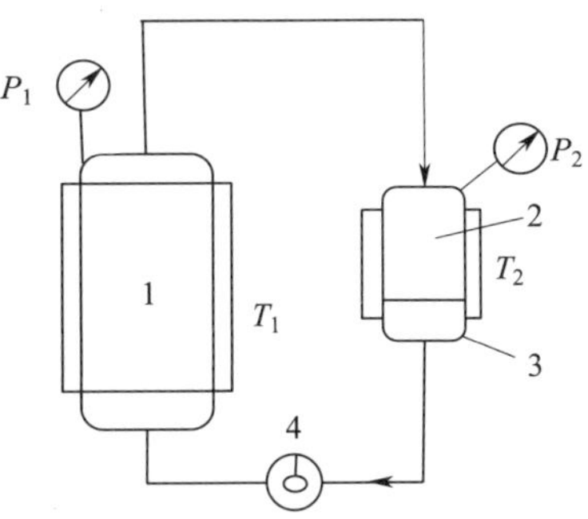

图 5－17　吸附法操作流程

$T_1=T_2$，$P_1=P_2$

1—萃取器　2—吸附剂　3—分离槽　4—泵

吸附法与等温法、等压法相比较更为简单，但是必须选择价廉且易于再生的吸附剂，并且该操作方法一般只适用于可以使用选择性吸附剂来分离目标组分的体系，但中药有效成分的分离过程大多都很难通过吸附进行产品收集，因此吸附法只适用于少量杂质的处理。

（2）工艺参数。超临界流体 CO_2 萃取过程受很多因素的影响，包括萃取压力、萃取温度、萃取时间、CO_2 流量、中药饮片粒度、夹带剂等。在实际萃取过程中，应根据被萃取成分的性质，选择合适的萃取条件。

5. 常用设备

超临界流体 CO_2 萃取装置主要由 CO_2 储罐、夹带剂泵、萃取釜、分离釜、制冷装置、温度控显系统、压力控显系统、安全保护装置、净化器、流量计、混合器、热交换器等部件组成。

（三）微波提取技术

微波提取技术，是指利用微波的热效应，使用适宜的溶剂从中药饮片中提取特定化学成分的方法。

1. 微波的特性

微波是波长介于 1 mm～1 m，频率介于 300 MHz～300 GHz 的电磁波，具有反射、吸收、穿透等特性。

（1）反射性。微波波长非常短，在其传播过程中，若所遇物体的几何尺寸大于或可与波长相比拟时，就会产生反射（如金属物体），波长越短，传播特性越与几何光学相似（近似于直线传播的特性），当微波照射到玻璃、塑料、陶瓷等材料上时，微波能像光线一样容易集中，并透射过去。利用微波的这种可以把电磁波的能量集中于很窄的波束之内的高方向性，制造出玻璃、塑料、陶瓷等材质的提取容器。

（2）吸收性与选择性。某些物质能够吸收微波，不同的物质吸收微波的能力是不同的。金属物体对微波能够反射但不吸收；玻璃、塑料、陶瓷等微波可穿透，但对微波吸收较少；如水、极性溶剂等介质极易吸收微波，其中水是吸收微波的最好介质。任何含水的非金属物质或各种生物体都能吸收微波，以提取溶剂来说，极性大的溶剂吸收微波的能力强，极性小的溶剂吸收微波的能力差，而非极性溶剂则几乎不吸收微波。因此，采用微波提取技术提取中药有效成分时，选择适宜的溶剂对提高有效成分的提取率起着至关重要的作用。

（3）热特性。当微波穿透玻璃、塑料和陶瓷等物体后，被介质（例如水）等物质吸收后，微波能转化为热能，产生热量对物料进行加热，这种加热方式是独特的，即介质、物料会被整体加热，也就是所谓的无温度梯度加热，介质和物料内、外部几乎同时生热升温，温度相差无几，与常见的传导加热和对流加热方式不同，可大大缩短热传导的时间，升温迅速。

2. 微波提取技术的特点

（1）提取物纯度高。微波对极性分子选择性加热，可选择性提取有效成分，从而提高含极性成分提取物的纯度和提取率。

（2）操作时间短。微波的加热方式属于无温度梯度加热，即溶剂和物料内、外部几乎同时生热升温，温度相差无几，可大大缩短热传导的时间，升温迅速。同时由于空气及容器对微波基本不吸收或不反射，保证了能量的快速传递和充分利用，因此热转化效率高，可大大缩短提取时间，微波提取时间一般仅是常规提取的几十分之一。

除此之外，微波萃取还具有溶剂消耗量少、投资少、设备简单、适用范围广、不产生噪声、不产生污染等特点。目前被广泛用于多糖类、多酚类、黄酮类等有效成分的提取，具有良好的应用前景。

3. 微波提取的原理

在微波提取过程中，微波辐射导致植物、动物细胞内的极性物质吸收微波能，产生热量，使细胞内温度迅速上升，液态水汽化产生的压力将细胞膜和细胞壁冲破，导致细胞破裂或形成微小的孔洞，使细胞外的溶剂容易进入细胞内，溶解并释放出细胞内的有效成分，从而达到提取的目的。

4. 操作方法与工艺参数

（1）操作方法。微波提取操作一般按以下步骤进行：

1）中药饮片粉碎。将中药饮片粉碎或切碎至适合粒径，使之在微波环境下能够充分地吸收微波能。

2）药粉浸泡。选择合适的提取溶剂，与粉碎后的中药饮片混合，浸润一段时间，确保提取溶剂润透药粉。中药饮片含水量影响操作时间和提取效率，对含水量低的中药饮片应采取加湿措施以便有效地吸收微波能。

3）微波提取。将浸润好的药粉和溶剂置于微波设备中，选择适宜的微波功率和辐射时长，进行微波提取。

4）料液分离。使用过滤设备将提取后的药渣与提取液分离，获得提取液。

（2）工艺参数。微波提取过程受很多因素的影响，包括溶剂及其 pH 值、温度、时间、微波剂量、中药饮片粒度等。在实际提取过程中，应根据被提取成分的性质，选择合适的提取工艺参数。

5. 常用设备

微波提取设备与常规动态提取罐结构相仿，不同之处是将蒸汽夹套加热改为微波腔加热，将平面加热改为立体加热，热源由蒸汽夹套壁改为料液本身的发热。目前，常用的微波提取设备是微波提取罐。

（四）生物酶解技术

生物酶解技术是指利用生物活细胞产生的以蛋白质形式存在的一类具有生物催化作用的酶，对植物中药饮片细胞壁的组成成分进行水解或降解，破坏细胞壁结构，使有效成分暴露、溶解、混悬或胶溶于溶剂中，从而提取细胞内有效成分的新技术。

目前常用于破坏中药植物细胞壁的酶有：纤维素酶、半纤维素酶、果胶酶以及多酶复合体。动物蛋白主要有胰蛋白酶和胃蛋白酶等。

1. 生物酶解技术的特点

（1）提取物纯度和质量高。酶可在较温和的条件下将植物组织及提取液中果胶、黏液质等大分子成分分解，提高中药有效成分的提取率，同时会改善过滤和提取液纯化难度。

（2）设备投入少、成本低。生物酶解技术对设备无特殊要求，常规提取设备即可进行操作。

（3）操作简单、环保。酶具有高效催化活性，少量的酶即可加速催化反应，操作简便。同时，提取过程中，酶反应可较温和地将中药药渣组织分解，有利于资源利用、环境改善和人员劳动保护。药渣还可作为可再生有机资源用于造纸、生产饲料和肥料。目前，该技术已具备大工业化生产的条件。

2. 生物酶解的原理

根据植物细胞壁的构成，利用酶所具有的极高催化活性和高度专一性的特点，选择相应的生物酶，将细胞壁的组成成分纤维素、半纤维素、果胶质等水解，从而达到使植物细胞内有效成分更容易溶解、扩散的目的。

3. 操作方法与工艺参数

（1）操作方法。先将酶同底物混合，加入适量水，在适宜的温度和 pH 值条件下充分搅拌使之酶解，之后再按照其他提取方法提取。

（2）工艺参数。生物酶解过程受很多因素的影响，包括酶的种类与用量、温度、溶液酸碱度、时间等。在实际提取过程中，应根据被提取成分的性质，选择合适的提取工艺参数。

4. 常用设备

采用生物酶解技术提取中药有效成分，提取设备由酶解后采用的提取方法确定。酶解反应一般直接在提取容器中进行。

二、填写工作单

（一）阅读以上材料

以小组为单位阅读以上材料，记录学习要点。

（二）听取教师 PPT 讲解

每位学生认真记录笔记。

（三）查阅资料回答问题

以小组为单位，结合阅读材料、PPT 和查阅资料，回答作业单中的问题。

作业单

一、单项选择题

1. 超声提取的原理主要是利用超声波具有的（　　）来提取中药有效成分。

A. 空化效应　　B. 机械效应　　C. 热效应　　D. 以上都有

2. 以下不属于影响超声提取效果的因素是（　　）。

A. 提取溶剂　　B. 提取时间　　C. 超声波频率　　D. 提取压力

3. 超临界流体萃取技术适用于提取（　　）。

A. 极性大的成分　　B. 极性小的成分　　C. 离子型化合物　　D. 亲水性成分

4. 常用作超临界流体的物质是（　　）。

A. 二氧化碳　　B. 二氧化氮　　C. 丙酮　　D. 乙醇

5. 微波提取技术的英文缩写是（　　）。

A. PLE　　B. SFE　　C. MAE　　D. SPE

6. 微波提取技术的微波频率为（　　）MHz。

A. $300 \sim 3 \times 10^6$　　B. $300 \sim 3 \times 10^5$

C. $300 \sim 3 \times 10^4$　　D. $300 \sim 3 \times 10^3$

二、多项选择题

1. 关于微波提取技术描述正确的有（　　）。

A. 操作时间短　　B. 溶剂用量少　　C. 提取物纯度高

D. 投资少、设备简单、适用范围广　　E. 不产生噪声和污染

2. 常用于破坏植物细胞壁的酶有（　　）。

A. 纤维素酶　　B. 半纤维素酶　　C. 果胶酶　　D. 胃蛋白酶

三、判断题

1. 超临界流体同时具有液体和气体的双重特性，它的密度与液体相似、黏度与气体相近，扩散系数虽不及气体大，但比液体大几百倍。（　　）

2. 微波的加热方式为有温度梯度加热。(　　)

3. 微波提取时间与物料中的含水量有关，水能有效地吸收微波能，缩短提取时间。(　　)

4. 生物酶具有催化效率高、专一性、催化条件温和以及酶解反应产物大多无毒等特点，可较大幅度提高中药有效成分的提取率。(　　)

学习评价

根据每一小组成员在本学习过程中的表现，填写学习任务过程性考核记录表（见书后附表）。

项目学习总结评价　中药提取液的生产

学习目标

知识目标

1. 掌握各种提取方法的基本工艺流程。
2. 熟悉各种提取方法及设备的操作要点。
3. 了解各种提取方法的安全操作知识。

技能目标

1. 能绘制简单的中药提取方法的工艺流程。
2. 能够根据绘制的工艺流程开展中药提取液的生产操作。
3. 能根据工作任务完成情况，规范撰写作业单。
4. 能对本次工作任务完成过程中存在的问题进行分析，提出今后改进的措施。

素质目标

1. 具有团队协作、沟通交流的能力。
2. 具备爱岗敬业的工匠精神、科学严谨的学习态度、一丝不苟的工作作风和创新意识。
3. 树立正确的规范意识、效率意识和安全意识。
4. 具备优良的劳动纪律观念、心理素质、职业道德和素养。

建议学时

4 学时

学习过程

一、阅读以下材料

中药的成分组成复杂，既含有有效成分、辅助成分，又含有无效成分和组织物。中药提取的目的在于用合适的提取方法或现代新技术最大限度地提取有效成分，避免或减少杂质类成分的溶出，最终实现减少中药制剂的服用量，增加稳定性，并在一定程度上降低毒副作用，提高疗效，提高中药提取物的附加值。

本项目学习了很多中药提取的方法，如煎煮法、浸渍法、渗漉法、回流提取法、水蒸气蒸馏法等。不同的提取方法具有不同的特点，在中药有效成分提取过程中使用不应盲目，因为不同的提取方法适用范围不一样，对有效成分的提取效果也不一样，应根据有效成分的化学性质及提取溶剂要求，选择适宜的提取方法。

二、制订中药提取液生产计划

以小组为单位，根据教师提供的中药饮片，如干姜、益母草等，综合运用任务一至任务七中所学的知识和技能进行中药提取液生产计划的制订和设计。填写作业单中的表 5 – 10 中药提取液生产工作单。

三、生产计划的展示、 交流

以小组为单位，运用 PPT 演示文稿、纸质打印图样等形式，向全班同学展示、汇报生产计划制订成果，重点汇报生产工艺流程、每一个重点操作环节的操作要点和生产需要用到的工具和设备等内容。展示中，其余小组对汇报小组所展示的内容进行评价。汇报小组根据其他小组评价的意见对本组设计进行归纳与总结。

四、中药提取液的生产

以小组为单位，按照制订的生产计划实施中药提取液的生产，通过成品质量回顾、总结和分析工作过程中存在的问题和不足，提出今后改进的措施。

1. 总结中药提取液生产过程中遇到的困难和问题，列举你值得分享的工作经验。

2. 回顾本次学习任务的工作过程，对开展中药提取液生产所需的知识和技能进行归纳与整理，写一篇字数不少于600字的工作总结，总结中重点关注以下问题：

（1）通过以上中药提取液生产计划的制订和设计，你对自己制订和设计的结果满意吗？如果满意，是因为进行过多种方案的比较和优化吗？你认为本方案的优势表现在哪些方面。如果不满意，是基于时间不足还是缺乏交流或者是无从判断。

（2）本次工作任务中，中药提取液的生产涉及中药有效成分、中药提取溶剂、中药提取方法等方面的内容。掌握程度如何？对于未接触过的内容，你是否已经和别人进行过交流探讨？

（3）通过展示交流，你觉得你制订的生产计划在哪些方面比别人的更有优势？哪些方面还考虑得不够周全？你是否愿意就你制订的方案优势与别人进行交流？你是否认同别人制订的生产计划？

（4）你是否一直按计划进行学习，是否已经达到项目五中药提取方法的预期学习目标？如果没有，你觉得问题出在哪些方面？准备如何调整计划和目标。

学习评价

按照实事求是的原则，在教师指导下按照自我评价、小组评价和教师评价3种方式对本小组成员在学习任务完成中的表现进行综合评价，填写学习评价表5－11中药提取液生产学习任务综合评价表。

教师评价包括设计成果的优点、存在的问题及改进措施的点评，对完成工作任务过程中亮点与不足的点评。

作业单

表5－10　　中药提取液生产计划工作单

姓　名		学　号		班　级	
组　号	第　　组	组　长		日　期	年　月　日
中药饮片名称					
批号		生产日期			
温度		湿度			
执行标准					
工艺流程					

续表

关键设备名称及型号		
关键环节	记录项目	记录结果

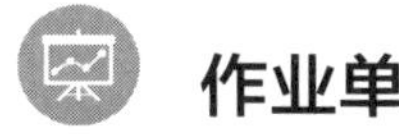

作业单

中药提取液生产工作总结

表 5－11　　中药提取液生产学习任务综合评价表

姓名						学号						班级					
组号	第　组					组长						日期	年　月　日				
生产计划制订						生产计划展示、交流						生产实施、结果检查					
30 分		分值	自评	互评	教师评价	30 分		分值	自评	互评	教师评价	40 分		分值	自评	互评	教师评价
资讯	信息采集	2				展示交流	计划描述	4				生产过程	准备工作	3			
	技术分析	2											工具、设备使用	5			
	标准规范	2					计划展示	4					中药提取	15			
计划决策	计划合理	2											清场	3			
	成本意识	2					效果处理	4									
	方案特色	2															
	规划分工	2					交流沟通	4									
实施过程	工作态度	2															
	协作精神	2					问题反馈	4									
	技术能力	2										结果检查	意外事件（未发生计满分，已发生计 0 分）	4			
	工作质量	2					规划分工	3									
	安全规范	2															
	团队意识	2					接受批评	3					成品质量	10			
结果检查	工作有序	1															
	复杂程度	1					提出建议	4									
	完成情况	1				加分											
	质量情况	1															
合　计						合　计						合　计					
自评、互评、教师评价平均值						自评、互评、教师评价平均值						自评、互评、教师评价平均值					
总计：																	
												指导教师签字：					

项目六

中药提取液的分离与纯化

中药提取液的分离与纯化，是将中药提取液与药渣、沉淀物和固体杂质等进行分离，进而采用适当方法最大限度地除去无效成分，保留有效成分和辅助成分的技术。常用的分离方法有过滤分离技术、离心分离技术等。常用的纯化方法有水提醇沉技术、醇提水沉技术、吸附澄清技术、大孔树脂吸附分离技术、膜分离技术等。

由于中药成分复杂，含量有高有低，要通过分离纯化技术尽可能地保留有效成分，除去无效成分，就必须了解、掌握中药中所含成分的理化性质、相互之间有无作用或化学反应的可能性，以便采取合理的分离、纯化方法。分离纯化方法的选用，应根据中药饮片所含成分的理化性质、中药提取物最终的状态、中药制剂所选剂型及成型工艺要求等综合考虑，并需进行必要的实验研究才能确定。在分离纯化过程中常采用两种以上方法联合运用，应充分发挥各种方法的优势，互补不足之处，灵活运用而不拘泥一法，以取得良好的分离纯化效果。分离纯化方法的确定是提高中药提取物和中药制剂有效成分含量、便于制剂成型、减少服用剂量，确保中药提取物和中药制剂质量、疗效和稳定性的关键。因此，是一项既要考虑原有生产设备的充分运用，也要积极采取新技术、新工艺、新设备的十分艰巨而细致的工作。

为了满足中药提取物和中药制剂具有高效、速效、长效的“三效”特点，具有剂量小、毒性小、副作用小的“三小”特点，以及方便储存、方便运输、方便携带、方便服用、方便生产的“五方便”的特点，分离纯化技术运用的合理与恰当，对改变中药提取物与传统制剂的外观、减少服用剂量，开发中药新剂型起着积极的推动作用，将为中药的推广应用、走向世界，参与国际竞争奠定坚实的基础。

岗位任务一　过滤分离技术

思维导图

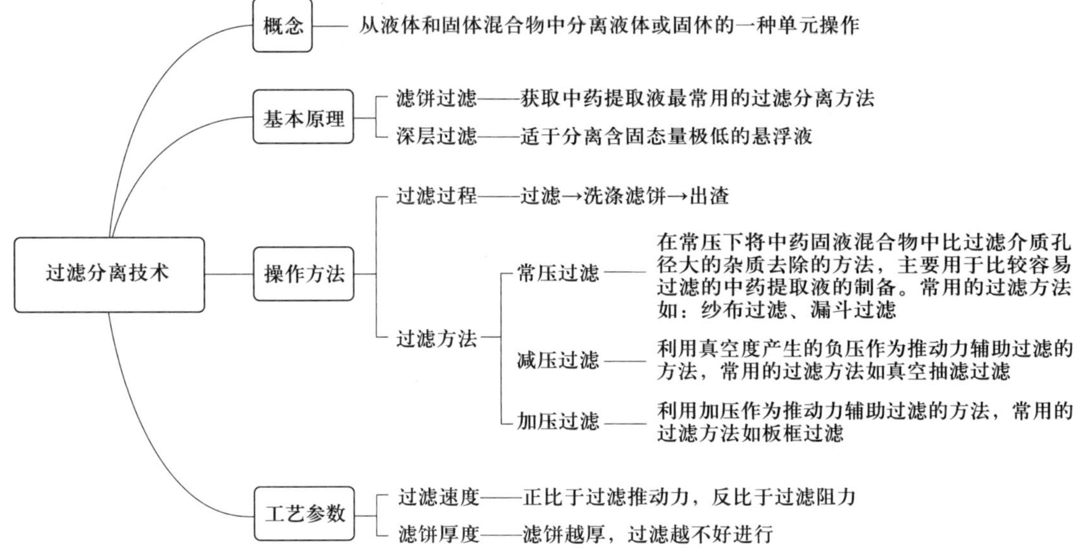

学习目标

知识目标

1. 掌握过滤分离技术的概念和工艺流程。

2. 熟悉过滤分离技术的基本原理、操作方法和重要工艺参数。

3. 了解与过滤分离岗位职责、岗位标准操作规程、岗位质量控制要点和生产管理要点，设备结构、工作原理、标准操作规程、清洁与消毒标准操作规程、维护保养标准操作规程，过滤分离操作的安全知识。

技能目标

1. 能正确运用过滤分离技术的生产工艺流程和设备分离中药提取液。

2. 能根据 SOP 进行安全生产操作，并能够预判和排查基本的安全风险。

3. 能根据工作任务完成情况，规范撰写作业单。

4. 能将学到的理论知识和技能运用到生产实际中，学会用学到的理论知识和技能解决生产实际问题。

素质目标

1. 具有团队协作、沟通交流的能力。

2. 具备爱岗敬业的工匠精神、科学严谨的学习态度、一丝不苟的工作作风和创新意识。

3. 树立正确的规范意识、效率意识和安全意识。

4. 具备优良的劳动纪律观念、心理素质、职业道德和素养。

【案例导入】

2022 年 10 月 5 日—9 日，第十三届世界过滤大会在美国加利福尼亚州圣地亚哥的希尔顿海湾酒店举行，世界过滤大会是由世界过滤组织主办的当今世界上过滤与分离学术领域最高级别的学术会议。

我国从第五届世界过滤大会开始，有代表参加。纵观各届大会的情况，可以看出我国过滤与分离机械行业与国际同行业之间相比，在液体过滤技术领域还存在一定差距，但随着我国社会经济不断进步，相应技术的差距越来越小，目前，差距主要体现在技术的基础理论研究、设备处理能力、功能集成、多样化、用途专业化等方面。

中药提取液的过滤分离属于固液分离，过滤分离技术是制药工业中经常使用而又十分重要的过程和单元操作，中药提取液过滤分离的效果会直接影响中药提取物的质量、杂质分离精度、有效成分的收率、成本以及安全和环境保护。

讨论：

1. 结合以上案例，列举几个平时日常生活中的过滤案例，分别是怎么操作的？

2. 结合以上案例，想一想，在中药提取液制备的过滤操作中，若采用日常生活中过滤的方法进行操作，优点有哪些？缺点又有哪些？试分析其优缺点。

建议学时

4 学时

学习过程

一、阅读以下材料

过滤分离技术是指从液体和固体混合物中分离液体或固体的一种单元操作。过滤后的液体称为滤液。被过滤出来的固体物质称为滤渣或滤块。用于过滤的多孔性物质称为滤材或过滤介质，过滤介质能阻止固体颗粒的通过。中药提取液的制备，过滤分离技术是将中药提取液和药渣分离最常用的方法。

（一）基本原理

过滤分离是将固液混合物通过多孔介质，固体粒子被截留在多孔介质上，液体沿非常细的小管即毛细管流动而实现固液分离的操作。过滤分离的推动力可以是重力、压力差等，过滤分离主要有滤饼过滤和深层过滤两种类型。

1. 滤饼过滤。滤饼过滤操作时，固液混合物垂直流向介质表面。由于有渗透性的过滤介质的筛滤作用，液体穿过过滤介质，大于或与孔径相近的颗粒沉积在过滤介质的表面，发生架桥作用，此时只能藏留小粒子。随着过滤的进行，滤饼层逐渐增厚。当在过滤介质表面形成一层滤饼层以后，沉积与截留固体颗粒的作用主要由滤饼本身完成，而过滤介质仅起支撑作用。在未形成滤饼层之前的少量滤液是混浊的。滤饼过滤示意图如图 6－1 所示。

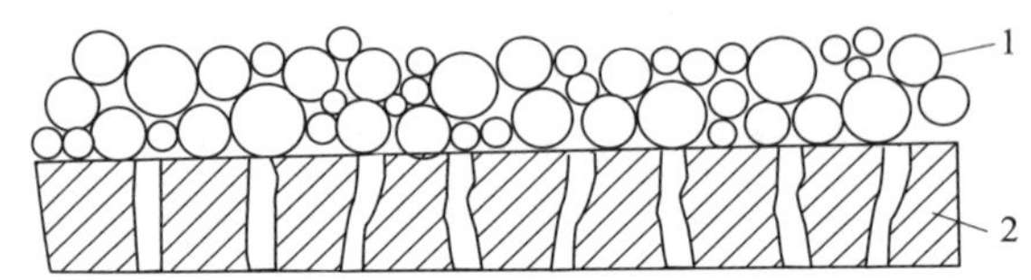

图 6－1　滤饼过滤示意图

1—滤饼　2—过滤介质

2. 深层过滤。分离含固量极低的悬浮液应该采用深层过滤。操作时，将过滤介质堆成较厚的固定床层，悬浮液通过床层孔道时，固体颗粒借静电及分子力作用吸附于孔道壁上。为了达到很好的过滤效果，一般要求悬浮液中的固体颗粒应小于床层内部孔隙。深层过滤示意图如图 6－2 所示。

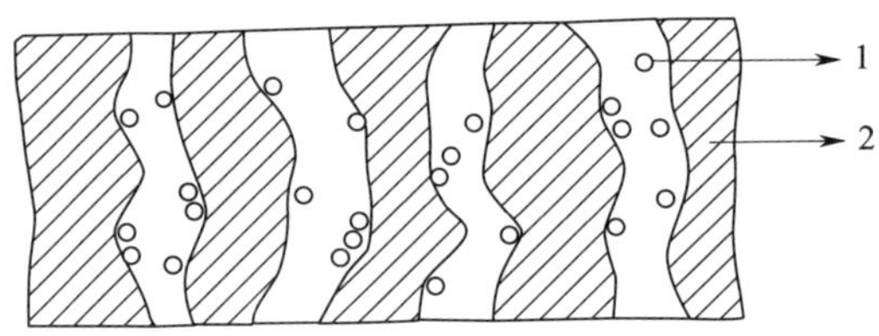

图 6－2　深层过滤示意图

1—固体颗粒　2—过滤介质

过滤介质可用纺织品、纸、砂粒、沙土、石棉、玻璃碎粒、木炭等。过滤介质的选择取决于过滤设备本身的结构及固液混合物的性质。纺织品是中药提取生产中比较常用的过滤介质，现在用得最多的是化纤滤布，可以根据需要选择不同滤孔的滤布。过滤纸也是较常用的过滤介质，有一般滤纸和硬质滤纸两种。处理有腐蚀性的物料有时可用石棉屑、玻璃丝和化纤布等。

工业化生产中目前已广泛应用的过滤介质多为多孔人造橡胶和塑料材质制造的，此类过滤介质耐腐蚀性大大超过一般过滤介质，且孔眼不致被沉淀阻塞，容易除去滤渣，洗涤也简单。此外，还有金属材质的辅助过滤网，过滤网的材料因滤液性质的不同而采用钢、不锈钢及黄铜等，通常金属过滤网只用作过滤介质的支持层。

（二）工艺流程

在工业化生产中，滤饼过滤是获取中药提取液最常用的过滤分离方法，过滤分离技术的一般工艺流程如图 6－3 所示。

（三）操作方法与工艺参数

1. 操作方法

固液混合物通过过滤装置，将悬浮固体截留于过滤介质之上，滤液则穿过过滤介质在另

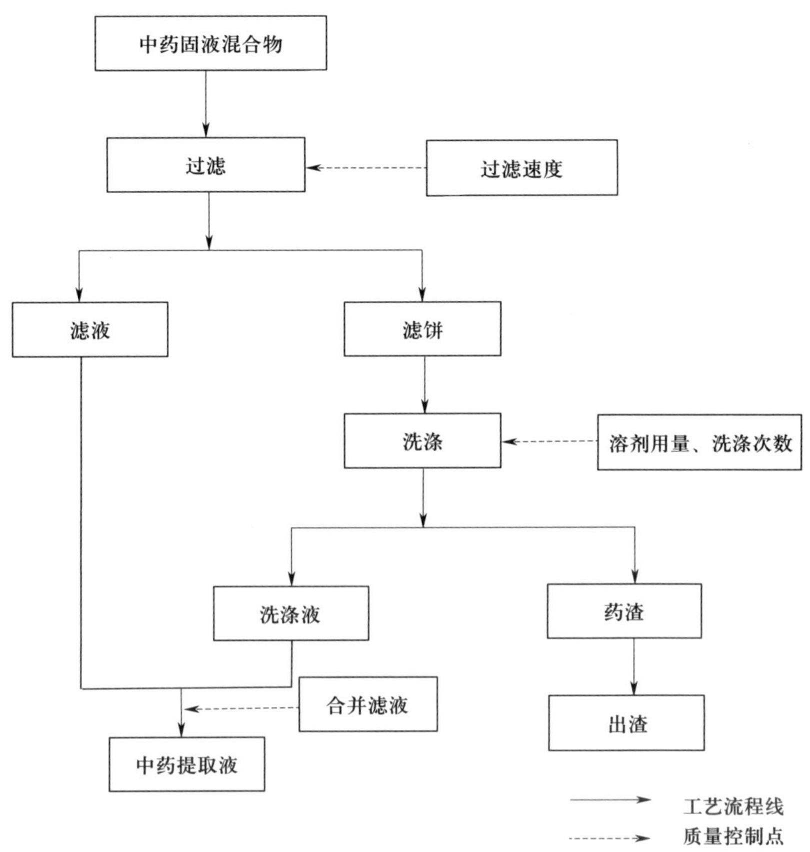

图 6－3　过滤分离工艺流程

一侧汇聚；过滤介质上的滤饼因含少量滤液，需要用少量纯溶剂进行多次洗涤或将滤饼进行压榨，洗涤液或压榨液与滤液合并。

2. 工艺参数

（1）过滤速度。过滤分离过程的过滤速度正比于过滤推动力，反比于过滤阻力。通常，过滤分离过程的推动力有重力、两侧压力差（加压、抽真空）等，因此过滤分离常分为常压过滤、加压过滤、真空过滤等。过滤过程的阻力包括液体通过过滤介质时的阻力和液体通过所形成的滤饼内部毛细通道时的阻力，两部分阻力的本质都是液体通过管路时的流动阻力。

除此之外，中药固液混合物中液体的黏度也会影响过滤速度，液体的黏度越大，则过滤的速度越慢。但液体的黏性一般会随温度升高而降低，因此可采用趁热或保温过滤。同时，在过滤时可考虑先滤清液，后滤稠液，以减少过滤时间。

过滤介质本身的结构也会影响过滤速度，一般情况下，过滤介质的毛细管越长，孔径越小、数目越少，则过滤速度越慢。

滤饼的厚度也会影响过滤速度，滤饼越厚，则过滤速度越慢，特别是液体中存在大分子的胶体物质时，极易引起滤孔的阻塞，影响过滤速度。

（2）滤饼厚度。中药固液混合物中所含固体颗粒在过滤介质表面出现架桥现象，滤饼内部的无数毛细管通道内可流过滤液，而滤饼则不断积累并增厚，过滤阻力随滤饼的增厚而增加。因此，滤饼越厚，过滤越难进行。

为提高过滤效率，可选用助滤剂，以防止过滤介质的孔眼被堵塞，保持一定孔隙率。一般的助滤剂为固体，如纸浆、硅藻土、滑石粉、活性炭等。加入助滤剂的方法有两种。

1）先在过滤介质上铺一层助滤剂，然后开始过滤。

2）将助滤剂混入待过滤的中药固液混合物中，搅拌均匀，可使部分胶体物破坏，过滤过程中形成一层较疏松的滤饼，使滤液易于通过并滤清。但选用助滤剂时应考虑助滤剂对滤液中成分的影响，如活性炭对某些活性成分有较大的吸附性。

（四）常用设备

目前，实验室过滤主要采用滤纸过滤、抽滤装置过滤、纱布过滤等方式进行初步过滤，如果过滤要求较高时，可将初步过滤后的滤液采用膜过滤等方式进一步过滤。

工业化生产中，中药提取液在离开提取罐时，一般会在下封头设的滤网上进行第一次粗滤，阻止较大的颗粒进入提取液。随后使用其他过滤器进行第二道过滤，通过过滤介质后的固体颗粒大小一般要求小于或等于 100 μm。常用的过滤设备主要有板框过滤装置、保安过滤器、滚筒微滤机、袋式过滤器，以及几种过滤方式结合的设备。

二、填写工作单

连翘为木犀科植物连翘［*Forsythia suspensa*（Thunb.）Vahl］的干燥果实，具有清热解毒、消肿散结、疏散风热的功能。临床上用于痈疽、瘰疬、乳痈、丹毒、风热感冒、温病初起、温热入营、高热烦渴、神昏发斑、热淋涩痛的治疗。连翘酯苷 A（$C_{29}H_{36}O_{15}$）是连翘中的药效活性成分，属于苷类成分，易溶于水、乙醇等，具有抗菌、抗感染和解热等药理作用。采用煎煮法可有效提取连翘中的连翘酯苷 A。

选题 1：现有一批合格的连翘饮片，根据连翘饮片的质地和有效成分的性质，参考《中国药典》（2020 年版，一部）中“连翘提取物”的制法，在实训室采用煎煮法、适宜的过滤分离技术以及传统器具和设备开展连翘提取液的制备，填写作业单中的表 6－1 连翘提取液制备工作单。

选题 2：现有一批合格的连翘饮片，根据连翘饮片的质地和有效成分的性质，参考《中国药典》（2020 年版，一部）中“连翘提取物”的制法，在生产车间采用煎煮法、适宜的过滤分离技术以及设备开展连翘提取液的生产，填写作业单中的表 6－2 过滤分离岗位连翘提取液生产工作单。

《中国药典》（2020 年版，一部）中“连翘提取物”的制法如下：

【制法】取连翘，粉碎成粗粉，加水煎煮 3 次，每次 1.5 h，过滤，合并滤液，滤液于 60 ℃以下减压浓缩至相对密度为 1.10～1.20 g/cm³（室温）的清膏，放冷，加入 4 倍量乙醇，搅匀，静置 2 h，过滤，滤液减压回收乙醇，浓缩液喷雾干燥，即得。

以小组为单位选取上述参考选题中的其中 1 题，阅读工作情景描述与相关资料，设计过滤分离技术制备连翘提取液的计划，对提取操作过程中用到的器具和设备进行认知，对过滤分离岗位的相关资讯进行学习，填写作业单中的表6－1连翘提取液制备工作单或表6－2过滤分离岗位连翘提取液生产工作单。

三、工具和设备认知

扫二维码，可查阅部分过滤分离器具和设备的视图以及设备使用介绍，供开展选题1、选题2的学习者学习参考。

四、岗位认知

扫二维码，可查阅中药提取液过滤分离岗位的职责和标准操作规程等资料，供开展选题2的学习者学习参考。

作业单

表6－1　连翘提取液制备工作单

姓　名		学　号		班　级	
组　号	第　　组	组　长		日　期	年　月　日
中药饮片名称					
有效成分					
提取溶剂					
提取方法					
工艺流程					

续表

<table>
<tr><td rowspan="21">关键环节</td><td rowspan="3">准备工作</td><td colspan="2">提取器具及设备</td><td></td></tr>
<tr><td colspan="2">提取饮片粒度</td><td></td></tr>
<tr><td colspan="2">溶剂总用量/ml</td><td></td></tr>
<tr><td colspan="3">称量/g</td><td></td></tr>
<tr><td rowspan="3">浸泡</td><td colspan="2">溶剂用量/ml</td><td></td></tr>
<tr><td colspan="2">浸泡温度/℃</td><td></td></tr>
<tr><td colspan="2">浸泡时间/min</td><td></td></tr>
<tr><td rowspan="6">提取过程</td><td rowspan="2">加热</td><td>方式</td><td></td></tr>
<tr><td>操作关键点</td><td></td></tr>
<tr><td colspan="2">压力/Pa</td><td></td></tr>
<tr><td colspan="2">提取次数/次</td><td></td></tr>
<tr><td colspan="2">每次提取时间/min</td><td></td></tr>
<tr><td colspan="2">每次溶剂用量/ml</td><td></td></tr>
<tr><td rowspan="7">过滤</td><td colspan="2">器具及设备</td><td></td></tr>
<tr><td colspan="2">过滤速度/(ml/min)</td><td></td></tr>
<tr><td colspan="2">过滤前物料（药粉+溶剂）总质量/g</td><td></td></tr>
<tr><td colspan="2">每次过滤后得滤液质量/g</td><td></td></tr>
<tr><td colspan="2">过滤结束后得滤液总质量/g</td><td></td></tr>
<tr><td colspan="2">过滤结束后固体回收物质量/g</td><td></td></tr>
<tr><td>回收率计算</td><td colspan="2">物料平衡：(回收率平均范围98.0%~100.0%，超出此范围应进行分析)
回收率（%）=(过滤结束后得滤液总质量+过滤结束后固体回收物质量）/过滤前物料总质量×100%
回收率=(________+________)/________×100%
=________%</td></tr>
<tr><td colspan="2">清场</td><td colspan="2"></td></tr>
<tr><td colspan="5">总结及问题分析</td></tr>
</table>

作业单

表 6－2　　　　过滤分离岗位连翘提取液生产工作单

姓　名		学　号		班　级	
组　号	第　　组	组　长		日　期	年　月　日
执行标准		检查人		复核人	
工艺流程					

<table>
<tr><td>中药饮片名称</td><td colspan="2"></td><td>合格证</td><td></td><td>包装整洁</td><td></td></tr>
<tr><td>有效成分</td><td colspan="6"></td></tr>
<tr><td>提取溶剂</td><td colspan="6"></td></tr>
<tr><td>提取方法</td><td colspan="6"></td></tr>
<tr><td>设备名称和型号</td><td colspan="6"></td></tr>
<tr><td>中药饮片粒度要求</td><td colspan="6"></td></tr>
<tr><td>清洁、清场
合格标志</td><td></td><td colspan="2">设备容器具清洁完好</td><td></td><td>计量器具
符合要求</td><td></td></tr>
<tr><td rowspan="12">关键环节</td><td rowspan="2">计量</td><td colspan="2">溶剂总用量/L</td><td colspan="3"></td></tr>
<tr><td colspan="2">中药饮片质量/kg</td><td colspan="3"></td></tr>
<tr><td rowspan="3">浸泡</td><td colspan="2">溶剂用量/L</td><td colspan="3"></td></tr>
<tr><td colspan="2">浸泡温度/℃</td><td colspan="3"></td></tr>
<tr><td colspan="2">浸泡时间/h</td><td colspan="3"></td></tr>
<tr><td rowspan="6">提取</td><td rowspan="2">加热</td><td>方式</td><td colspan="3"></td></tr>
<tr><td>操作关键点</td><td colspan="3"></td></tr>
<tr><td colspan="2">压力/Pa</td><td colspan="3"></td></tr>
<tr><td colspan="2">提取次数/次</td><td colspan="3"></td></tr>
<tr><td colspan="2">每次提取时间/h</td><td colspan="3"></td></tr>
<tr><td colspan="2">每次溶剂用量/L</td><td colspan="3"></td></tr>
</table>

续表

<table>
<tr><td rowspan="7">关键环节</td><td rowspan="6">过滤</td><td colspan="2">过滤速率/(L/min)</td><td></td></tr>
<tr><td colspan="2">过滤前物料（药粉＋溶剂）总质量/kg</td><td></td></tr>
<tr><td colspan="2">每次过滤后得滤液质量/kg</td><td></td></tr>
<tr><td colspan="2">过滤结束后得滤液总质量/kg</td><td></td></tr>
<tr><td colspan="2">过滤结束后固体回收物质量/kg</td><td></td></tr>
<tr><td>回收率计算</td><td colspan="2">物料平衡：(回收率平均范围98.0%～100.0%，超出此范围应进行分析)
回收率（%）＝（过滤结束后得滤液总质量＋过滤结束后固体回收物质量）/过滤前物料总质量×100%
回收率＝(________＋________)/×100%
＝________%</td></tr>
<tr><td colspan="2">清场</td><td colspan="2"></td></tr>
<tr><td colspan="5">总结及问题分析</td></tr>
<tr><td colspan="5">质量控制要点记录：

生产管理要点记录：

问题分析：</td></tr>
</table>

学习评价

根据每一小组成员在本学习过程中的表现，填写学习任务过程性考核记录表（见书后附表）。

岗位任务二　离心分离技术

思维导图

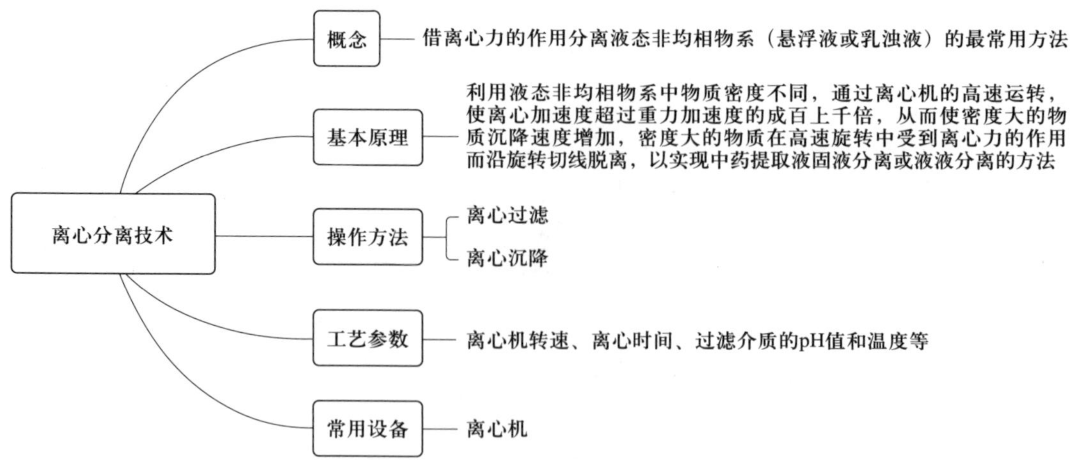

学习目标

知识目标

1. 掌握离心分离技术的概念、特点和工艺流程。

2. 熟悉离心分离技术的基本原理、操作方法和重要工艺参数。

3. 了解离心分离岗位职责、岗位标准操作规程、岗位质量控制要点和生产管理要点，设备结构、工作原理、标准操作规程、清洁与消毒标准操作规程、维护保养标准操作规程；离心分离操作的安全知识。

技能目标

1. 能正确运用离心分离技术的生产工艺流程和设备分离中药提取液。

2. 能根据 SOP 进行安全生产操作，并能够预判和排查基本的安全风险。

3. 能根据工作任务完成情况，规范撰写作业单。

4. 能将学到的理论知识和技能运用到生产实际中，学会用学到的理论知识和技能解决生产实际问题。

素质目标

1. 具有团队协作、沟通交流的能力。

2. 具备爱岗敬业的工匠精神、科学严谨的学习态度、一丝不苟的工作作风和创新意识。

3. 树立正确的规范意识、效率意识和安全意识。

4. 具备优良的劳动纪律观念、心理素质、职业道德和素养。

【案例导入】

中国古代，人们用绳索的一端系住陶罐，手握绳索的另一端，旋转甩动陶罐，产生离心力挤压出陶罐中浆果的汁液，这就是离心分离原理的早期应用。

工业离心机诞生于欧洲，比如 19 世纪中叶，先后出现纺织品脱水用的三足式离心机，和制糖厂分离结晶砂糖用的是悬式离心机。这些最早的离心机都是间歇操作和人工排渣的。

由于卸渣机构的改进，20 世纪 30 年代出现了连续操作的离心机，间歇操作离心机也因实现了自动控制而得到发展。

1879 年，瑞典的拉瓦尔发明第一台从牛奶中分离奶油的分离机，它的转鼓仅是一个空心的圆筒。后来转鼓内增加了轴向叠置的圆锥形碟片，使分离效果显著改善，并增大了处理能力，这一技术进展导致碟式分离机迅速发展。离心分离机的转速则逐渐由低速向高速发展，转鼓直径也逐渐增大，改善了分离效果，提高了处理能力。

讨论：

1. 结合以上案例，想一想身边还有哪些事件是利用离心分离技术或原理实现分离目的的。

2. 通过以上案例，结合目前科技的发展，你认为离心分离技术目前在哪些领域运用得比较多。列举一二。

建议学时

4 学时

学习过程

一、阅读以下材料

离心分离技术是借离心力的作用分离液态非均相物系（悬浮液或乳浊液）的最常用方法，离心机是离心分离常用的设备。

一般情况下，当中药提取液中不溶固体颗粒细小或难以过滤时，离心分离技术是较为理想的固液分离方法，它能明显改善提取液的澄清度。离心分离技术比较适合分离中药水煎煮提取液、压榨提取液以及水提醇沉液中的固体颗粒。

（一）基本原理

离心分离技术目前在中药提取液的分离纯化中，使用较普遍，它主要是利用液态非均相物系中物质密度不同，通过离心机的高速运转，使离心加速度超过重力加速度的成百上千倍，从而使密度大的物质沉降速度增加，密度大的物质在高速旋转中受到离心力的作用而沿旋转切线脱离，以实现中药提取液固液分离或液液分离的方法。

（二）工艺流程

离心分离技术分离中药提取液的一般工艺流程如图 6－4 所示。

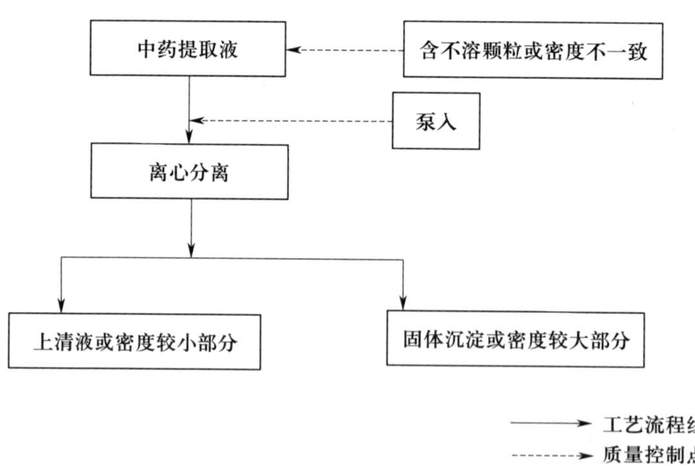

图 6－4　离心分离工艺流程

（三）操作方法与工艺参数

1. 操作方法

离心分离技术根据分离物料性质不同分为离心过滤和离心沉降两种操作。

（1）离心过滤。离心过滤是利用离心力将中药提取液通过过滤介质（滤布），离心力的作用使液体通过过滤介质成为滤液，而固体颗粒被截留在过滤介质表面，形成滤渣，从而实现固液分离。

（2）离心沉降。离心沉降是利用悬浮液（或乳浊液）密度不同的各组分在离心力作用下迅速沉降分层的原理，实现液－固（或液－液）分离的方法。

2. 工艺参数

中药提取液离心分离效果与很多因素有关系，如离心机种类、离心方法、过滤介质及提取液的密度等。实际操作时，离心机转速、离心时间、过滤介质的 pH 值和温度等因素影响最为突出。

（四）常用设备

离心机的种类很多，在对中药提取液进行离心之前，应充分根据中药提取液的性质选择合适的离心机对其进行离心分离。比如为了除去中药提取液中的杂质、减少提取液中的黏性和引湿性物质、降低提取液中的含固量，考虑有效成分尽可能多地保留下来的情况下，可选用具有过滤功能的离心机先对提取液进行离心过滤，以除去其中纤维杂质和较大固体颗粒，再用管式高速离心机进行离心沉降分离。

常用的离心机有沉降式离心机、碟片式离心机和管式高速离心机等。

二、填写工作单

天花粉为葫芦科植物栝楼（*Trichosanthes kirilowii* Maxim.）或双边栝楼（*Trichosanthes rosthornii* Harms.）的干燥根。经现代研究发现，天花粉中的天花粉多糖，有明显的免疫调节作用，能增强免疫活性，具有显著的抗肿瘤和细胞毒活性。同时，天花粉中还含有少量天花粉蛋白，具有抗葡萄胎活性及抗艾滋病的活性，也具有抗肿瘤作用。由于天花粉蛋白不耐热，直接从干燥的天花粉中药饮片中采用传统提取方法很难获得质量较好的提取物，因此，目前天花粉蛋白多以新鲜的天花粉为原料来制备。天花粉蛋白在天花粉中含量较低，离心分离技术能获得纯度较高的天花粉蛋白。天花粉蛋白的制法如下：

【制法】取适量新鲜的天花粉，刨去表皮后，经压榨得压榨液，放置过夜，离心过滤，去除沉淀，取上清液，加入等量体积的乙醇静置沉淀，将沉淀离心处理，弃去上清液，沉淀加入 1 倍量的乙醇静置使沉淀后离心分离，弃去上清液，得到蛋白质沉淀，将蛋白质沉淀加水溶解后冷冻干燥或将蛋白质沉淀低温减压干燥后得天花粉蛋白。

以小组为单位，阅读工作情景描述与相关资料，设计天花粉蛋白的制备计划，对制备操作过程中用到的器具和设备进行认知，对离心分离岗位的相关资讯进行学习，填写作业单中的表 6－3 天花粉蛋白制备工作单。

三、工具和设备认知

扫二维码，可查阅部分离心分离器具和设备的视图以及设备使用介绍，供学习者学习参考。

四、岗位认知

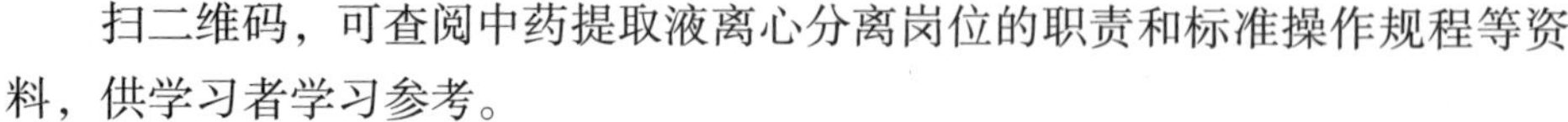

扫二维码，可查阅中药提取液离心分离岗位的职责和标准操作规程等资料，供学习者学习参考。

作业单

表 6－3　天花粉蛋白制备工作单

姓　名		学　号		班　级	
组　号	第　　组	组　长		日　期	年　月　日
批　号		生产日期			
温　度		湿　　度			
执行标准					
关键设备及型号					
工艺流程					

操作环节	记录项目	记录结果
净制	方法	
压榨	去皮新鲜药材投入量/kg	
	压榨液得量/kg	
	压榨液静置时间/h	
压榨液离心分离	离心转速/(r/min)	
	上清液体积/L	
第一次醇沉	乙醇用量/L	
	醇沉时间/h	
醇沉液离心分离	离心转速/(r/min)	
	沉淀物质量/g	
第二次醇沉	乙醇用量/ml	
	醇沉时间/h	
醇沉液离心分离	离心转速/(r/min)	
	沉淀物质量/g	

续表

天花粉蛋白提取率/%	天花粉蛋白提取率（%）=（天花粉蛋白沉淀物质量 ÷ 去皮新鲜药材投入量）×100% = ________ / ________ ×100% = ________%
总结及问题分析	

学习评价

根据每一小组成员在本学习过程中的表现，填写学习任务过程性考核记录表（见书后附表）。

岗位任务三　水醇技术

思维导图

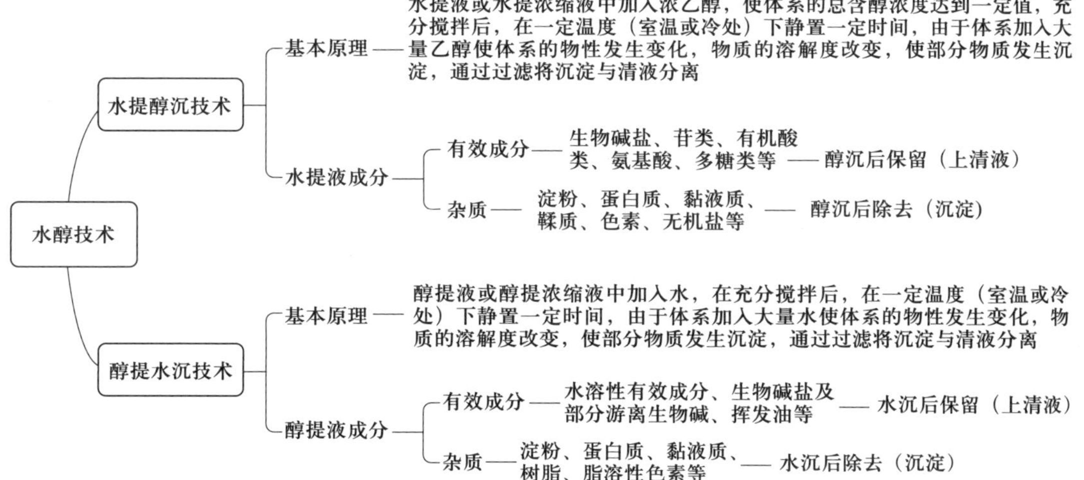

学习目标

知识目标

1. 掌握水提醇沉技术和醇提水沉技术的概念、特点和工艺流程。

2. 熟悉水提醇沉技术和醇提水沉技术的基本原理、操作方法和重要工艺参数。

3. 了解水提醇沉技术和醇提水沉技术操作注意事项；水醇岗位职责、岗位标准操作规程、岗位质量控制要点和生产管理要点，设备结构、工作原理、标准操作规程、清洁与消毒标准操作规程、维护保养标准操作规程；水提醇沉和醇提水沉操作的安全知识。

技能目标

1. 能进行加醇量的计算。

2. 能正确运用水提醇沉技术和醇提水沉技术的生产工艺流程和设备分离纯化中药提取液。

3. 能根据SOP进行安全生产操作，并能够预判和排查基本的安全风险。

4. 能根据工作任务完成情况，规范撰写作业单。

5. 能将学到的理论知识和技能运用到生产实际中，学会用学到的理论知识和技能解决生产实际问题。

素质目标

1. 具有团队协作、沟通交流的能力。

2. 具备爱岗敬业的工匠精神、科学严谨的学习态度、一丝不苟的工作作风和创新意识。

3. 树立正确的规范意识、效率意识和安全意识。

4. 具备优良的劳动纪律观念、心理素质、职业道德和素养。

【案例导入】

丹参为唇形科鼠尾草属植物丹参（*Salvia miltiorrhiza* Bge.）的干燥根及根茎，是活血化瘀的常用中药，广泛应用于治疗心血管疾病的中药复方中，目前与其相关的中成药主要有：复方丹参片、复方丹参滴丸、丹参舒心片、天王补心丹、丹参饮、活络效灵丹等。

现代研究表明，丹参的有效成分有两类，即脂溶性丹参酮类和水溶性丹参酚酸类。现代医学认为，丹参酚酸类成分能够缩小心肌梗死的范围，减轻其病情，对大鼠心肌缺血、再灌注损伤具有保护作用，同时有明显的抑制血小板聚集、抗凝、降低血脂、抗自由基及抗胃溃疡等作用，该类化合物主要有丹酚酸B、丹参素、原儿茶醛、原儿茶酸等。丹参酮能够阻碍低密度脂蛋白氧化，降低脂质代谢酶活性，改善脂质代谢过程，具有抗动脉粥样硬化作用，同时丹参酮类还具有抗心律失常、降低心肌耗氧量、抗肿瘤等作用，该类化合物主要有丹参酮ⅡA、隐丹参酮等。

讨论：

1. 结合以上案例，如果想把丹参中的有效成分提取出来，你认为是用水作溶剂提取效果好还是乙醇作溶剂提取效果好，还是提取不同成分用不同溶剂提取效果更好？依据是什么？

2. 通过以上案例，丹参的有效成分有两类，即脂溶性丹参酮类和水溶性丹参酚酸类，若要提取水溶性丹参酚酸类成分，水和乙醇哪种比较适合作为提取溶剂？根据以前所学的知识，想一想提取液在含有效成分的同时，还会存在何种成分，应该怎么做？

建议学时

4 学时

学习过程

一、阅读以下材料

中药饮片用各种提取方法得到的中药提取液一般体积较大，有效成分含量低，且混有一些杂质，是一种含有多种成分的混合物，需进一步分离和纯化，才能得到有效成分含量高的提取物。常用的纯化方法有很多，如水醇技术、吸附澄清技术、大孔树脂吸附分离技术、膜分离技术、盐析技术、酸碱技术和结晶技术等。下面先介绍水醇技术。

水醇技术是中药提取液用沉淀的方法除杂质的传统技术，是常用的中药纯化技术，分为水提醇沉和醇提水沉两种技术。

水提醇沉技术指将中药饮片加水煎煮提取，然后将提取液适当浓缩，向其中加入适量乙醇使提取液达到一定含醇量，某些成分在醇溶液中溶解度降低析出沉淀，固液分离后使提取液得以纯化的方法。

醇提水沉技术指将中药饮片用一定浓度的乙醇溶液提取，提取液回收部分乙醇后，再加水处理并静置一定时间，可使杂质沉淀而除去，从而达到提取液纯化的方法。

（一）基本原理

1. 水提醇沉技术

向水提液或水提浓缩液中加入浓乙醇，使体系的总含醇浓度达到一定值，如 75% 等，在充分搅拌后，在一定温度（室温或冷处）下静置一定时间，如 24 h、48 h 等，由于体系加入大量乙醇使体系的物性发生变化，物质的溶解度改变，使部分物质发生沉淀，通过过滤将沉淀与清液分离。对于后续需进一步制备成口服液、注射液等中药制剂的提取液，为防止制剂在运输、储存过程中有沉淀析出，提取液有时需要进行反复多次的醇沉。

水煎煮在提取出生物碱盐、苷类、有机酸类、氨基酸、多糖类等有效成分的同时，一些水溶性杂质也一并提出，如淀粉、蛋白质、黏液质、鞣质、色素、无机盐等，这些杂质多数在不同浓度乙醇溶液中的溶解度是不同的，也就是水提液含醇浓度不同能醇沉去除的杂质也不同。具体见表 6－4。

表 6－4　　水提液醇沉杂质分类表

水提液含醇浓度/%	醇沉杂质
50～60	淀粉等
75	多糖、蛋白质等
80 及以上	全部蛋白质、多糖、无机盐和淀粉等

值得注意的是，若多糖等为有效成分，需要考虑醇沉对其的影响。水提液经过醇沉后，大部分蛋白质、淀粉、黏液质、无机盐等杂质均被除去，而鞣质、水溶性色素、树脂等杂质往往被保留下来。若要除去鞣质、水溶性色素和树脂，可考虑用调节提取液 pH 值来实现，这需要通过试验研究进行确定。

2. 醇提水沉技术

向醇提液或醇提浓缩液中加入水，充分搅拌后，在一定温度（室温或冷处）下静置一定时间，如 24 h、48 h 等，由于体系加入大量水使体系的物性发生变化，物质的溶解度改变，使部分物质发生沉淀，通过过滤将沉淀与清液分离。

用乙醇作为溶剂提取中药有效成分，可减少淀粉、蛋白质、黏液质等杂质的浸出，故此法比较适宜提取含这类杂质较多的中药饮片，不同浓度的乙醇可提取不同的中药成分，见表 6－5。同时加水处理后可除去醇提液中的树脂、脂溶性色素等杂质。

值得注意的是，此方法易使醇溶性有效成分因加水后水溶性变差而被一起沉淀除去，导致有效成分损失。

表 6－5　　不同浓度乙醇提取的中药成分分类表

乙醇浓度/%	中药成分
20～30	水溶性成分
45	鞣质
70～80	生物碱盐及部分游离生物碱
90 及以上	挥发油、树脂、油脂

（二）工艺流程

1. 水提醇沉技术

水提醇沉技术的一般工艺流程见图 6－5。

2. 醇提水沉技术

醇提水沉技术的一般工艺流程见图 6－6。

（三）操作方法与工艺参数

1. 操作方法

（1）水提醇沉技术

水提醇沉的一般操作过程为将中药水提液浓缩至一定浓度，冷却后在搅拌下加入乙醇使之达到规定含醇量，常温或冷处密闭静置一段时间，过滤，得到滤液。具体操作关键步骤如下：

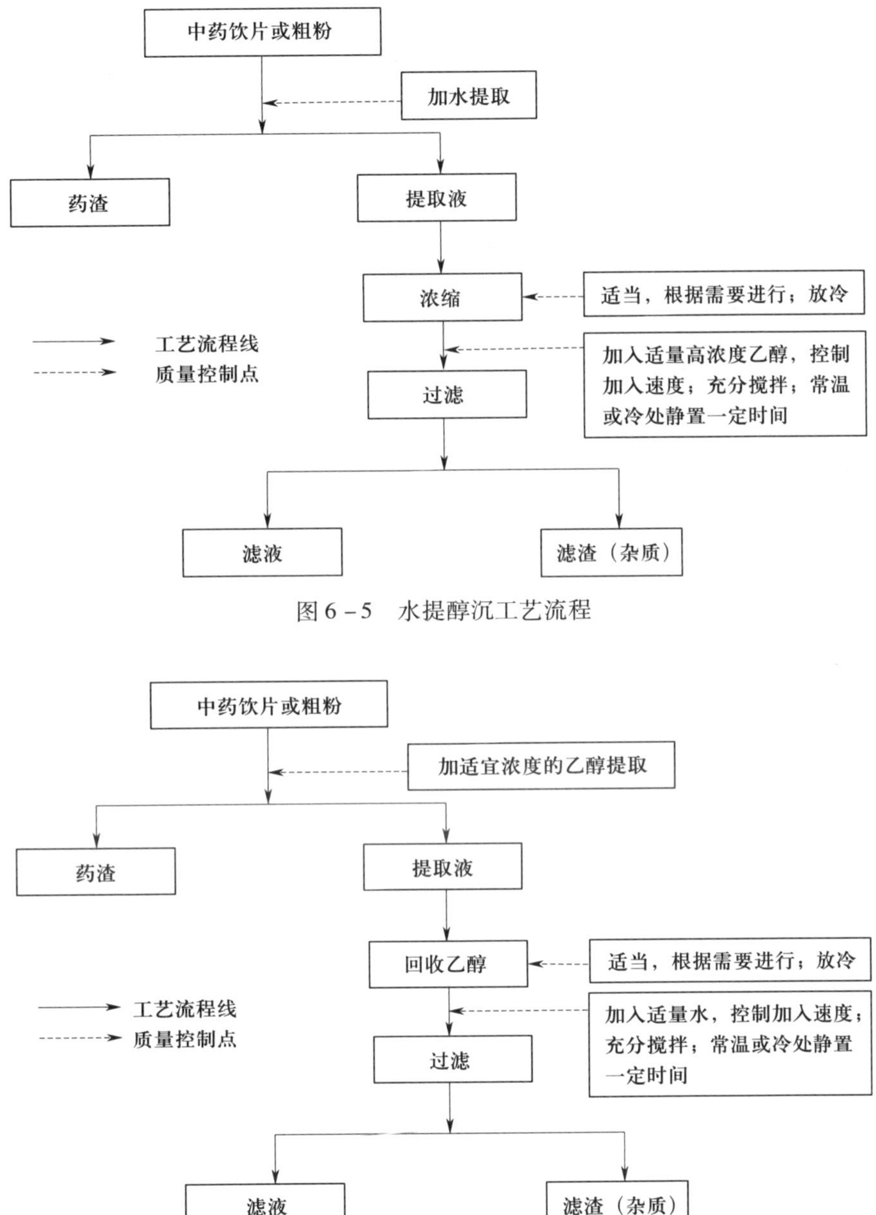

图 6－5　水提醇沉工艺流程

图 6－6　醇提水沉工艺流程

1）药液的浓缩。浓缩液的黏度通常与浓度成非线性正比例关系，与温度成非线性反比例关系。若浓缩液密度过大，温度过低，则因过于稠黏难以分散而影响与乙醇的混匀，影响醇沉效果，且有效成分易包裹于沉淀中而造成损失。但浓缩液比重过小，体积就大，乙醇的用量相应增加，乙醇损耗及回收耗费的能源就随之上升。在确保醇沉效果的前提下，浓缩液的密度宜取较大值，一般相对密度控制在 1.15～1.25（20 ℃），有的甚至可达 1.3。醇沉前浓缩液温度高，投入的乙醇越容易挥发，故一般将浓缩液冷却至 20～30 ℃才加入乙醇开始醇沉操作。

2）加醇方式。醇沉液的含醇量高低与中药有效成分在醇沉液中的溶解度有着密切的关系，一般药液中含醇量达50%～60%可除去淀粉等杂质，含醇量达75%以上多糖、蛋白质可沉淀除去。随着醇沉液含醇量的增加，沉淀数量也增加，因此应合理选择醇沉液的含醇量。若醇沉一开始就加入大量高浓度乙醇，由于搅拌不匀未能及时将乙醇分散，会造成局部区域含醇量过高，淀粉、蛋白质类迅速沉淀并包裹浓缩液，随着乙醇的增加包裹层质地越来越致密而难以搅散，导致有效成分的损失，最终影响醇沉效果。

中药提取液醇沉时加醇的方式通常可分为两种。

①分次醇沉。即每次醇沉后过滤去除杂质沉淀，滤液回收乙醇后再加乙醇调至规定含醇量，使含醇量逐步提高。这样有利于除去杂质，减少杂质对有效成分的包裹，一起沉淀而损失。

②梯度递增法醇沉。即逐步提高乙醇浓度，最后才回收乙醇。此法操作方便，但乙醇用量大。

值得注意的是，不管用何种加醇方式，操作时皆应将乙醇慢慢地加入中药提取液中，边加边搅拌，使含醇量逐步提高，杂质慢慢分级沉出，切忌快速倾泻，影响醇沉效果。

3）醇用量计算。加醇量的多少会直接影响醇沉效果，因此在醇沉操作前应做好醇用量的计算。这里仅介绍分次醇沉的醇用量计算，根据质量守恒定律，在不考虑溶液密度和杂质影响的情况下，等量关系式为：

$$X \times C_1 = (X + V) \times C_2$$

即：

$$X = \frac{C_2 \cdot V}{C_1 - C_2}$$

式中 X——需加入浓乙醇的体积，ml；

V——浓缩药液的体积，ml；

C_1——浓乙醇的含醇量，%；

C_2——所需达到的含醇量，%。

4）加醇后静置要求。加入醇后，一般需常温或冷处密闭静置24～48 h，促进析出沉淀的沉降，一般冷处静置醇沉效果会更好。沉淀完全后，根据沉淀的性质，多采用过滤的方法，使滤液与沉淀物分离，并且要采用适量乙醇溶液（浓度与药液中的乙醇浓度相同）洗涤沉淀，以减少有效成分在沉淀中的包裹损失。如果滤液中仍有需要分离的成分，重复上述操作，直到达到分离目的为止。

水提醇沉技术在中药提取物生产中应用比较普遍，如丹参总酚酸提取物、连翘提取物等的制备。这是由于此法的应用特点：①可以在一定程度上除去杂质，使提取液得以纯化，达到减少服用剂量和提高疗效的目的。②乙醇沸点适中，回收后可反复使用，并具有杀菌作用，经过乙醇处理的物料不易发霉变质。

（2）醇提水沉技术。醇提水沉的一般操作过程为将中药醇提液回收适量乙醇后，加入适量水，快速搅拌后静置，常温或冷处密闭静置一段时间，过滤，得滤液。

2. 工艺参数

（1）水提醇沉技术。

1）乙醇浓度。醇沉操作时宜用高浓度的乙醇，以免因醇沉液中醇的浓度低而降低杂质的沉淀量，同时可避免醇沉液体积过大，给回收醇带来的压力。

2）搅拌速度。为了防止醇沉时沉淀包裹有效成分导致其损失，往水提液中加入高浓度乙醇时，应快速搅拌，一般要求边加醇边搅拌，慢加醇，快速搅拌。

3）醇沉次数。有些水提液因一次醇沉杂质沉淀不完全，在一次醇沉并静置规定时间后吸取上清液，再加入高浓度乙醇和残留的沉淀物（根据情况加入）充分搅拌后静置沉淀，上述操作可重复1～2次。显然，醇沉次数越多，醇沉操作周期就越长，乙醇的用量、单耗、能耗相应增多，故醇沉次数不宜多，多次醇沉只有在需要时才采用，一般应尽可能提高一次醇沉的效率。

4）醇沉时间和醇沉温度。醇沉时间与醇沉温度有直接关系。醇沉温度越低，沉淀物析出与沉降的速度越快，所需静置时间越短，反之则长。

（2）醇提水沉技术。醇提水沉操作中的工艺参数基本同水提醇沉，主要为加水量、搅拌速度、水沉次数、水沉时间和水沉温度等。

（四）常用设备

在实训室实验操作中，器皿和设备一般用玻璃杯、不锈钢金属桶等，加醇或加水后置冰箱或冰柜冷藏后过滤或离心等方法处理。

工业化生产中使用的设备主要为醇沉罐。

二、填写工作单

丹参水提物（丹参总酚酸提取物）为唇形科植物丹参（*Salvia miltiorrhiza* Bge.）的干燥根及根茎经加工制成的提取物。

【制法】取丹参，切成小段，加水于80 ℃提取两次，合并提取液，过滤，滤液于60 ℃减压浓缩至相对密度为1.18～1.22 g/cm^3（50 ℃）的清膏，放冷，加乙醇使含醇量为70%，静置12 h，取上清液，减压回收乙醇，并浓缩至稠膏，干燥，即得。

【性状】本品为黄褐色粉末。

选题1：现有一批合格的丹参饮片，根据丹参水提物的制法，在实训室采用传统器具和设备开展丹参水提醇沉液的制备，填写作业单中的表6－6丹参水提醇沉液制备工作单。

选题2：现有一批合格的丹参饮片，根据丹参水提物的制法，在生产车间采用生产设备开展丹参水提醇沉液的生产，填写作业单中的表6－7水提醇沉岗位丹参水提醇沉液生产工作单。

以小组为单位选取上述参考选题其中的1题，阅读工作情景描述与相关资料，设计水提醇沉技术制备丹参水提醇沉液的生产计划，对水提和醇沉操作过程中用到的器具和设备进行认知，对水提醇沉岗位的相关资讯进行学习，填写作业单中的表6－6丹参水提醇沉液制备工作单或表 6 –7 水提醇沉岗位丹参水提醇沉液生产工作单。

三、工具和设备认知

扫二维码，可查阅部分水提醇沉器具和设备的视图以及设备使用介绍，供开展选题 1、选题 2 的学习者学习参考。

四、岗位认知

扫二维码，可查阅中药提取液水提醇沉岗位的职责和标准操作规程等资料，供开展选题 2 的学习者学习参考。

作业单

表 6 –6　丹参水提醇沉液制备工作单

姓　名		学　号		班　级	
组　号	第　　组	组　长		日　期	年　月　日
中药饮片名称					
工艺流程					

续表

关键环节	准备工作	提取器具及设备	
		提取饮片粒度	
		溶剂总用量/L	
	称量/kg		
	提取	提取温度/℃	
		提取次数/次	
		每次提取时间/h	
		每次溶剂用量/L	
	过滤	器具及设备	
		操作关键点	
	浓缩	器具及设备	
		浓缩方法	
		浓缩温度/℃	
		浓缩液密度	
		浓缩液温度/℃	
		浓缩液体积/L	
	醇沉	浓乙醇浓度/%	
		浓乙醇用量/L	
		加醇方式	
		搅拌速度/(r/min)	
		醇沉液含醇量/%	
		醇沉时间/h	
		醇沉温度/℃	
		上清液体积/L	
	质量检查	上清液性状	
		澄清度	
	清场		
总结及问题分析			

作业单

表 6－7　　水提醇沉岗位丹参水提醇沉液生产工作单

姓　名		学　号		班　级	
组　号	第　　组	组　长		日　期	年　月　日
中药饮片名称					
批　号			生产日期		
温　度			湿　度		
执行标准					
工艺流程					

关键设备名称及型号			
关键环节	准备工作	提取饮片粒度	
		溶剂总用量/L	
	称量/kg		
	提取	提取温度/℃	
		提取次数/次	
		每次提取时间/h	
		每次溶剂用量/L	
	过滤	操作关键点	
	浓缩	浓缩方法	
		浓缩温度/℃	
		浓缩液密度	
		浓缩液温度/℃	
		浓缩液体积/L	

续表

关键环节	醇沉	浓乙醇浓度/%	
		浓乙醇用量/L	
		加醇方式	
		搅拌速度/(r/min)	
		醇沉液含醇量/%	
		醇沉时间/h	
		醇沉温度/℃	
		上清液体积/L	
	质量检查	上清液性状	
		澄清度	
	清场		
总结及问题分析			
质量控制要点记录：			
生产管理要点记录：			
问题分析：			

学习评价

根据每一小组成员在本学习过程中的表现，填写学习任务过程性考核记录表（见书后附表）。

岗位任务四　吸附澄清技术

思维导图

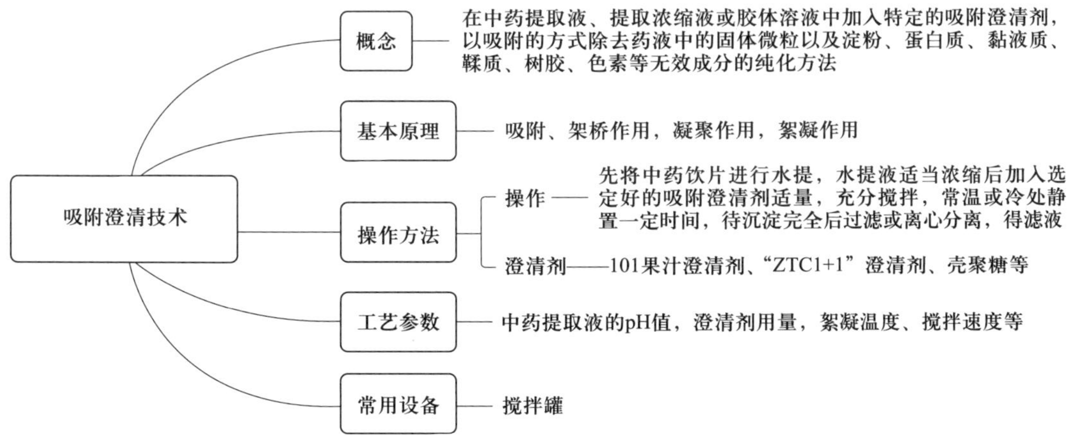

学习目标

知识目标

1. 掌握吸附澄清技术的概念、特点和工艺流程。

2. 熟悉吸附澄清技术的基本原理、操作方法和重要工艺参数。

3. 了解吸附澄清岗位职责、岗位标准操作规程、岗位质量控制要点和生产管理要点，设备结构、工作原理、标准操作规程、清洁与消毒标准操作规程、维护保养标准操作规程；吸附澄清操作的安全知识。

技能目标

1. 能正确运用吸附澄清技术的生产工艺流程和设备分离纯化中药提取液。

2. 能根据SOP进行安全生产操作，并能够预判和排查基本的安全风险。

3. 能根据工作任务完成情况，规范撰写作业单。

4. 能将学到的理论知识和技能运用到生产实际中，学会用学到的理论知识和技能解决生产实际问题。

素质目标

1. 具有团队协作、沟通交流的能力。

2. 具备爱岗敬业的工匠精神、科学严谨的学习态度、一丝不苟的工作作风和创新意识。

3. 树立正确的规范意识、效率意识和安全意识。

4. 具备优良的劳动纪律观念、心理素质、职业道德和素养。

【案例导入】

早在公元1世纪，人们即开始使用铝矾土和石灰来澄清悬浮液，19世纪，人们运用无机凝聚剂作为悬浮液的澄清剂。20世纪50年代，澄清技术被广泛地用于各工业部门的固液分离过程。20世纪70年代，甲壳素和壳聚糖广泛进入药用研究领域，直至20世纪末作为中药液体制剂的澄清剂。特别是“ZTC 1+1”澄清剂、101果汁澄清剂等在中药制药领域的应用，使此类澄清剂在药液的澄清、工艺的改进及分析等方面展现出明显优势。与水提醇沉法相比，由于吸附澄清技术能更多地保留多糖等高分子有效成分，有效成分损失小、吸附的专属性强、操作简单、成本低，目前已成为一种重要的分离纯化方法。

讨论：

1. 结合以上案例，说说你见过的澄清剂都有哪些。列举几个日常生活中的吸附澄清案例。

2. 想一想，在中药提取液的分离纯化过程中，若采用吸附澄清技术进行操作，你认为有哪些优势。

建议学时

4学时

学习过程

一、阅读以下材料

吸附澄清技术又称絮凝澄清技术，是指在中药提取液、提取浓缩液或胶体溶液中加入特定的吸附澄清剂，以吸附的方式除去药液中的固体微粒以及淀粉、蛋白质、黏液质、鞣质、树胶、色素等无效成分的纯化方法。

（一）基本原理

在中药提取液（主要为水提液）中加入一定量的澄清剂，澄清剂以吸附架桥和电中和方式与蛋白质、果胶等发生分子间作用，使之沉降，除去溶液中的粗粒子，以达到纯化溶液目的的方法。

中药水提液所含成分比较复杂，含有脂溶性成分或和有机大分子化合物等，这些物质往往会一起共同形成 1 ~100 nm 的胶体分散系。胶体分散体系是一种动力学稳定性高、热力学不稳定的体系，它具有自发聚集大颗粒而产生沉淀的趋势，只有当分散度极高或有高分子化合物等保护剂加以“保护”时，才能相对稳定存在。因此，中药提取液中通过澄清剂与蛋白质、果胶等发生分子间吸附架桥和电中和作用，使之沉降，除去溶液中的粗粒子，保留了高分子多糖类，并利用高分子多糖、天然亲水胶体对疏水胶体的保护作用，提高中药提取液的稳定性。吸附澄清技术的原理主要包括以下 3 种作用：

1. 吸附、架桥作用。吸附澄清剂主要是线状结构，是一种高分子聚合物，其长碳链上的活性官能团可吸附分散体系中的微粒，形成架桥作用，此作用可以将许多微粒联结在一起形成一个絮团，这个絮团不断地增大，从而加快了微粒的沉降速度。

2. 凝聚作用。中药水提液中的微粒由于本身电离，接触电位和吸附溶液中的离子而带电荷，具有吸附层和扩散层双电层结构，且由于微粒表面带电，水分子可在微粒周围形成水化膜。微粒所带电荷使微粒间产生排斥作用，加上水化膜的存在，阻止了微粒间的相互凝聚，从而保持整个体系的稳定。而空气、光线、温度、pH 值等外界条件的影响，可使微粒的凝聚加速，从而产生沉淀，破坏其稳定性。

3. 絮凝作用。中药提取液中的微粒具有较高的表面自由能，微粒间常通过聚集来降低自身的表面自由能。加入高分子絮凝剂之后，可通过累凝作用改变微粒的表面自由能，导致沉降与过滤速度加快，从而产生较好的澄清效果。

总之，吸附沉清剂技术主要是通过吸附、架桥、凝聚、絮凝等作用，将体系中具有沉淀趋势的悬浮物及粒度较大的颗粒沉淀去除，而保留大多数有效的高分子物质，如多糖等，并利用高分子天然亲水胶体对疏水胶体的保护作用，使体系的澄清度和稳定性得到提高。

（二）工艺流程

吸附澄清技术的一般工艺流程见图 6 –7。

（三）操作方法与工艺参数

1. 操作方法

吸附澄清技术操作时，先将中药饮片进行水提，水提液适当浓缩后加入选定好的吸附澄

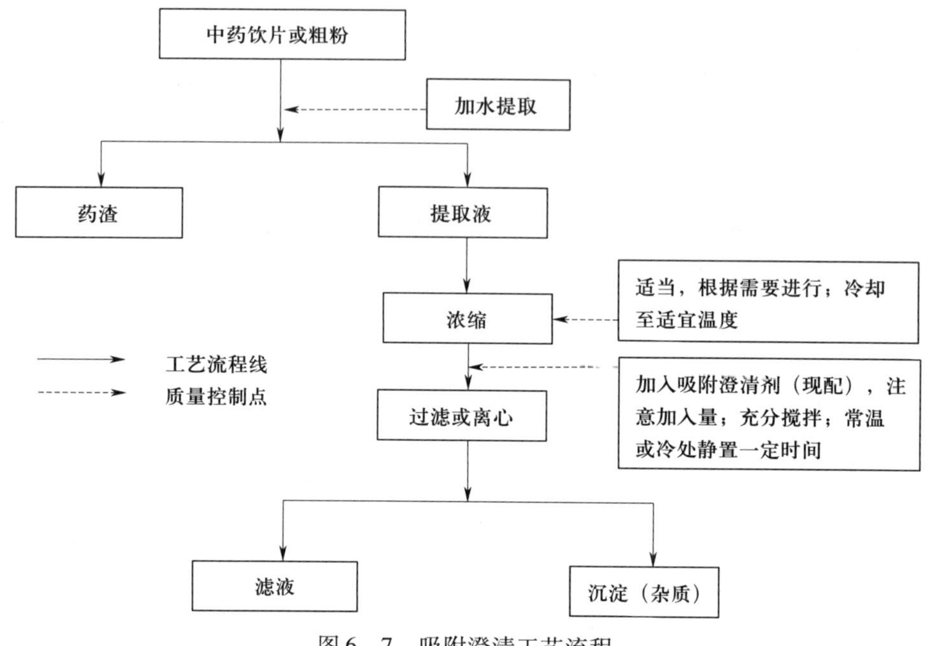

图 6－7　吸附澄清工艺流程

清剂适量，充分搅拌，常温或冷处静置一定时间，待沉淀完全后过滤或离心分离，得滤液。

2. 常用的吸附澄清剂

目前常用吸附澄清剂的种类很多，有鞣酸、明胶、蛋清、101 果汁澄清剂、“ZTC 1＋1”澄清剂、壳聚糖等。

壳聚糖是甲壳素脱乙酰的产物，白色或灰白色，不溶于水和碱溶液，可溶于稀酸，应用时通常用 1% 醋酸配成 1% 壳聚糖溶液。101 果汁澄清剂为水溶性胶状物质，其在水中分散速度较慢，作用时通常配制成 5% 的水溶液。

“ZTC 1＋1”天然澄清剂，由 A、B 两组分组成，使用时两组分按不同比例先后加入。“ZTC 1＋1”天然澄清剂有 ZTC Ⅰ～Ⅳ型 4 种型号。其中Ⅰ型主要除蛋白质、鞣质等，Ⅱ型主要除鞣质、树胶等大分子物质，Ⅲ型主要除胶体等不稳定成分，Ⅳ型可提高液体制剂的稳定性。

3. 工艺参数

吸附澄清技术的工艺参数主要包括中药提取液的 pH 值，澄清剂用量，絮凝温度（一般 40～80 ℃）、搅拌速度等。

（四）常用设备

吸附澄清技术对设备要求较为简单，一般的搅拌罐即可完成。

二、填写工作单

咳喘宁口服液具有宣通肺气，止咳平喘的功能。临床上主要用于痰热阻肺所致的咳嗽频作、咯痰色黄、喘促胸闷的治疗。

【处方】麻黄 134 g　石膏 67 g　苦杏仁 133 g　桔梗 67 g
百部 67 g　罂粟壳 67 g　甘草 133 g

【制法】以上七味，石膏粉碎成细粉，加水煎煮 1 h，过滤，滤液备用；药渣与其余麻黄等六味加水煎煮两次（每次加水后用盐酸调 pH 值至 5），每次 1.5 h，过滤，滤液合并，加入上述备用药液，浓缩至相对密度为 1.14（50 ℃）的清膏，放冷，按浓缩液与壳聚糖澄清剂质量比为 1∶1 的比例于 60 ℃时将壳聚糖澄清剂搅拌加入浓缩液中，继续缓慢搅拌 10 min，静置 24 h，过滤，滤液浓缩至规定量，15 000 r/min 离心，用 0.65 μm 的微孔滤膜过滤，补充适量蒸馏水至规定量，灌封，灭菌，即得。

【壳聚糖澄清剂的配制】称取壳聚糖 1 g，加入 1% 的醋酸液 100 ml，磁力搅拌后静置 24 h 备用。

以小组为单位，阅读工作情景描述与相关资料，设计吸附澄清技术制备咳喘宁澄清液的生产计划，对咳喘宁澄清液制备过程中用到的器具和设备进行认知，对吸附澄清岗位的相关资讯进行学习，填写作业单中的表 6-8 咳喘宁澄清液制备工作单。

三、工具和设备认知

扫二维码，可查阅部分吸附澄清器具和设备的视图以及设备使用介绍，供学习者学习参考。

四、岗位认知

扫二维码，可查阅中药提取液吸附澄清岗位的职责和标准操作规程等资料，供学习者学习参考。

作业单

表 6-8　咳喘宁澄清液制备工作单

<table>
<tr><td>姓　名</td><td></td><td>学　号</td><td></td><td>班　级</td><td></td></tr>
<tr><td>组　号</td><td>第　　组</td><td>组　长</td><td></td><td>日　期</td><td>年　月　日</td></tr>
<tr><td>中药处方</td><td colspan="5"></td></tr>
<tr><td>批号</td><td colspan="2"></td><td>生产日期</td><td colspan="2"></td></tr>
<tr><td>温度</td><td colspan="2"></td><td>湿度</td><td colspan="2"></td></tr>
<tr><td>执行标准</td><td colspan="5"></td></tr>
<tr><td colspan="6">工艺流程</td></tr>
</table>

续表

<table>
<tr><td colspan="2">关键设备名称及型号</td><td colspan="2"></td></tr>
<tr><td rowspan="23">关键环节</td><td rowspan="2">准备工作</td><td>提取饮片粒度</td><td></td></tr>
<tr><td>提取溶剂及总用量/L</td><td></td></tr>
<tr><td colspan="2">称量/kg</td><td></td></tr>
<tr><td rowspan="2">提取</td><td>提取方法</td><td></td></tr>
<tr><td>提取温度/℃</td><td></td></tr>
<tr><td rowspan="2">过滤</td><td>过滤方法</td><td></td></tr>
<tr><td>操作关键点</td><td></td></tr>
<tr><td rowspan="5">浓缩</td><td>浓缩方法</td><td></td></tr>
<tr><td>浓缩温度/℃</td><td></td></tr>
<tr><td>浓缩液密度</td><td></td></tr>
<tr><td>浓缩液温度/℃</td><td></td></tr>
<tr><td>浓缩液质量/g</td><td></td></tr>
<tr><td rowspan="6">吸附澄清</td><td>吸附澄清温度/℃</td><td></td></tr>
<tr><td>壳聚糖澄清剂浓度/%</td><td></td></tr>
<tr><td>壳聚糖澄清剂用量/g</td><td></td></tr>
<tr><td>搅拌速度/(r/min)</td><td></td></tr>
<tr><td>搅拌时间/min</td><td></td></tr>
<tr><td>静置时间/h</td><td></td></tr>
<tr><td rowspan="2">过滤</td><td>过滤方法</td><td></td></tr>
<tr><td>操作关键点</td><td></td></tr>
<tr><td rowspan="2">质量检查</td><td>过滤液性状</td><td></td></tr>
<tr><td>澄清度</td><td></td></tr>
<tr><td colspan="2">清场</td><td></td></tr>
<tr><td colspan="4">总结及问题分析</td></tr>
<tr><td colspan="4">质量控制要点记录：

生产管理要点记录：

问题分析：</td></tr>
</table>

学习评价

根据每一小组成员在本学习过程中的表现，填写学习任务过程性考核记录表（见书后附表）。

岗位任务五　大孔吸附树脂分离技术

思维导图

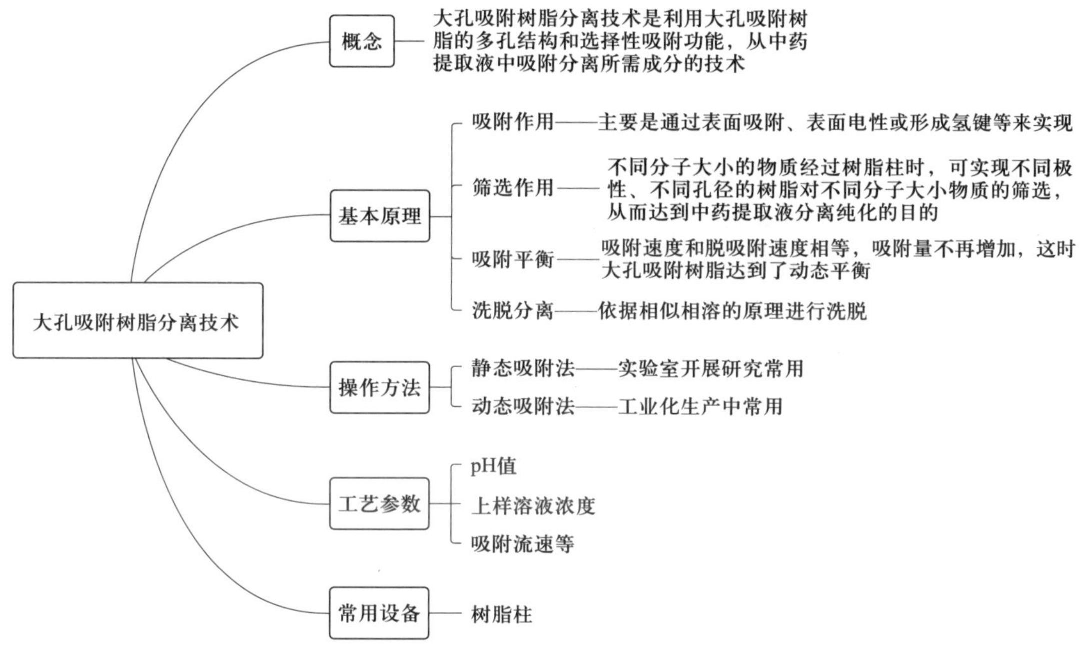

学习目标

知识目标

1. 掌握过大孔吸附树脂分离技术的概念、特点和工艺流程。

2. 熟悉大孔吸附树脂分离技术的基本原理、操作方法和重要工艺参数。

3. 了解大孔吸附树脂分离岗位职责、岗位标准操作规程、岗位质量控制要点和生产管理要点，设备结构、工作原理、标准操作规程、清洁与消毒标准操作规程、维护保养标准操作规程，大孔吸附树脂分离操作的安全知识。

技能目标

1. 能正确运用大孔吸附树脂分离技术的生产工艺流程和设备分离纯化中药提取液。

2. 能根据 SOP 进行安全生产操作，并能够预判和排查基本的安全风险。

3. 能根据工作任务完成情况，规范撰写作业单。

4. 能将学到的理论知识和技能运用到生产实际中，学会用学到的理论知识和技能解决生产实际问题。

素质目标

1. 具有团队协作、沟通交流的能力。
2. 具备爱岗敬业的工匠精神、科学严谨的学习态度、一丝不苟的工作作风和创新意识。
3. 树立正确的规范意识、效率意识和安全意识。
4. 具备优良的劳动纪律观念、心理素质、职业道德和素养。

【案例导入】

大孔吸附树脂是在离子交换树脂的基础上发展起来的。1935 年，英国的 Adams 和 Holmes 发表了由甲醛、苯酚与芳香胺制备的缩聚高分子材料及其离子交换性能的工作报告，从此开创了离子交换树脂领域。20 世纪 50 年代末，合成了大孔离子交换树脂，是离子交换树脂发展的一个里程碑。20 世纪 60 年代末，合成了大孔吸附交换树脂，并于 20 世纪 70 年代末用于中药有效成分的分离。我国直到 20 世纪 80 年代后才开始有工业规模的生产和应用。大孔吸附树脂目前多用于工业废水处理、食品添加剂的分离精制、中药有效成分等的分离纯化、化学制品的脱色和血液的净化等方面。由于大孔吸附树脂分离的基础是溶液中组分的流动，因而从一定程度上来说，它是一种普通而又适用的分离技术。它的应用范围将随着它的分离范围的增加而扩大。

大孔吸附树脂是一类不含交换基团的大孔结构的高分子吸附剂。主要是以苯乙烯、二乙烯苯为原料，在 0.5% 的明胶水混合液中，加入一定比例的致孔剂聚合而成的。它具有良好的网状结构和很高的比表面积，可以通过物理吸附从溶液中有选择地吸附有机物质，从而达到分离纯化的目的。

讨论：

1. 结合大孔吸附树脂的发展史，你认为大孔吸附树脂在中药提取液分离纯化中的应用处于早期简单纯化阶段还是较为复杂的中后期阶段。

2. 查阅《中国药典》（2020 年版，一部），哪些中药提取物制备的分离纯化过程用到了大孔吸附树脂？列举至少两种。

建议学时

4 学时

学习过程

一、阅读以下材料

大孔吸附树脂分离技术是利用大孔吸附树脂的多孔结构和选择性吸附功能，从中药提取液中吸附分离所需成分的技术。

（一）基本原理

1. 基本原理

大孔吸附树脂能吸附溶液中的物质，其被称为吸附剂。大孔吸附树脂分离技术的原理主要分为吸附作用、筛选作用、吸附平衡和洗脱分离4个过程。

（1）吸附作用。大孔吸附树脂吸附的原理为：吸附剂内部每一分子的周围，都被其他分子包围着，在其周围受到的作用力是相等的，分子之间的作用力彼此抵消，但吸附剂表面上的分子受到的作用力是不均等的，故在其表面遇到与其电荷相反的物质，即发生吸附作用。吸附作用主要是通过表面吸附、表面电性或形成氢键等来实现的。

大孔吸附树脂是一种有机高分子吸附剂，具有一般吸附剂的共性。其吸附能力不仅与树脂本身化学结构和物理性能有关，而且与溶质和溶液的性质有关，一般遵循“类似物容易吸附类似物”的原则，非极性树脂适宜于从极性溶液中吸附非极性物质；强极性树脂则相反；中等极性树脂，不但能从非水溶液中吸附极性物质，而且能从极性溶液中吸附非极性物质。

（2）筛选作用。大孔吸附树脂具有三维空间立体网状多孔结构，这些网状多孔穴在合成树脂时具有一定的孔径，使它们对通过孔径的物质根据其分子量的大小不同而具有一定的选择性，即树脂具有一定的分子筛作用。不同分子大小的物质经过树脂柱时，可实现不同极性、不同孔径的树脂对不同分子大小物质的筛选，从而达到中药提取液分离纯化的目的。

（3）吸附平衡。当大孔吸附树脂在一定条件下从溶液中吸附某种物质时，存在着大孔吸附树脂对溶液中该物质的吸附和溶剂对该物质的脱吸附之间的竞争。开始时，吸附速度大于脱吸附速度，吸附量增加很快，但随着时间的延长，脱吸附速度逐渐增大，吸附量增加越来越慢，经过足够长的时间后，吸附速度和脱吸附速度相等，吸附量不再增加，这时大孔吸附树脂达到了动态平衡，即吸附平衡。

根据吸附平衡的原理，在工业化生产中，为了防止有效成分未被吸附随溶剂流下的损失，在采用此项技术对中药提取液进行分离纯化时，吸附阶段需要时时检查流出液中是否含有效成分，若流出液中出现有效成分，应立即停止吸附操作，进行下一步操作。一般需进行工艺考察，建立树脂达到饱和终点的判断方法，确定最佳的上样量。

（4）洗脱分离。洗脱分离主要依据的是相似相溶的原理，根据有效成分的性质选择适宜的洗脱剂进行洗脱，获得含有效成分的洗脱液，实现有效成分与无效成分和其他杂质分离的目的。值得注意的是，为了获得最佳的洗脱分离效果，工业化生产中，一般需通过工艺考察，筛选最佳洗脱溶剂及其用量。

2. 大孔吸附树脂的分类

按照树脂的表面性质，吸附树脂一般分为非极性、中等极性、极性和强极性4类。

（1）非极性大孔吸附树脂。非极性大孔吸附树脂是由偶极矩很小的单体聚合制得的不带任何功能基的吸附树脂。如苯乙烯体系的吸附树脂。这类吸附树脂表面的疏水性较强，可通过与小分子内的疏水部分相互作用，吸附溶液中的有机物质，最适于在极性溶剂（如水）中吸附非极性物质。

（2）中等极性大孔吸附树脂。中等极性大孔吸附树脂系含酯基的吸附树脂。这类树脂为丙烯酸酯或甲基丙酸酯与双甲基丙烯酸乙二醇酯等交联的一类共聚物，其表面疏水性部分和亲水性部分共存。既可用于在极性溶剂中吸附非极性物质，又可用于在非极性溶剂中吸附极性物质。

（3）极性大孔吸附树脂。极性大孔吸附树脂是指含酰胺基、腈基、酚羟基等极性功能基的吸附树脂。主要通过静电相互作用和氢键等进行吸附，适用于在非极性溶液中吸附极性物质。

（4）强极性大孔吸附树脂。强极性大孔吸附树脂是指含氮、氧、硫等强极性基团的吸附树脂，如吡啶基、胺基等。

（二）工艺流程

大孔吸附树脂分离技术的一般工艺流程如图 6－8 所示。

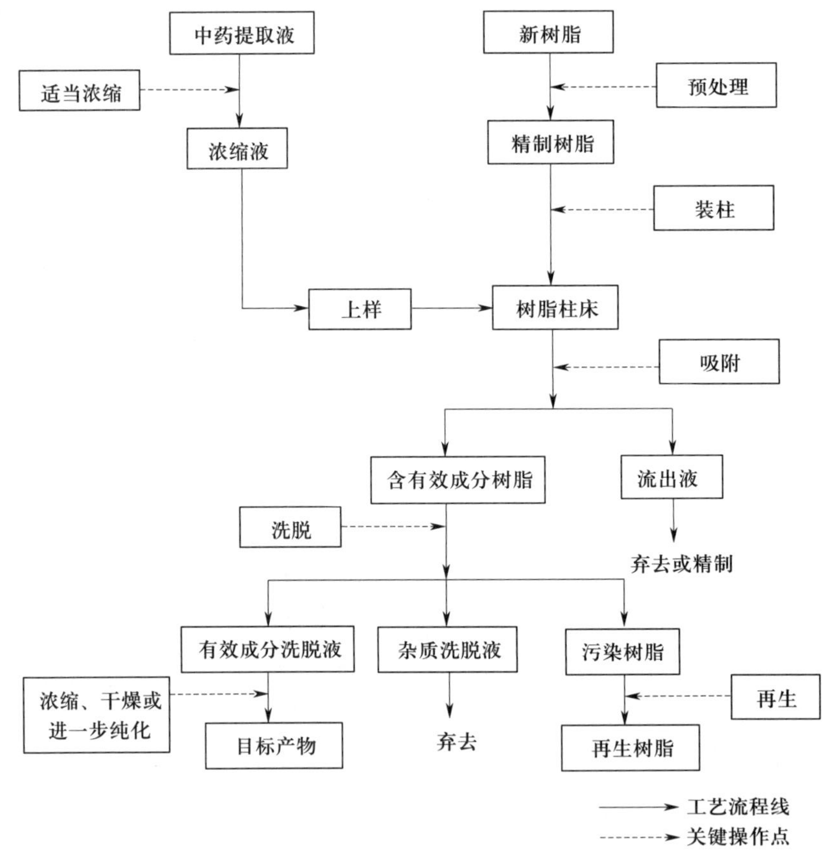

图 6－8　大孔吸附树脂分离工艺流程

（三）操作方法与工艺参数

1. 操作方法

大孔树脂吸附分离技术的操作方法可分为静态吸附分离和动态吸附分离两种类型。

（1）静态吸附法。此法是一种最简单、最原始的方法，吸附效率较差。该方法是将一定数量的大孔吸附树脂与被处理的药液混合并搅拌，然后采用过滤、倾泻、离心沉降等方法将含药树脂与溶液分离，然后将含药树脂用合适的溶剂进行静态洗脱，洗脱液经浓缩干燥即得成品。静态法的吸附率和脱吸附率与操作次数和时间有很大关系，一般必须经过长时间的多次重复操作，才能将被吸附成分吸附和脱吸附完全。所以静态法一般用于实验室研究，主要探讨影响吸附分离的因素并进行工艺条件的优化，如测定吸附平衡常数、吸附动力学的研究、操作参数优选等方面。

（2）动态吸附法

1）方法介绍。动态吸附法又称管柱法，与柱层析法相似，是将待处理的药液通过装有大孔吸附树脂的柱。在此过程中，药液首先与柱的上部树脂接触，并首先达到吸附饱和状态，然后这种吸附饱和状态逐渐向下推移，构成色谱带，当全部树脂吸附到一定程度，待分离有效成分开始渗漏时，停止吸附，用合适溶剂将有效成分洗脱下来，洗脱液经浓缩干燥即得成品。管柱法有利于吸附完全。实验室的吸附柱多为玻璃材质的，柱长度与柱直径之比（L/D）为 10～30。工厂用的吸附柱要求能耐化学溶剂侵蚀，经久耐用。吸附工艺过程通常是：吸附→反洗→正洗，或吸附→正洗→反洗。

对中药提取液进行分离纯化，目前，工业化生产中用得最多的是动态吸附法，具体操作步骤如下：

2）操作步骤

①大孔吸附树脂筛选和药液的制备。根据欲分离纯化的有效成分的化学结构、理化性质以及共存杂质的理化性质，通过理论分析和预试验选择大孔吸附树脂的种类和型号。根据经验、文献和预试验结果，确定中药提取液的提取和预处理方法，调节药液至合适的浓度、pH 值。

②新树脂的预处理。市售大孔吸附树脂一般含有未聚合的单体、致孔剂、分散剂和防腐剂等，使用前必须经过处理。其方法如下：

a. 水溶胀。将大孔吸附树脂浸泡在水中，适当搅拌，待完全溶胀后，含水装柱。

b. 乙醇洗涤。加入乙醇洗涤树脂，至乙醇流出液滴入水中没有白色混浊为止。为了节省乙醇用量，可参考沙氏提取器原理，在树脂柱下端出口处连接溶剂回收装置，回收的溶剂再倒入树脂柱上端洗涤。一般以乙醇洗脱液蒸干无残留物为止。

c. 水洗涤。加入水洗涤树脂，至流出液中无乙醇味。

d. 水溶胀。将大孔吸附树脂柱中气泡赶尽，再次用水溶胀。

e. 乙醇洗涤。加入乙醇洗涤树脂，至乙醇流出液滴入水中没有白色混浊，乙醇洗涤量不少于柱床体积的 5 倍，但以乙醇洗脱液蒸干无残留物为止。

f. 水洗涤。加入水洗涤树脂，至流出液中无乙醇味、水洗涤量不少于柱床体积的 20 倍。

③装柱。根据待处理药液的量选择合适大小的树脂柱和大孔吸附树脂用量。一般来说，树脂柱的规格为 30 mm × 100 mm（柱直径 × 树脂柱长），可装大孔吸附树脂量为 200 g 左右；100 mm × 1 000 mm 的规格，可装树脂量 1 000 g 左右：200 mm × 1 500 mm 的规格，可装树脂量在 6 000 g 左右。

较大型的大孔吸附树脂床或吸附柱比较容易装匀。小型柱的手工装填必须十分注意。装柱时要防止“节”和气泡的产生。“节”是指柱内产生明显的分界线。这是由于装柱不匀造成树脂松紧不一。气泡的发生往往是在装柱时没有一定量的液体覆盖而混入气体造成的。要做到均匀装柱，柱内要有一定高度的水面，树脂要与水混合倾入，借助于水的浮力使树脂自然沉积，操作时尽可能均匀连续。

④上样吸附。上样吸附可采用两种方法，在成分分析研究中，常采用柱层析通用的上样方法，即将药液浓缩，直接上样，使与树脂床上端的一小部分树脂混合，再用溶剂洗脱。若样品为固态时，可溶于少量水中加到柱的上端。若样品不能在水中全部溶解、也可以将样品先溶于少量乙醇中，拌入适量树脂，挥去乙醇后，再将拌有样品的树脂加到柱上。在大生产时，常用药液的稀溶液直接上样吸附，以简化工艺，减少有效成分的损失，降低成本。方法如下：

a. 药液的处理。将中药提取液适当浓缩至合适浓度、调节合适的 pH 值，并用过滤或离心法除去沉淀或悬浮物，以免阻塞大孔吸附树脂。如果是固态药物（如中间体），可用合适的溶剂配成溶液，备用。

b. 药液上柱。将药液流经柱子，控制温度和流速，根据流出液检测结果（渗漏）或预实验结果，控制药液上样量。在这里，流速控制十分重要，流速的选择应保证吸附完全，但应结合产品质量要求和生产效率，尽可能寻求最大流速。流速一般需要经过试验确定。在实验室条件下，流速往往控制在 1 ~ 2 ml/min，流速可以通过计量泵、阀、闸、流量计、液位差等手段调节。小型试验中的简单装置，可以通过收集量和滴数等方法控制。

⑤洗脱。洗脱可分为杂质洗脱和有效成分洗脱。在进行有效成分洗脱之前，一般用水洗去水溶性杂质，如糖类、无机盐等。事实上，通常采用水醇体系逐步提高乙醇的比例，采用动态检测（HPLC、TLC 等）和分部收集法，收集含有有效成分的洗脱液。方法如下：

a. 根据预试验结果，采用合适用溶剂洗涤柱床，根据流出液检测结果，控制流速和洗脱量。

b. 收集洗脱液。

c. 将洗脱液进一步精制或直接回收溶剂，浓缩干燥即得所需产品，供制剂和分析用。

⑥再生。采用一定的方法，将使用过的暂时失去吸附性能的大孔吸附树脂恢复其原来性能的操作称再生。树脂再生可采用动态法，也可采用静态法。静态法是指将树脂倾入容器内再生。动态法是在柱上通过淋洗再生。动态法简便实用，效率也高。这里仅介绍动态再生法。

树脂的再生一般根据大孔吸附树脂失效原因选择再生剂。生产中的再生操作方法如下：

a. 先用 95% 乙醇洗，再用水清洗，至流出液中无溶剂，水洗涤量不少于柱床体积的 20 倍。

b. 碱洗。用 1% 左右的 NaOH 溶液洗涤柱床，碱液用量不少于柱床体积的 4 倍。

c. 水洗。柱床用水清洗，至流出液近中性。

d. 酸洗。用 1% 左右的 HCl 溶液洗涤柱床，酸液用量不少于柱床体积的 4 倍。

e. 水洗。柱床用水清洗，至流出液中性，备用。

f. 保养。如果树脂柱放置时间较长，可使柱床充满 70% 乙醇，使用前用水洗净乙醇即可。

再生处理的程度依生产要求而定，有时不一定要通过酸碱处理。如果仅是恢复吸附容量，为避免浪费再生试剂，只达到一定再生程度即可，但在分析测定中，再生需进行彻底。

2. 工艺参数

（1）pH 值。中药提取液 pH 值对有效成分的分离效果影响较大。一般情况下，酸性有效成分在酸性条件下被充分吸附，碱性有效成分在碱性条件下能较好被吸附，中性有效成分可在中性条件下被吸附。因此，特殊情况例外，在大多数有效成分被吸附的情况下，可改变洗脱剂 pH 值，使之形成较强的离子型有效成分，而被洗脱剂洗脱下来，达到分离纯化的目的。

（2）上样溶液浓度。树脂的吸附量受上样溶液浓度的影响，一般与上样溶液浓度成反比，即以较低浓度进行吸附较为有利，如果上样溶液的浓度过高，则树脂的吸附量会显著减小。

（3）吸附流速。对于同一浓度的上样溶液，吸附流速也会影响到树脂的吸附量，流速过大，则树脂的吸附量会下将。但吸附流速过小也不可取，因为吸附流速过小会使吸附时间增加。因此，在实际操作时，应通过综合考察来确定吸附流速，使工作效率和树脂的吸附效果都达到最佳状态。

此外，大孔吸附树脂分离纯化中药提取液的效果还受到温度、大孔吸附树脂化学结构、被吸附物质化学结构、被吸附物质在洗脱剂中的溶解度、树脂的吸附力、洗脱剂的选择等方面的影响，操作时应多加注意。

（四）常用设备

大孔吸附树脂分离常用的设备是树脂柱，一般为玻璃或金属材质。

二、填写工作单

三七总皂苷为五加科植物三七［*Panax notoginseng*（Burk.）F. H. Chen］的主根或根茎经加工制成的总皂苷。目前，常将其进一步加工制成口服制剂和注射剂，用途较广。《中国药典》（2020 年版，一部）中“三七总皂苷”制法如下：

【制法】取三七粉碎成粗粉，用 70% 的乙醇提取，过滤，滤液减压浓缩，过滤，过苯乙烯型非极性或弱极性共聚体大孔吸附树脂柱，用水洗涤，水洗液弃去，以 80% 的乙醇洗脱，洗脱液减压浓缩，脱色，精制，减压浓缩至浸膏，干燥，即得。

选题 1：现有一批合格的三七饮片，参考《中国药典》（2020 年版，一部）中“三七总皂苷”的制法，在实训室采用大孔吸附树脂分离技术和实验器具及设备开展三七分离纯化液的制备，填写作业单中的表 6－9 三七分离纯化液制备工作单。

选题 2：现有一批合格的三七饮片，参考《中国药典》（2020 年版，一部）中“三七总皂苷”的制法，在生产车间使用生产设备开展三七分离纯化液的生产，填写作业单中的表 6－10 大孔吸附树脂分离岗位三七分离纯化液生产工作单。

以小组为单位选取上述参考选题其中的 1 题，阅读工作情景描述与相关资料，设计大孔吸附树脂分离技术制备三七分离纯化液的计划，对制备操作过程中用到的器具和设备进行认知，对大孔吸附树脂分离岗位的相关资讯进行学习，填写作业单中的表 6－9 三七分离纯化液制备工作单或表 6－10 大孔吸附树脂分离岗位三七分离纯化液生产工作单。

三、工具和设备认知

扫二维码，可查阅部分大孔吸附树脂分离器具和设备的视图以及设备使用介绍，供开展选题 1、选题 2 的学习者学习参考。

四、岗位认知

扫二维码，可查阅中药提取物大孔吸附树脂分离岗位的职责和标准操作规程等资料，供开展选题 2 的学习者学习参考。

作业单

表 6－9　　三七分离纯化液制备工作单

姓　名		学　号		班　级	
组　号	第　　组	组　长		日　期	年　月　日
中药饮片名称					
工艺流程					

续表

<table>
<tr><td rowspan="30">关键环节</td><td rowspan="3">准备工作</td><td colspan="2">提取器具及设备</td><td></td></tr>
<tr><td colspan="2">提取饮片粒度</td><td></td></tr>
<tr><td colspan="2">溶剂及总用量/ml</td><td></td></tr>
<tr><td colspan="3">称量/g</td><td></td></tr>
<tr><td rowspan="5">提取</td><td colspan="2">提取方法</td><td></td></tr>
<tr><td colspan="2">提取温度/℃</td><td></td></tr>
<tr><td colspan="2">提取次数/次</td><td></td></tr>
<tr><td colspan="2">每次提取时间/min</td><td></td></tr>
<tr><td colspan="2">每次溶剂用量/ml</td><td></td></tr>
<tr><td rowspan="3">过滤</td><td colspan="2">器具及设备</td><td></td></tr>
<tr><td colspan="2">过滤方法</td><td></td></tr>
<tr><td colspan="2">操作关键点</td><td></td></tr>
<tr><td rowspan="4">浓缩</td><td colspan="2">器具及设备</td><td></td></tr>
<tr><td colspan="2">浓缩方法</td><td></td></tr>
<tr><td colspan="2">浓缩温度/℃</td><td></td></tr>
<tr><td colspan="2">浓缩液体积/ml</td><td></td></tr>
<tr><td rowspan="11">大孔吸附树脂分离纯化</td><td colspan="2">大孔树脂的名称和型号</td><td></td></tr>
<tr><td colspan="2">新树脂预处理步骤</td><td></td></tr>
<tr><td rowspan="2">装柱</td><td>树脂柱规格</td><td></td></tr>
<tr><td>树脂量/g</td><td></td></tr>
<tr><td rowspan="2">上样吸附</td><td>温度/℃</td><td></td></tr>
<tr><td>吸附流速/(ml/min)</td><td></td></tr>
<tr><td rowspan="4">洗脱</td><td>杂质洗脱溶剂及用量</td><td></td></tr>
<tr><td>杂质洗脱流速/(ml/min)</td><td></td></tr>
<tr><td>三七皂苷洗脱溶剂及用量</td><td></td></tr>
<tr><td>三七皂苷洗脱流速/(ml/min)</td><td></td></tr>
<tr><td colspan="2">树脂再生的方法</td><td></td></tr>
<tr><td rowspan="2">质量检查</td><td colspan="2">三七皂苷洗脱液的性状</td><td></td></tr>
<tr><td colspan="2">澄清度</td><td></td></tr>
<tr><td colspan="3">清场</td><td></td></tr>
<tr><td colspan="5">总结及问题分析</td></tr>
</table>

作业单

表 6－10 大孔吸附树脂分离岗位三七分离纯化液生产工作单

姓　名		学　号		班　级	
组　号	第　　组	组　长		日　期	年　月　日

中药饮片名称			
批　号		生产日期	
温　度		湿　度	
执行标准			
工艺流程			

关键设备名称及型号			
关键环节	准备工作	提取饮片粒度	
		溶剂及总用量/L	
	称量/kg		
	提取	提取方法	
		提取温度/℃	
		提取次数/次	
		每次提取时间/h	
		每次溶剂用量/L	

续表

<table>
<tr><td rowspan="19">关键环节</td><td rowspan="2">过滤</td><td colspan="2">过滤方法</td><td></td></tr>
<tr><td colspan="2">操作关键点</td><td></td></tr>
<tr><td rowspan="3">浓缩</td><td colspan="2">浓缩方法</td><td></td></tr>
<tr><td colspan="2">浓缩温度/℃</td><td></td></tr>
<tr><td colspan="2">浓缩液体积/L</td><td></td></tr>
<tr><td rowspan="11">大孔吸附树脂分离纯化</td><td colspan="2">大孔树脂的名称和型号</td><td></td></tr>
<tr><td colspan="2">新树脂预处理步骤</td><td></td></tr>
<tr><td rowspan="2">装柱</td><td>树脂柱规格</td><td></td></tr>
<tr><td>树脂量/kg</td><td></td></tr>
<tr><td rowspan="2">上样吸附</td><td>温度/℃</td><td></td></tr>
<tr><td>吸附流速/(ml/min)</td><td></td></tr>
<tr><td rowspan="4">洗脱</td><td>杂质洗脱溶剂及用量</td><td></td></tr>
<tr><td>杂质洗脱流速/(ml/min)</td><td></td></tr>
<tr><td>三七皂苷洗脱溶剂及用量</td><td></td></tr>
<tr><td>三七皂苷洗脱流速/(ml/min)</td><td></td></tr>
<tr><td colspan="2">树脂再生的方法</td><td></td></tr>
<tr><td rowspan="2">质量检查</td><td colspan="2">三七皂苷洗脱液的性状</td><td></td></tr>
<tr><td colspan="2">澄清度</td><td></td></tr>
<tr><td colspan="3">清场</td><td></td></tr>
<tr><td colspan="5">总结及问题分析</td></tr>
<tr><td colspan="5">质量控制要点记录：

生产管理要点记录：

问题分析：</td></tr>
</table>

学习评价

根据每一小组成员在本学习过程中的表现，填写学习任务过程性考核记录表（见书后附表）。

岗位任务六　膜分离技术

思维导图

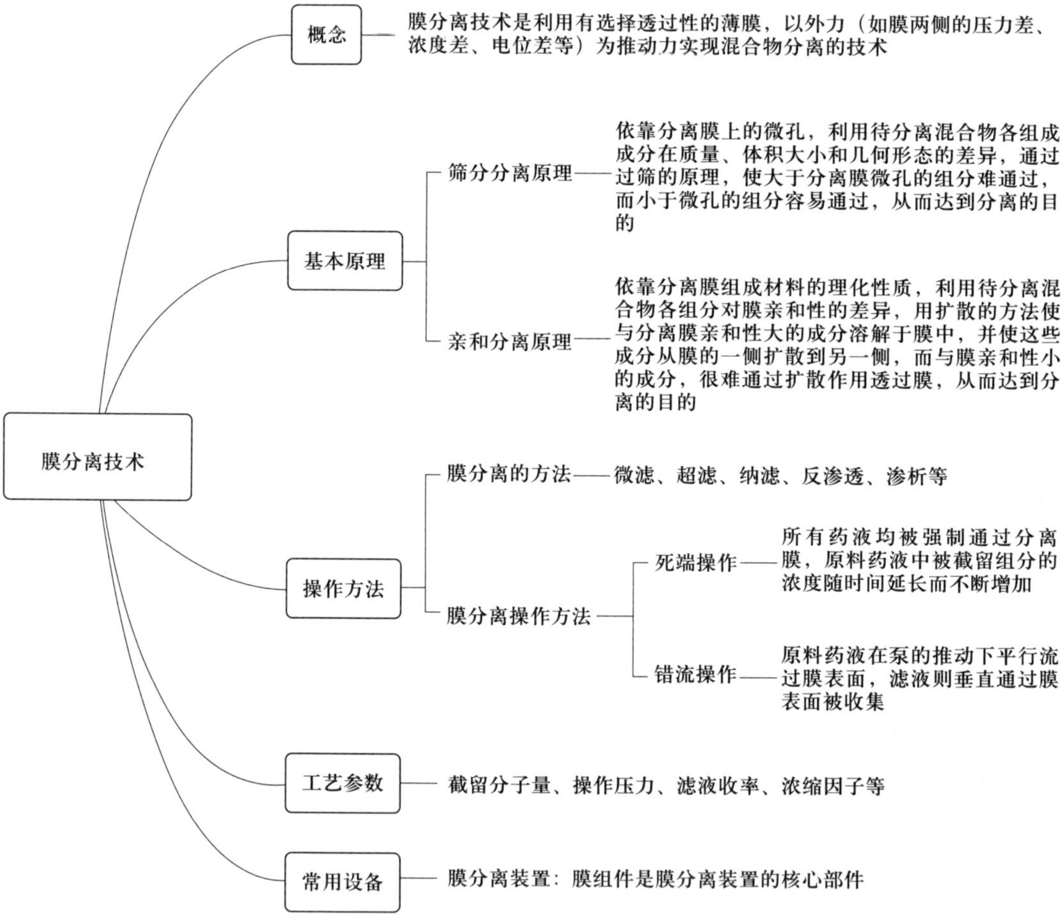

- 膜分离技术
  - 概念——膜分离技术是利用有选择透过性的薄膜，以外力（如膜两侧的压力差、浓度差、电位差等）为推动力实现混合物分离的技术
  - 基本原理
    - 筛分分离原理——依靠分离膜上的微孔，利用待分离混合物各组成成分在质量、体积大小和几何形态的差异，通过过筛的原理，使大于分离膜微孔的组分难通过，而小于微孔的组分容易通过，从而达到分离的目的
    - 亲和分离原理——依靠分离膜组成材料的理化性质，利用待分离混合物各组分对膜亲和性的差异，用扩散的方法使与分离膜亲和性大的成分溶解于膜中，并使这些成分从膜的一侧扩散到另一侧，而与膜亲和性小的成分，很难通过扩散作用透过膜，从而达到分离的目的
  - 操作方法
    - 膜分离的方法——微滤、超滤、纳滤、反渗透、渗析等
    - 膜分离操作方法
      - 死端操作——所有药液均被强制通过分离膜，原料药液中被截留组分的浓度随时间延长而不断增加
      - 错流操作——原料药液在泵的推动下平行流过膜表面，滤液则垂直通过膜表面被收集
  - 工艺参数——截留分子量、操作压力、滤液收率、浓缩因子等
  - 常用设备——膜分离装置：膜组件是膜分离装置的核心部件

学习目标

知识目标

1. 掌握膜分离技术的概念、特点和工艺流程。
2. 熟悉膜分离技术的基本原理、操作方法和重要工艺参数。
3. 了解膜分离操作的安全知识。

技能目标

1. 能正确运用膜分离技术的生产工艺流程和设备分离纯化中药提取液。
2. 能进行安全生产操作，并能够预判和排查基本的安全风险。
3. 能根据工作任务完成情况，规范撰写作业单。
4. 能将学到的理论知识和技能运用到生产实际中，学会用学到的理论知识和技能解决生产实际问题。

素质目标

1. 具有团队协作、沟通交流的能力。
2. 具备爱岗敬业的工匠精神、科学严谨的学习态度、一丝不苟的工作作风和创新意识。
3. 树立正确的规范意识、效率意识和安全意识。
4. 具备优良的劳动纪律观念、心理素质、职业道德和素养。

【案例导入】

膜分离技术是当今在国际社会公认的最有发展前途，甚至会导致一次工业革命的重大生产技术，是当前各国研究的热点。

膜现象最早是法国学者 Abbe Nollet 在 1748 年发现的，他发现水能自发地扩散到装有酒精溶液的猪膀胱内，这是第一个被人类所记载的膜分离技术，但遗憾的是长期没有被重视，直到 1854 年英国化学家 Graham 发现了渗析现象，人们才重视膜的研究。1862 年，法国学者 Dubrunfant 制成了第一个膜渗析器，并成功地进行了糖与盐的分离，开创了膜技术在分离化学成分的新纪元，而真正膜技术应用是在二十世纪五十年代，分为 3 个阶段：五十年代的奠定基础阶段、六七十年代的发展阶段以及八十年代的深化发展阶段。

目前，膜分离技术主要在电子工业、食品工业、环境保护和生物工程等领域应用得较多，在医药工业的分离纯化、液体制剂除菌和除微粒方面应用也越来越广泛。

由于中药成分的复杂性，传统分离纯化技术如沉降、离心、过滤、醇沉、水沉等对中药提取液分离纯化效果往往不理想。膜分离技术作为一种新型的高效分离技术，与传统分离方法相比，具有工艺简单、节能、成本低，能除去中药中大部分杂质而很少损失有效成分等优点，在单味中药，特别是复方分离纯化领域具有较大的发展前景。

讨论：

1. 从第一次膜分离技术有记载至今，膜分离技术经历了多长时间，发展规律是什么？膜分离技术的发展史对你有什么启发？
2. 想一想身边常用到的膜分离技术有哪些，列举一二。

建议学时

2 学时

学习过程

一、阅读以下材料

膜分离技术是利用有选择透过性的薄膜，以外力（如膜两侧的压力差、浓度差、电位差等）为推动力实现混合物分离的技术。

膜分离技术应用广泛，既可用于液体混合物的分离，也可用于气体混合物的分离。

（一）基本原理

1. 基本原理

膜分离的原理主要有两种。

（1）筛分分离原理。依靠分离膜上的微孔，利用待分离混合物各组成成分在质量、体积大小和几何形态的差异，通过过筛的原理，使大于分离膜微孔的组分难以通过，而小于微孔的组分容易通过，从而达到分离的目的。微滤、超滤、纳滤和渗析一般采用该原理分离混合物。

（2）亲和分离原理。依靠分离膜组成材料的理化性质，利用待分离混合物各组分对膜亲和性的差异，用扩散的方法使与分离膜亲和性大的成分溶解于膜中，并使这些成分从膜的一侧扩散到另一侧，而与膜亲和性小的成分，很难通过扩散作用透过膜，从而达到分离的目的。反渗透、气体分离、液膜分离、渗透蒸发等膜分离过程一般属于该原理。

2. 分离膜的种类

分离膜成膜材料一般为陶瓷和金属等无机材料，纤维素和聚砜等有机高分子材料。分离膜的种类一般有以下几种：

（1）按膜材料的化学组成分类。分为无机膜（玻璃膜、金属膜和陶瓷膜）和有机膜（纤维酯系膜、聚酰胺系膜、聚砜系膜等）。

（2）按膜孔分类。分为致密膜和多孔膜，后者又可区分为微孔膜和大孔膜。

（3）按形态分类。分为对称膜（均质膜）、非对称膜和复合膜。

（4）按相态分类。分为固体膜和液体膜，液体膜的结构与固体膜完全不同。

（5）按固体膜的形状分类。分为板式膜、管式膜、卷式膜和中空纤维膜。

（6）按膜的作用机制分类。可分为吸附性膜、扩散性膜、离子交换膜、选择渗透膜、非选择性膜。

（7）按膜的功能分类。分为微滤膜、超滤膜、反渗透膜、渗析膜、气体渗透膜和离子交换膜等，其中只有离子交换膜是荷电膜，其余都是非荷电膜。

（二）工艺流程

中药提取液膜分离操作的一般思路为：选择膜分离的方法（微滤、超滤、纳滤等）→选择分离膜材料、孔径和膜组件→中药提取液的处理→筛选膜分离工艺条件（药液浓度、温度、pH 值、膜通量、错流速率、膜完整性检测、膜分离终点判定）→收集目标产物→污染膜的清洗和再生。

膜分离技术的一般工艺流程图如图 6－9 所示。

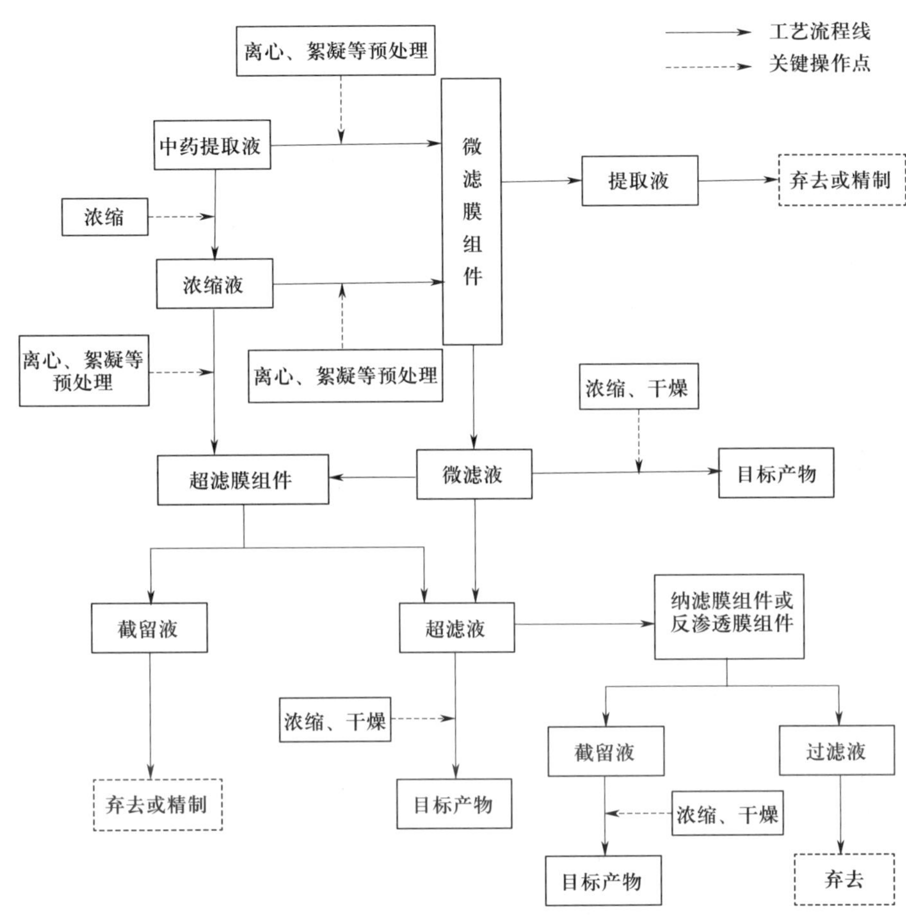

图 6－9　膜分离工艺流程图

（三）操作方法与工艺参数

1. 操作方法

（1）膜分离的方法。膜分离过程是一种物质被透过或被截留于膜的过程。膜分离的方法按分离原理可分为微滤、超滤、纳滤、反渗透、渗析等。下面仅介绍微滤、超滤、纳滤和反渗透。

1）微滤。微滤又叫微孔过滤，其膜孔径范围通常在 0.02～10 μm。在压力的推动下，粒径小于膜孔的粒子和溶质通过滤膜，而大于膜孔的粒子被截留在膜面上，从而达到分离。

微滤可以用于除去中药提取液中的大部分固体微粒。同时，还可用于除去液体制剂中的微粒，提高液体制剂的澄明度，特别是中药注射剂的澄明度。也可用于注射剂和热敏性药物的除菌过滤。此外还可用于固体制剂的精制，中药超滤工艺的预处理等。

2）超滤。超滤，其膜孔径范围通常在 1～20 nm。利用经特殊制造的微孔膜为分离介质，采用错流过滤的方式，依靠分离膜两侧的压力差为推动力，使药液中的小分子成分和溶剂透过分离膜，而大分子成分、微粒、细菌等被截留不能通过膜，从而使分子水平达到分离、分级、纯化和浓缩等目的。

超滤可用于除去中药提取液中所含的不溶性微粒和可溶性大分子杂质如蛋白质、树脂、淀粉、黏液质和鞣质等成分，从而提高药液的澄清度和稳定性。也可用于中药注射剂、中药眼用制剂和热敏性药物的除菌和除热原，用于中药固体制剂的精制等。

3）纳滤。纳滤，其膜孔径范围通常在 1 ~ 2 nm，纳滤是一种介于反渗透和超滤之间的压力驱动膜分离过程。

纳滤常用于截留小分子有效成分，除去无机盐和水，具有除盐和浓缩效果，可用于中药热敏性小分子有效成分的纯化。

4）反渗透。反渗透膜表面微孔很小，孔径范围通常在 0.5 ~ 10 nm。溶解的无机盐及小分子物质通过扩散方式透过膜，从而得到分离。

反渗透的应用同纳滤。

（2）膜分离的操作过程。

1）药液的预处理

①除去微粒和部分高分子杂质。在中药提取液中，粒径为 0.3 ~ 5 μm 的悬浮颗粒和可溶性大分子胶体最易引起膜的污染，通常采用高速离心或絮凝澄清技术对中药提取液进行预处理。

②去除微生物。中药提取液若为水提液，通常经过了高温煎煮处理，一般情况下不含微生物，但如果生产环境不佳，生产周期太长，药液有可能繁殖微生物。微生物的繁殖和代谢会对有机高分子材料制成的膜产生侵蚀，因此需要重新加热灭菌。

③控制药液温度。各种膜特别是有机高分子材料制成的分离膜均有其适宜的使用温度范围，在适宜的温度范围内，提高进料药液温度可提高药液的透过速率。在微滤和超滤过程中，泵强制药液循环会产生大量的热，导致药液温度不断升高。当温度超过最高允许值时，分离膜的水解速度加快，导致膜结构发生不可逆的变化。因此，进料药液的温度一般以控制在 20 ~ 30 ℃为宜。当进料药液温度超过最高允许使用温度时，可采用冷却装置降温。

④调节进料药液 pH 值。有机高分子材料制成的分离膜有其适用的 pH 值范围，当超出允许范围时，就需要对进料药液的 pH 值进行调整。此外，对弱碱性有效成分，可调 pH 值至酸性；对弱酸性有效成分，可调 pH 值至碱性。如超滤含黄芩苷成分的药液时，在膜允许的条件下，可将 pH 值调至 8.0，否则黄芩苷透过率很低。

在生产中，需要对进料药液进行何种预处理，取决于药液的理化性质、分离膜材料的理化性质和膜分离过程中所采用的膜组件类型等。一般来说，卷式膜组件和中空纤维膜组件对药液的预处理要求高，而管式膜组件和板框式膜组件对药液的预处理要求低；微滤对药液的预处理要求低，而超滤、纳滤和反渗透对药液的预处理要求高；无机膜对药液的预处理要求低，而高分子有机膜对药液的预处理要求高。

2）膜分离操作。膜分离操作一般有死端操作和错流操作两种，如图 6 – 10、图 6 – 11 所示。

一般情况下，常规过滤、小体积或贵重药液微滤一般采用死端操作。在死端操作中，所有药液均被强制通过分离膜，原料药液中被截留组分的浓度随时间延长而不断增加。这种操作膜通量衰减严重，但药液回收率较高。

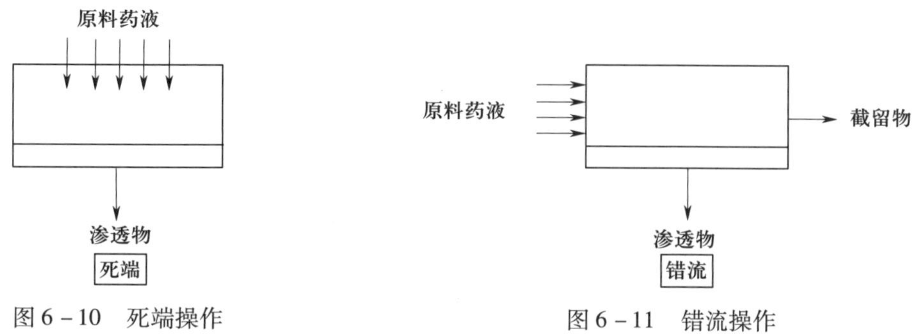

图6－10　死端操作　　图6－11　错流操作

超滤和工业化微滤一般采用错流操作。在错流操作中，原料药液在泵的推动下平行流过膜表面，滤液则垂直通过膜表面被收集。错流操作有利于控制膜污染和膜孔阻塞，药液透膜速率快，但药液回收率比死端操作低得多，耗能也大。

3）膜的清洗与再生。在膜分离过程中存在膜的污染现象，使膜的渗透通量及截留率等性能发生改变，膜的使用寿命缩短，极大地影响了分离膜的分离效果。因此，弄清楚膜污染的原因，采取相应的清洗措施和防治对策使分离膜性能得到部分恢复或完全恢复是十分必要的。

①膜污染及其防治。膜污染是指处理物料中的微粒、胶体粒子或溶质大分子，由于与膜存在物理化学相互作用或机械作用而引起的在膜表面或膜孔内吸附、沉积造成膜孔径变小或堵塞，使膜产生透过通量与分离性能的不可逆变化现象。控制膜污染影响因素，可以延长膜的有效使用时间，减少清洗次数，提高生产能力和效率。可通过对料液进行预处理，去除一些较大的粒子；调节药液的 pH 值等减轻吸附；改变膜材料或膜的表面性质；改善膜组件及膜系统的结构；控制药液的温度、流速、流动状态、压力等参数，减轻膜在使用过程中的污染。

②膜再生。清洗是膜再生的最有效手段，方法有物理清洗、化学清洗、物理—化学清洗以及电清洗。选择清洗方案应考虑以下因素：清洗设备的要求、膜的类型和清洗剂的相溶性、系统的结构材料、污染物的鉴定、对使用过的清洗液的排放条件及由此造成的影响等。

③膜组件的灭菌。在膜分离过程中，微生物会通过药液和冲洗用的自来水进入膜组件，并在膜组件和管道内繁殖生长，形成活性污泥，导致膜分离系统的污染。为了防止和抑制微生物的污染，可用 50 ppm 的氨水或 2% 福尔马林进行灭菌。灭菌应尽量做到不影响膜的寿命，在不拆卸装置的条件下进行灭菌。同时要求分离膜在使用之前应彻底清洗，去除残留灭菌剂。

2. 工艺参数

（1）截留分子量。分离膜的孔径大小通常以被截留物质的分子量来表征，即 1 摩尔物质的 90% 以上可被该分离膜截留。

（2）操作压力。指从分离膜系统的进料侧与渗透侧之间的平均压力差，又称膜压差。微滤和超滤主要是依靠此压力差作为推动力进行中药提取液的固液分离。

(3) 错流速度。指中药提取液在与膜表面平行的方向上流动的平均速度，又称膜面流速，单位为 m^3/h，或 m/s。

(4) 滤液收率。在膜分离操作完成后，全部滤液占中药提取液的体积比（%）。

(5) 浓缩因子。在膜分离操作完成后，中药提取液与截留液体积之比。

(四) 常用设备

膜分离装置一般包括膜分离组件、泵、阀门、仪表和管道，此外还可配备常规预滤器、储液罐和自动化控制装置等。膜组件是膜分离装置的核心部件，泵提供分离压力和药液流动的能量，阀门和仪表对各种操作参数进行显示和控制。

常用的膜分离组件有板框式、管式、卷式和中空纤维式 4 种类型。

二、填写工作单

(一) 阅读以上材料

以小组为单位阅读以上材料，记录学习要点。

(二) 听取教师 PPT 讲解

每位学生认真记录笔记。

(三) 查阅资料回答问题

以小组为单位，结合阅读材料、PPT 和查阅资料的情况，回答作业单中的各项问题。

作业单

一、单项选择题

1. 膜分离技术是利用有选择透过性的薄膜，以（　　）为推动力实现混合物分离的技术。

A. 中药提取液的浓度　　B. 外力

C. 溶剂　　D. 溶质

2. 以下膜分离方法，不属于筛分分离原理实现分离的是（　　）。

A. 微滤　　B. 超滤　　C. 反渗透　　D. 纳滤

3. 微滤的膜孔径范围通常在（　　）。

A. 0.02～10 μm　　B. 1～20 nm　　C. 1～2 nm　　D. 0.5～10 nm

4. 超滤的膜孔径范围通常在（　　）。

A. 0.02～10 μm　　B. 1～20 nm　　C. 1～2 nm　　D. 0.5～10 nm

5. 在中药提取液中，粒径为（　　）的悬浮颗粒和可溶性大分子胶体最易引起膜的污染。

A. 0.3 μm 以下　　B. 5 μm 以上　　C. 0.3～5 μm　　D. 以上说法都不对

6. （　　）是膜再生的最有效手段。

A. 更换膜系统　　B. 更换膜组件　　C. 灭菌　　D. 清洗

二、简答题

1. 膜分离操作有几种？各有何特点？
2. 什么是膜污染？膜污染后如何恢复其分离性能？

学习评价

根据每一小组成员在本学习过程中的表现，填写学习任务过程性考核记录表（见书后附表）。

岗位任务七　其他分离与纯化技术

思维导图

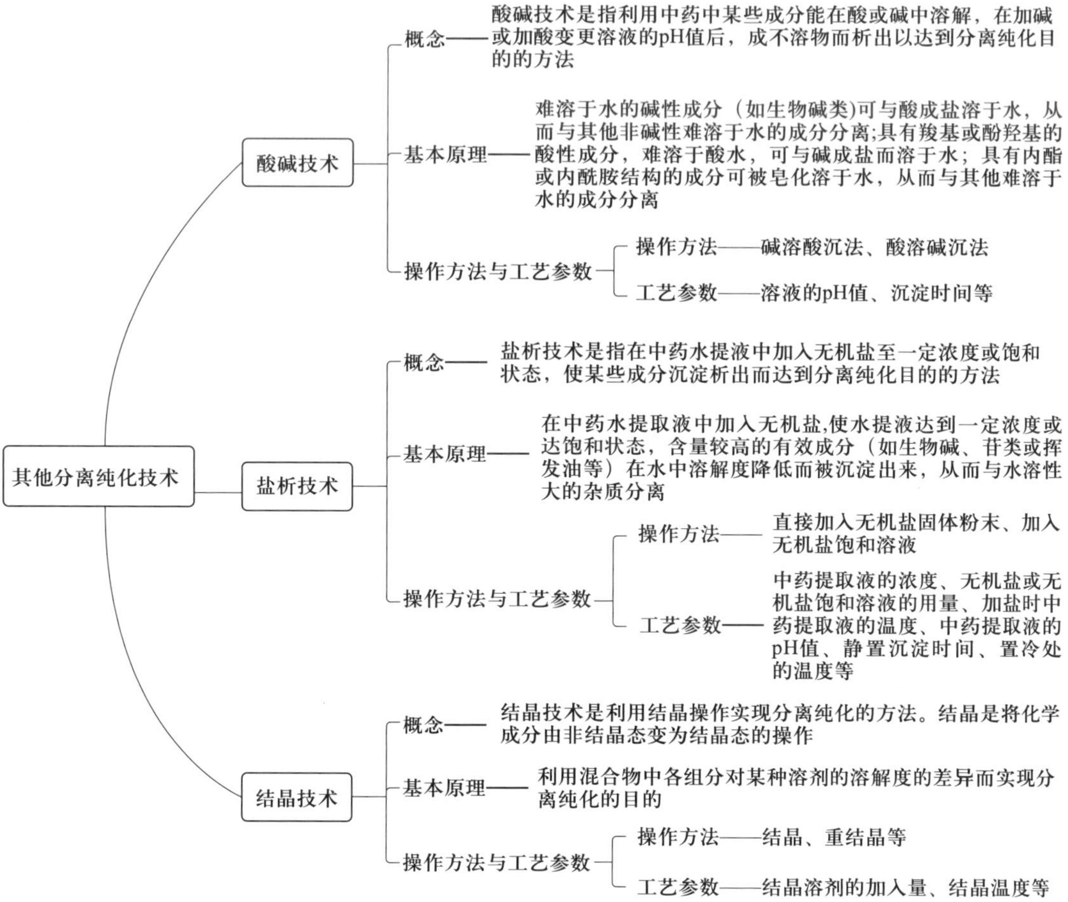

- 其他分离纯化技术
  - 酸碱技术
    - 概念——酸碱技术是指利用中药中某些成分能在酸或碱中溶解，在加碱或加酸变更溶液的pH值后，成不溶物而析出以达到分离纯化目的的方法
    - 基本原理——难溶于水的碱性成分（如生物碱类）可与酸成盐溶于水，从而与其他非碱性难溶于水的成分分离;具有羧基或酚羟基的酸性成分，难溶于酸水，可与碱成盐而溶于水；具有内酯或内酰胺结构的成分可被皂化溶于水，从而与其他难溶于水的成分分离
    - 操作方法与工艺参数
      - 操作方法——碱溶酸沉法、酸溶碱沉法
      - 工艺参数——溶液的pH值、沉淀时间等
  - 盐析技术
    - 概念——盐析技术是指在中药水提液中加入无机盐至一定浓度或饱和状态，使某些成分沉淀析出而达到分离纯化目的的方法
    - 基本原理——在中药水提取液中加入无机盐,使水提液达到一定浓度或达饱和状态，含量较高的有效成分（如生物碱、苷类或挥发油等）在水中溶解度降低而被沉淀出来，从而与水溶性大的杂质分离
    - 操作方法与工艺参数
      - 操作方法——直接加入无机盐固体粉末、加入无机盐饱和溶液
      - 工艺参数——中药提取液的浓度、无机盐或无机盐饱和溶液的用量、加盐时中药提取液的温度、中药提取液的pH值、静置沉淀时间、置冷处的温度等
  - 结晶技术
    - 概念——结晶技术是利用结晶操作实现分离纯化的方法。结晶是将化学成分由非结晶态变为结晶态的操作
    - 基本原理——利用混合物中各组分对某种溶剂的溶解度的差异而实现分离纯化的目的
    - 操作方法与工艺参数
      - 操作方法——结晶、重结晶等
      - 工艺参数——结晶溶剂的加入量、结晶温度等

学习目标

知识目标

1. 熟悉盐析技术、酸碱技术、结晶技术的概念、特点和工艺流程。

2. 了解盐析技术、酸碱技术、结晶技术的基本原理、操作方法和重要工艺参数；盐析、酸碱、结晶操作的安全知识。

技能目标

1. 能根据工作任务完成情况，规范撰写作业单。

2. 能将学到的理论知识和技能运用到生产实际中，学会用学到的理论知识和技能解决生产实际问题。

素质目标

1. 具有团队协作、沟通交流的能力。

2. 具备爱岗敬业的工匠精神、科学严谨的学习态度、一丝不苟的工作作风和创新意识。

3. 树立正确的规范意识、效率意识和安全意识。

4. 具备优良的劳动纪律观念、心理素质、职业道德和素养。

【案例导入】

黄芩为唇形科植物黄芩（*Scutellaria baicalensis* Georgi.）的干燥根。具有清热燥湿、泻火解毒、止血和安胎的功能。临床上主要用于湿温、暑湿、胸闷呕恶，湿热痞满、泻痢、黄疸、肺热咳嗽、高热烦渴、血热吐衄、痈肿疮毒和胎动不安的治疗。

黄芩中的化学成分主要为黄酮类化合物，有黄芩苷、黄芩素、汉黄芩苷、汉黄芩素等。其中黄芩苷是主要有效成分，具有抗菌消炎的作用。黄芩苷为淡黄色针晶，熔点223 ℃，几乎不溶于水，难溶于乙醇等有机溶剂，可溶于热乙酸，易溶于碱性溶液。黄芩苷很不稳定，易被共存的酶水解生成黄芩素，黄芩素在空气中易进一步被氧化而最终显绿色。黄芩苷在植物体内多与镁离子成盐而易溶于水，可用水为溶剂提取。

讨论：

1. 黄芩苷几乎不溶于水，为什么可用水为溶剂进行提取？为了得到黄芩苷，根据已学过的知识，说说水提液应如何进一步处理。

2. 对于中药提取液的分离纯化，黄芩水提液的进一步处理对你有何启示？

建议学时

2 学时

学习过程

一、阅读以下材料

（一）酸碱技术

酸碱技术是指利用中药中某些成分能在酸或碱中溶解，在加碱或加酸变更溶液的 pH 值后，成不溶物而析出以达到分离纯化目的的方法。如游离生物碱一般不溶于水，遇酸生成生物碱盐而溶于水，再加碱碱化，又重新生成游离生物碱；黄芩苷镁盐易溶于水，加酸可使黄芩苷镁盐转化为黄芩苷，黄芩苷因难溶于水而沉淀析出。酸碱技术在中药成分的分离纯化中应用比较普遍，也可用于中药成分的提取。

值得注意的是酸碱技术通常仅适用于酸性或碱性成分的提取分离，对于没有酸或碱基团的化合物不建议采用。

1. 基本原理

难溶于水的碱性成分（如生物碱类）可与酸成盐溶于水，从而与其他非碱性难溶于水的成分分离；具有羧基或酚羟基的酸性成分，难溶于酸水，可与碱成盐而溶于水；具有内酯或内酰胺结构的成分可被皂化溶于水，从而与其他难溶于水的成分分离。

2. 工艺流程

常用的酸碱技术有碱溶酸沉技术和酸溶碱沉技术两种。

（1）碱溶酸沉技术。碱溶酸沉技术一般工艺流程如图 6－12 所示。

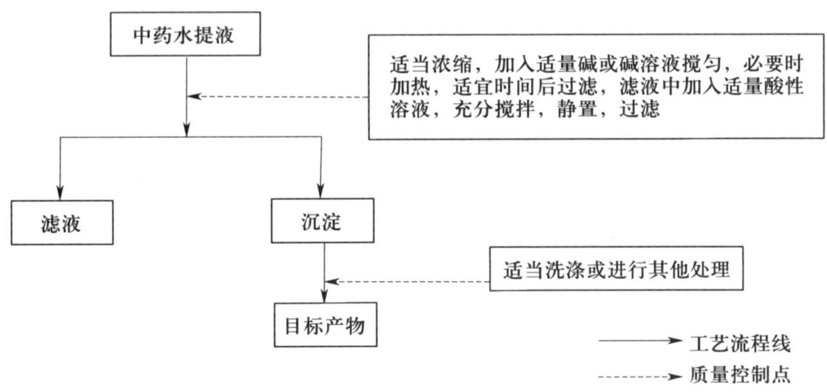

图 6－12　碱溶酸沉工艺流程

（2）酸溶碱沉技术。酸溶碱沉技术一般工艺流程如图 6－13 所示。

3. 操作方法与工艺参数

（1）操作方法

1）碱溶酸沉法。此法主要用于具有羧基或酚羟基的酸性成分（如醌类、黄酮类等）的分离纯化。向中药提取液或浓缩液中加入适量的碱液，这些成分可溶解，将碱液分离出来，向其中加入酸，这些成分呈游离态而沉淀析出，从而与原来提取液中的其他成分分离。

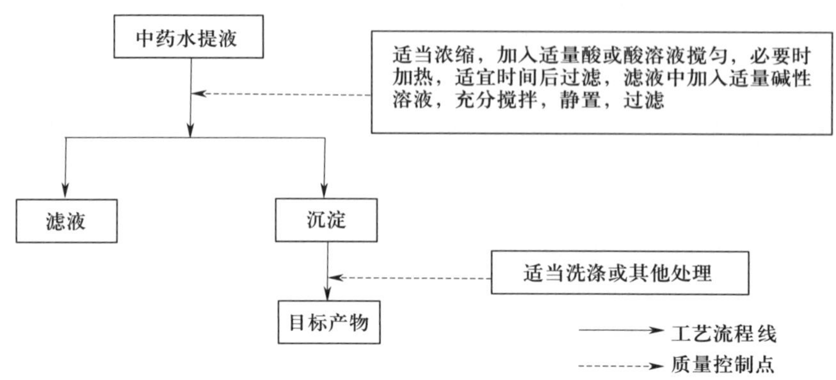

图6－13　酸溶碱沉工艺流程

2）酸溶碱沉法。此法主要用于生物碱类成分的分离纯化。向中药提取液或浓缩液中加入适量的酸液，这些成分可溶解，将酸液分离出来，向其中加入碱，这些成分呈游离态而沉淀析出，从而与原来提取液中的其他成分分离。

（2）工艺参数。主要为溶液的 pH 值、沉淀时间等。实际工艺参数需要结合中药提取液的性质综合考察确定。

（二）盐析技术

盐析技术是指在中药水提液中加入无机盐至一定浓度或饱和状态，使某些成分沉淀析出而达到分离纯化目的的方法。常作为盐析操作使用的无机盐有氯化钠、硫酸钠、硫酸镁、硫酸铵等。

1. 基本原理

在中药水提取液中加入无机盐，使水提液达一定浓度或达饱和状态，含量较高的有效成分（如生物碱、苷类或挥发油等）在水中溶解度降低而被沉淀出来，从而与水溶性大的杂质分离。

此法目前常用于挥发油的提取与分离，在蒸馏液中加入一定量的氯化钠，可加速挥发油的馏出，同时在馏出液中加入一定量的氯化钠可促进油水分层；可用于蛋白质的分离纯化，同时又不致使其变性；可用于生物碱、苷类等成分的分离纯化，如小檗碱、防己碱等。

2. 工艺流程

盐析技术一般工艺流程如图6－14所示。

3. 操作方法与工艺参数

（1）操作方法。盐析操作重点要考虑的是无机盐的加入方式，一般有两种加入方式。

1）直接加入无机盐固体粉末。操作时，无机盐分批加入中药提取液中，充分搅拌，静置或置冷处一定时间，沉淀析出完全后，过滤，洗涤沉淀或用其他方法处理沉淀，得目标产物。

此法适用于工业化生产或需要无机盐浓度较高的情况。

2）加入无机盐饱和溶液。操作时，无机盐饱和溶液加入中药提取液中，充分搅拌，静置或置冷处一定时间，沉淀析出完全后，过滤，洗涤沉淀或用其他方法处理沉淀，得目标产物。

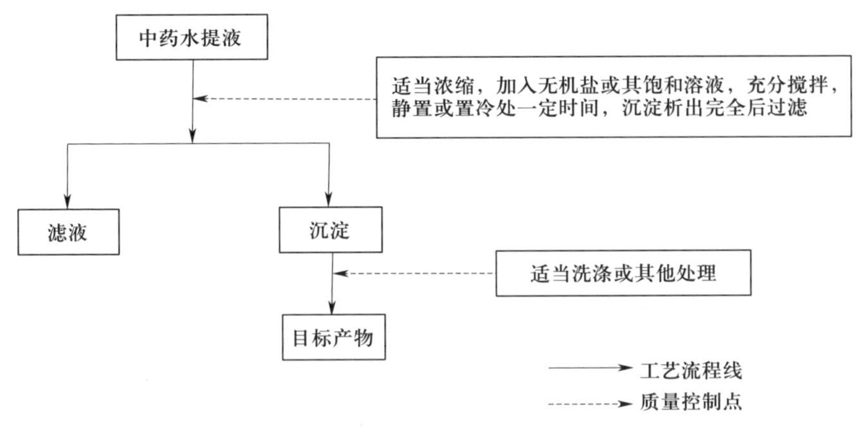

图 6－14　盐析工艺流程

此法适用于中药提取液体积不大的实验室操作或小规模生产。需要注意的是加入饱和溶液时应慢慢地加，充分搅拌，以防溶液局部无机盐浓度过高影响盐析效果。

（2）工艺参数。主要为中药提取液的浓度、无机盐或无机盐饱和溶液的用量、加盐时中药提取液的温度（一般在室温或低温条件下操作）、中药提取液的 pH 值（分离纯化蛋白质时应特别注意）、静置沉淀时间、置冷处的温度等。实际工艺参数需要结合中药提取液的性质综合考察确定。

（三）结晶技术

结晶技术是利用结晶操作实现分离纯化的方法。结晶是将化学成分由非结晶态变为结晶态的操作。

中药中多数化学成分在常温下是固体状态，可以通过结晶的方法达到分离纯化的目的。

1. 基本原理

利用混合物中各组分对某种溶剂的溶解度的差异而实现分离纯化的目的。如大黄素在吡啶中结晶，葛根素在冰乙酸中结晶等。

结晶技术的关键是选择适宜的结晶溶剂。常用的溶剂有乙醇、甲醇、丙酮、乙酸乙酯、三氯甲烷、吡啶等。当一种溶剂不能取得满意的结晶效果时，可采用两种或两种以上的混合溶剂进行结晶。结晶溶剂选择的基本原则是该溶剂对被结晶成分热时溶解度大、冷时溶解度小，而对杂质则冷热都溶解或冷热都不溶解。在选定溶剂时，有效成分冷热时的溶解度差异越大，与杂质的分离效果越好。

此法常用于分离纯化纯度较高的单一性有效成分，工业化生产中可用溶剂的范围较窄，此法比较适合实验室研究或小规模生产。

2. 工艺流程

结晶技术一般工艺流程如图 6－15 所示。

3. 操作方法与工艺参数

（1）操作方法。在结晶容器中加入预处理好的中药提取液和选定的适量溶剂，加热溶解，若仍有不溶物，继续加入适量溶剂至全部提取物全部溶解，趁热过滤。取滤液室温静置

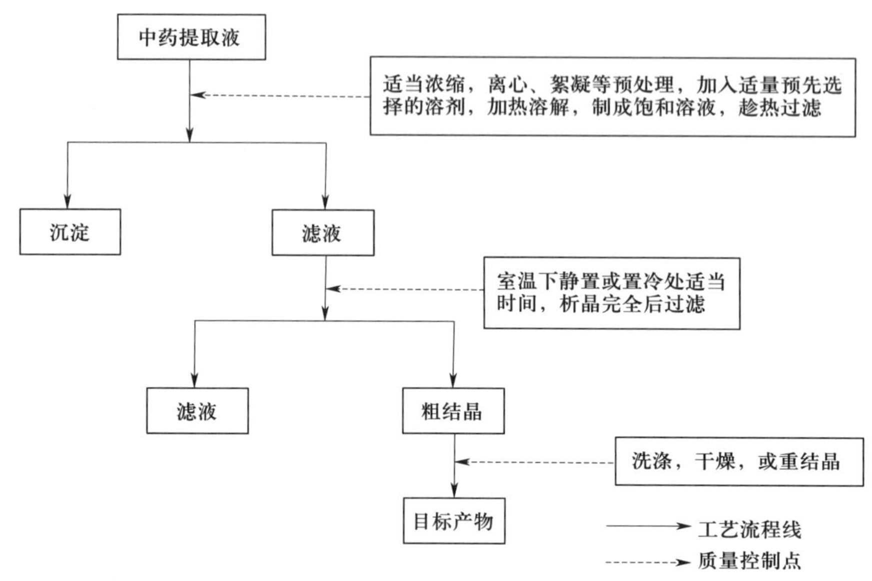

图6－15　结晶工艺流程

或置于冷处适当时间，待结晶析出完全后进行过滤，得到粗品结晶，洗涤、干燥的目标产物，或进一步重结晶，直到得到符合要求纯度的结晶。

重结晶是粗品结晶用溶剂溶解再次结晶精制的操作。在结晶操作时应注意静置析晶时温度不能降低过快，以免结晶太快，杂质被包裹在结晶中，影响结晶的质量。静置较长时间仍无结晶析出时，可挥散部分溶剂，或置于冷处，也可加入少量目标产物的晶种，以促进结晶析出，加晶种是诱导晶核形成的有效手段。

（2）工艺参数。主要为结晶溶剂的加入量（以能制成饱和溶液为度）、结晶温度等。实际工艺参数应结合经验及试验摸索合理确定。

二、填写工作单

（一）阅读以上材料

以小组为单位阅读以上材料，记录学习要点。

（二）听取教师 PPT 讲解

每位学生认真记录笔记。

（三）查阅资料回答问题

以小组为单位，结合阅读材料、PPT 和查阅资料的情况，回答作业单中的各项问题。

作业单

一、单项选择题

1. 酸碱技术是指利用中药中某些成分能在酸或碱中溶解，在加碱或加酸变更溶液的

（　　）后，成不溶物而析出以达到分离纯化目的的方法。

A. 浓度　B. 黏度　C. pH 值　D. 温度

2. 碱溶酸沉法主要用于具有羧基或酚羟基的（　　）的分离纯化。

A. 酸性成分　B. 碱性成分　C. 中性成分　D. 以上说法都不对

3. 酸溶碱沉法主要用于生物碱等（　　）的分离纯化。

A. 酸性成分　B. 碱性成分　C. 中性成分　D. 以上说法都不对

4. 以下不作为盐析操作使用的无机盐是（　　）。

A. 氯化钠　B. 硫酸钠　C. 醋酸钠　D. 硫酸镁

5. 采用盐析技术对挥发油进行提取与分离，在蒸馏液中加入一定量的（　　），可加速挥发油的馏出，同时在馏出液中加入一定量的此无机盐可促进油水分层。

A. 硫酸镁　B. 硫酸钠　C. 硫酸铵　D. 氯化钠

6. 中药中多数化学成分在常温下是（　　），可以通过结晶的方法达到分离纯化的目的。

A. 液体状态　B. 固体状态　C. 气体状态　D. 以上说法都不对

7. 结晶技术的关键是选择适宜的（　　）。

A. 结晶溶剂　B. 结晶温度　C. 中药提取液浓度　D. 结晶 pH 值

二、简答题

1. 简述盐析技术无机盐加入的方式。
2. 阐述酸碱分离技术可实现中药提取液分离纯化的原理。

学习评价

根据每一小组成员在本学习过程中的表现，填写学习任务过程性考核记录表（见书后附表）。

项目学习总结评价　中药提取液的分离与纯化

学习目标

知识目标

1. 掌握中药提取液分离纯化的基本工艺流程。
2. 熟悉中药提取液分离纯化及设备的操作要点。
3. 了解中药提取液分离纯化的安全知识。

技能目标

1. 能制定简单的中药提取液分离纯化的工艺流程。
2. 能够根据制定的工艺流程开展中药提取液的分离纯化操作。
3. 能根据工作任务完成情况，规范撰写作业单。
4. 能对本次工作任务完成过程中存在的问题进行分析，提出今后改进的措施。

素质目标

1. 具有团队协作、沟通交流的能力。
2. 具备爱岗敬业的工匠精神、科学严谨的学习态度、一丝不苟的工作作风和创新意识。
3. 树立正确的规范意识、效率意识和安全意识。
4. 具备优良的劳动纪律观念、心理素质、职业道德和素养。

建议学时

4 学时

学习过程

一、阅读以下材料

大多数中药是以植物、动物和矿物为药源，其成分非常复杂，为了得到有效成分含量高、质量可靠的中药提取物，中药提取液一般都需要采用合适的分离纯化工艺进行处理。

本项目学习了很多中药提取液的分离纯化技术，如过滤分离、离心分离、水提醇沉、醇提水沉、吸附澄清、大孔吸附树脂、膜分离等。不同的技术具有不同的特点，在中药提取液分离纯化过程中使用不应盲目，因为不同的分离纯化技术适用范围不一样，对有效成分的影响也不同，应根据有效成分的化学性质及中药提取物的状态要求，选择适宜的分离纯化方法。当然，为了达到最终的目的，中药提取液分离纯化的方法可根据实际情况联合使用。

二、制定中药提取液制备和分离纯化工艺

以小组为单位，根据教师提供的中药饮片，如人参、人参茎叶、黄芩等，综合运用项目五、项目六中所学的知识和技能开展以上中药饮片中药提取液的制备和分离纯化工艺设计。填写作业单中的表 6－11 中药提取液制备和分离纯化工艺设计工作单。

三、中药提取液制备和分离纯化工艺的展示、交流

以小组为单位，运用 PPT 演示文稿、纸质打印图纸等形式，向全班同学展示、汇报所制定的工艺流程，重点汇报操作方法、工艺流程、每一个重点环节的质量控制点（包括工艺参数）、工艺操作需要用到的工具和设备等内容。展示中，其余小组对汇报小组所展示的内容进行评价。汇报小组根据其他小组评价的意见对本设计进行归纳与总结。

四、总结分析

以小组为单位，回顾、总结和分析工艺设计过程中存在的问题和不足，提出今后改进的措施。

1. 总结工艺设计、展示、交流过程中遇到的困难和问题，列举你值得分享的工作经验。

2. 回顾本次学习内容，对相关知识和技能进行归纳与整理，写一篇字数不少于 600 字的工作总结（表 6－12 中药提取液制备和分离纯化工艺设计工作总结），总结中重点关注以下问题：

（1）通过中药提取液制备和分离纯化的工艺设计，你对自己制定和设计的结果满意吗？如果满意，是因为设计过多种方案并进行比较和优化了吗，你认为本方案的优势表现在哪些方面？如果不满意，是基于时间不足还是缺乏交流或者是无从判断？

（2）本次工作任务中，不同中药饮片制备的提取液使用的分离纯化技术是不一样的，掌握程度如何？对于未接触过的分离纯化技术，你是否愿意和别人进行交流探讨？

（3）通过展示交流，你觉得你制定的工艺在哪些方面比别人的更有优势？哪些方面还考虑得不够周全？你是否愿意就你制定的方案优势与别人进行交流？你是否认同别人制定的工艺？

（4）你是否一直按计划进行学习，是否已经达到项目六中药提取液的分离与纯化的预期学习目标？如果没有，你觉得问题出在哪些方面？你准备如何调整计划和目标。

学习评价

按照实事求是的原则，在教师的指导下按照自我评价、小组评价和教师评价三种方式对本小组成员在学习任务完成中的表现进行综合评价，填写学习评价表 6－13 中药提取液的制备和分离纯化工艺设计学习任务综合评价表。

教师评价包括设计成果的优点、存在的问题及改进措施的点评，对完成工作任务过程中亮点与不足的点评。

作业单

表 6－11　　中药提取液制备和分离纯化工艺设计工作单

<table>
<tr><td>姓　名</td><td colspan="2"></td><td>学　号</td><td colspan="2"></td><td>班　级</td><td></td></tr>
<tr><td>组　号</td><td colspan="2">第　　组</td><td>组　长</td><td colspan="2"></td><td>日　期</td><td>年　月　日</td></tr>
<tr><td colspan="2">中药饮片名称</td><td colspan="6"></td></tr>
<tr><td colspan="2">批　号</td><td colspan="3"></td><td colspan="2">生产日期</td><td></td></tr>
<tr><td colspan="2">温　度</td><td colspan="3"></td><td colspan="2">湿　　度</td><td></td></tr>
<tr><td colspan="2">执行标准</td><td colspan="6"></td></tr>
</table>

续表

工艺流程

关键设备名称及型号		
关键环节	记录项目	记录结果

续表

关键环节	记录项目	记录结果

表 6－12　　中药提取液制备和分离纯化工艺设计工作总结

表 6 – 13　中药提取液的制备和分离纯化工艺设计学习任务综合评价表

<table>
<tr><td colspan="2">姓　名</td><td colspan="4"></td><td colspan="2">学　号</td><td colspan="2"></td><td colspan="2">班　级</td></tr>
<tr><td colspan="2">组　号</td><td colspan="4">第　组</td><td colspan="2">组　长</td><td colspan="2"></td><td>日　期</td><td>年　月　日</td></tr>
<tr><td colspan="6">中药提取液制备和分离纯化工艺设计</td><td colspan="6">设计的展示、交流</td></tr>
<tr><td colspan="2">60 分</td><td>分值</td><td>自评</td><td>互评</td><td>教师评价</td><td colspan="2">40 分</td><td>分值</td><td>自评</td><td>互评</td><td>教师评价</td></tr>
<tr><td rowspan="3">资讯</td><td>信息采集</td><td>3</td><td></td><td></td><td></td><td rowspan="14">展示交流</td><td rowspan="2">设计描述</td><td rowspan="2">5</td><td rowspan="2"></td><td rowspan="2"></td><td rowspan="2"></td></tr>
<tr><td>技术分析</td><td>3</td><td></td><td></td><td></td></tr>
<tr><td>标准规范</td><td>3</td><td></td><td></td><td></td><td rowspan="2">设计展示</td><td rowspan="2">5</td><td rowspan="2"></td><td rowspan="2"></td><td rowspan="2"></td></tr>
<tr><td rowspan="4">设计决策</td><td>设计合理</td><td>4</td><td></td><td></td><td></td></tr>
<tr><td>成本意识</td><td>4</td><td></td><td></td><td></td><td rowspan="2">效果处理</td><td rowspan="2">5</td><td rowspan="2"></td><td rowspan="2"></td><td rowspan="2"></td></tr>
<tr><td>方案特色</td><td>4</td><td></td><td></td><td></td></tr>
<tr><td>规划分工</td><td>4</td><td></td><td></td><td></td><td rowspan="2">交流沟通</td><td rowspan="2">5</td><td rowspan="2"></td><td rowspan="2"></td><td rowspan="2"></td></tr>
<tr><td rowspan="6">实施过程</td><td>工作态度</td><td>4</td><td></td><td></td><td></td></tr>
<tr><td>协作精神</td><td>4</td><td></td><td></td><td></td><td rowspan="2">问题反馈</td><td rowspan="2">5</td><td rowspan="2"></td><td rowspan="2"></td><td rowspan="2"></td></tr>
<tr><td>技术能力</td><td>4</td><td></td><td></td><td></td></tr>
<tr><td>工作质量</td><td>4</td><td></td><td></td><td></td><td rowspan="2">规划分工</td><td rowspan="2">5</td><td rowspan="2"></td><td rowspan="2"></td><td rowspan="2"></td></tr>
<tr><td>安全规范</td><td>4</td><td></td><td></td><td></td></tr>
<tr><td>团队意识</td><td>3</td><td></td><td></td><td></td><td rowspan="2">接受批评</td><td rowspan="2">5</td><td rowspan="2"></td><td rowspan="2"></td><td rowspan="2"></td></tr>
<tr><td rowspan="4">结果检查</td><td>工作有序</td><td>3</td><td></td><td></td><td></td></tr>
<tr><td>复杂程度</td><td>3</td><td></td><td></td><td></td><td colspan="2">提出建议</td><td>5</td><td></td><td></td><td></td></tr>
<tr><td>完成情况</td><td>3</td><td></td><td></td><td></td><td rowspan="2">加分</td><td></td><td></td><td></td><td></td><td></td></tr>
<tr><td>质量情况</td><td>3</td><td></td><td></td><td></td><td></td><td></td><td></td><td></td><td></td></tr>
<tr><td colspan="3">合计</td><td></td><td></td><td></td><td colspan="2">合计</td><td></td><td></td><td></td><td></td></tr>
<tr><td colspan="3">自评、互评、教师评价平均值</td><td colspan="3"></td><td colspan="2">自评、互评、教师评价平均值</td><td colspan="4"></td></tr>
<tr><td colspan="12">总计：</td></tr>
<tr><td colspan="12">指导教师签字：</td></tr>
</table>

项目七

中药提取液的浓缩与干燥

浓缩和干燥是中药提取物生产过程中常用的基本操作。中药提取液经浓缩、干燥后可制成一定规格的半成品或成品，即为中药提取物，包括挥发油、油脂、流浸膏、浸膏（稠浸膏、干浸膏）和有效成分等。浓缩干燥技术是指浓缩和干燥这两个单元操作的工艺技术。

制备中药提取物时，经过提取、分离纯化获得的提取液往往由于浓度太低，既不能直接使用，也不便于制备其他制剂，若使用的是有机溶剂，如乙醇，则还需要回收。因此，必须对提取液进行浓缩。为了使浓缩后的提取液满足后续中药制剂生产的需要以及便于储存管理，浓缩后的提取液进行干燥是很有必要的。中药提取物的质量决定中药制剂的质量，而浓缩和干燥是中药提取物生产的重要环节，因此，为了保证中药提取物的质量，中药提取液的浓缩和干燥必须符合《药品生产质量管理规范》（GMP）要求。

在中药提取物生产过程中的浓缩和干燥技术与中药提取物的质量关系十分紧密，浓缩和干燥技术的应用得当与否，将直接影响中药提取物产品的质量、使用以及外观等。因此，在中药提取物生产过程中，如何根据不同的生产工艺要求、提取液的特性以及浓缩后提取液的性质和后续需要制备的中药制剂剂型特点等，选择适宜的浓缩干燥技术与设备是十分重要的。

岗位任务一　认识中药提取物及中药提取物生产过程中的技术经济指标

思维导图

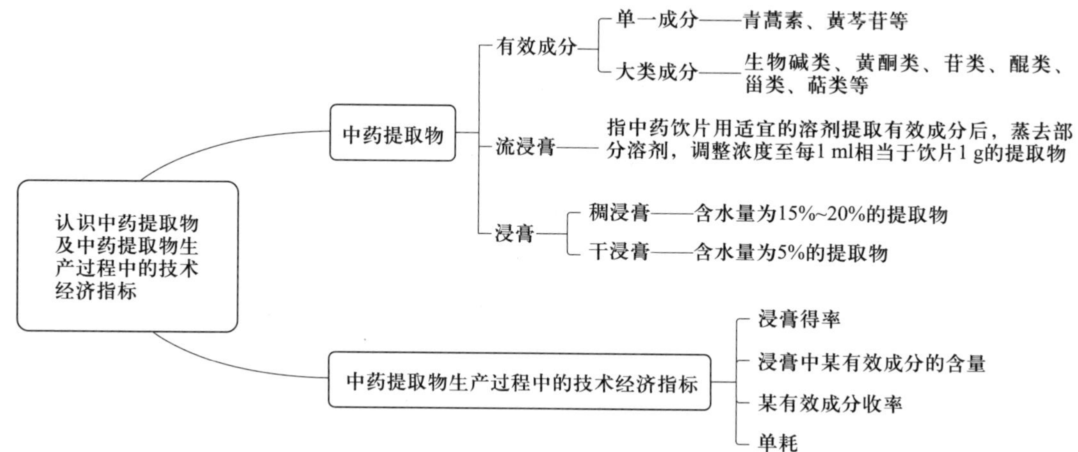

学习目标

知识目标

1. 掌握中药提取物、流浸膏、浸膏、稠浸膏、干浸膏的概念。
2. 熟悉中药提取物生产过程中的技术经济指标。
3. 了解中药提取物生产过程中的技术经济指标的意义。

技能目标

1. 能根据中药提取物的性状、所含有效成分的多少及含溶剂量的多少等判断其类型。
2. 能根据提取物制备过程中的关键数据对相关的生产经济指标进行计算。
3. 能根据工作任务完成情况，规范撰写作业单。
4. 能将学到的理论知识和技能运用到生产实际中，学会用学到的理论知识和技能解决生产实际问题。

素质目标

1. 具有团队协作、沟通交流的能力。
2. 具备科学严谨的学习态度和创新意识。
3. 树立正确的规范意识、效率意识。
4. 具备优良的心理素质和素养。

【案例导入】

黄连素，即盐酸小檗碱，是一种无机酸盐生物碱，是小檗碱盐中的一种。在植物界中，大约有4个科10个属中药中都发现有小檗碱盐的存在，如黄连、黄柏和三颗针等。现代药理学研究证实黄连素具有显著的抗心力衰竭、抗心律失常、降低胆固醇、改善胰岛素抵抗、抗血小板、抗炎等作用，在心血管系统和神经系统疾病的应用方面日益受到重视。据最新的临床研究证实，黄连素对防治高血压、高脂血症、糖尿病、心律失常、肿瘤等疾病均有良好疗效。由于黄连素具有较好的抗菌作用，目前常用于肠道细菌感染引起的胃肠炎、腹泻的治疗。黄连素在常温下为黄色结晶性粉末，无臭。工业上常采用低浓度的硫酸对含有小檗碱盐等生物碱类成分的相关中药进行提取，后用石灰乳、浓盐酸等进行处理获得黄连素，黄连素纯度可达97.0%及以上。

讨论：

1. 黄连素属于中药提取物吗？说说你的看法。
2. 结合你学过的知识和日常生活中的所见所闻，说说你见过的中药提取物有哪些。

建议学时

2学时

学习过程

一、阅读以下材料

（一）几个基本概念

1. 中药提取物。是以中药饮片为原料，按照对提取的最终产品的用途需要，经过物理、化学等提取分离过程，定向获取和浓集中药饮片中的某一种或多种有效成分的产品。它包括挥发油、油脂、流浸膏、浸膏（稠浸膏、干浸膏）和有效成分等。

2. 流浸膏。是指中药饮片用适宜的溶剂提取有效成分后，蒸去部分溶剂，调整浓度至每1 ml相当于饮片1 g的提取物。

3. 浸膏。是指中药饮片用适宜的溶剂提取有效成分后，蒸去部分溶剂，调整浓度至每1 g相当于饮片2～5 g的提取物。浸膏按干湿程度不同分为稠浸膏和干浸膏。

4. 稠浸膏。是指中药饮片用适宜的溶剂提取有效成分后，蒸去部分溶剂，调整浓度至含水量为15%～20%的提取物。稠浸膏为半固体状，具有黏性。

5. 干浸膏。是指中药饮片用适宜的溶剂提取有效成分后，蒸去部分溶剂，调整浓度至含水量为5%的提取物。干浸膏为粉末状。

（二）中药提取物生产过程中的技术经济指标

由于中药提取物的种类较多，包括挥发油、油脂、流浸膏、浸膏（稠浸膏、干浸膏）和有效成分等，在工业化生产中，经常用提取物的得率、提取物中某有效成分的含量、某有效成分收率和单耗等来衡量中药饮片的质量、提取物的质量、有效成分是否提取完全和生产成本等问题。下面以提取物为浸膏介绍中药提取物生产过程中的技术经济指标。

1. 浸膏得率

指一定量的中药饮片经过提取、分离纯化、浓缩、干燥后得到的浸膏量与投入的中药饮片量的比例关系。通过考察浸膏得率并与定额或历年生产实际浸膏得率比较，可了解中药饮片的质量、有效成分提取是否完全。

计算公式为：

$$\text{浸膏得率（\%）}=\frac{\text{浸膏得量（kg）}}{\text{中药饮片投料量（kg）}}\times 100\%$$

2. 浸膏中某有效成分含量

指一定量的中药饮片经过提取、分离纯化、浓缩、干燥后得到的浸膏中所含某有效成分的量与所得浸膏量的比例关系。在工业化生产中，通过考察浸膏中某有效成分的含量与定额或历年生产实际浸膏中该有效成分的含量比较，或与相关标准如《中国药典》相应浸膏中该有效成分的限量比较，可了解该浸膏质量是否符合企业标准或法定标准。

计算公式为：

$$\text{浸膏中某有效成分含量（\%）}=\frac{\text{浸膏中所含某有效成分总量（kg）}}{\text{浸膏得量（kg）}}\times 100\%$$

3. 某有效成分收率

指一定量的中药饮片经过提取、分离纯化、浓缩、干燥后得到的浸膏中所含某有效成分总量与中药饮片中所含该有效成分总量的比例关系。在工业化生产中，通过考察某有效成分的收率并与定额或历年生产实际该有效成分的收率比较，可了解该有效成分提取是否完全。以提取黄芩中的黄芩苷为例，以定额的 ±5% 作为控制范围，将不同批号的收率与之比较，超出范围说明生产出现了异常。

计算公式为：

$$\begin{array}{c}\text{某有效成}\\\text{分收率（\%）}\end{array}=\frac{\text{浸膏得量（kg）}\times\text{某有效成分在浸膏中的含量（\%）}}{\text{中药饮片投料量（kg）}\times\text{某有效成分在中药饮片中的含量（\%）}}\times 100\%$$

4. 单耗

指产出每千克浸膏（或其他千克提取物）所消耗中药饮片、溶剂、加热蒸汽、电能等的用量。

如乙醇单耗是指生产过程中乙醇的消耗量与浸膏得量的比值。其中，乙醇消耗量为投入的乙醇经回收后得到的乙醇量与投入量之间的差值。通过考察提取乙醇消耗量并与定额消耗量比较，可了解提取、回收等过程的乙醇损耗，通过考察乙醇单耗可衡量生产成本问题。

计算公式为：

$$\text{乙醇单耗}=\frac{\text{乙醇消耗量（kg）}}{\text{浸膏得量（kg）}}$$

（三）技术经济指标计算举例

【例 7－1】 称取甘草饮片 100 kg，加水煎煮 3 次，第一次加 10 倍量的水，第二次加 8 倍量的水，第三次加 6 倍量的水，每次 2 h，合并煎液，放置过夜使之沉淀，取上清液浓缩至稠膏状，干燥，使成细粉，得干浸膏 25 kg，试计算甘草浸膏得率。

解：

$$浸膏得率（\%）=\frac{浸膏得量（kg）}{中药饮片投料量（kg）}\times 100\%$$

$$浸膏得率（\%）=\frac{25\ kg}{100\ kg}\times 100\% =25\%$$

答：甘草浸膏得率为 25%。

【例 7－2】称取甘草饮片 100 kg，加水煎煮 3 次，第一次加 10 倍量的水，第二次加 8 倍量的水，第三次加 6 倍量的水，每次 2 h，合并煎液，放置过夜使之沉淀，取上清液浓缩至稠膏状，干燥，使成细粉，得干浸膏 25 kg。取干浸膏，研细，称取约 0.2 g，按照《中国药典》（2020 年版）甘草浸膏“含量测定”项的方法测得甘草浸膏中有效成分甘草苷（$C_{21}H_{22}O_9$）的含量为 0.8%。试计算 25 kg 甘草浸膏中所含甘草苷的量。

解：

$$浸膏中某有效成分含量（\%）=\frac{浸膏中所含某有效成分总量（kg）}{浸膏得量（kg）}\times 100\%$$

$$\frac{浸膏中所含甘草苷的量（kg）}{25\ kg}\times 100\% =0.8\%$$

$$浸膏中所含甘草苷的量=0.2\ kg$$

答：25 kg 甘草浸膏中所含甘草苷的量为 0.2 kg。

【例 7－3】取已知丹参酮ⅡA（$C_{19}H_{18}O_3$）含量为 0.1% 的丹参饮片 100 kg，粉碎成粗粉，加乙醇加热回流提取 3 次，第一次加 10 倍量的乙醇，第二次加 8 倍量的乙醇，第三次加 6 倍量的乙醇，过滤，合并滤液，减压回收乙醇并浓缩成相对密度为 1.30～1.35（60 ℃）稠膏，用热水洗至洗液无色，80 ℃干燥，粉碎成细粉，得干浸膏 19 kg，经含量测定，浸膏中丹参酮ⅡA（$C_{19}H_{18}O_3$）含量为 50%，试计算丹参酮ⅡA 的收率。

解：

$$\begin{matrix}某有效成分\\收率（\%）\end{matrix}=\frac{浸膏得量（kg）\times 某有效成分在浸膏中的含量（\%）}{中药饮片投料量（kg）\times 某有效成分在中药饮片中的含量（\%）}\times 100\%$$

$$某有效成分收率（\%）=\frac{19\ kg\times 50\%}{100\ kg\times 0.1\%}\times 100\% =95\%$$

答：丹参酮ⅡA 的收率为 95%。

【例 7－4】取丹参饮片 100 kg，粉碎成粗粉，加乙醇加热回流提取 3 次，第一次加 10 倍量的乙醇，第二次加 8 倍量的乙醇，第三次加 6 倍量的乙醇，过滤，合并滤液，减压回收乙醇，乙醇回收量为 2 362 kg，将提取液浓缩成相对密度为 1.30～1.35（60 ℃）稠膏，用热水洗至洗液无色，80 ℃干燥，粉碎成细粉，得干浸膏 19 kg，试计算乙醇单耗。

解：

$$乙醇单耗=\frac{乙醇消耗量（kg）}{浸膏得量（kg）}$$

$$乙醇单耗=\frac{(1\ 000+800+600)\ kg-2\ 362\ kg}{19\ kg}=2\ kg/kg$$

答：乙醇单耗为 2 kg/kg。

二、填写工作单

（一）阅读以上材料

以小组为单位阅读以上材料，记录学习要点。

（二）听取教师 PPT 讲解

每位学生认真记录笔记。

（三）查阅资料回答问题

以小组为单位，结合阅读材料、PPT 和查阅资料的情况，回答作业单中的各项问题。

作业单

一、单项选择题

1. 流浸膏的浓度要求（　　）。

A. 每 1 ml 相当于饮片 1 g　　B. 每 1 ml 相当于饮片 2～5 g

C. 每 1 g 相当于饮片 1 g　　D. 每 1 g 相当于饮片 2～5 g

2. 浸膏的浓度要求（　　）。

A. 每 1 ml 相当于饮片 1 g　　B. 每 1 ml 相当于饮片 2～5 g

C. 每 1 g 相当于饮片 1 g　　D. 每 1 g 相当于饮片 2～5 g

3. 稠浸膏，系指中药饮片用适宜的溶剂提取有效成分后，蒸去部分溶剂，至含水量为（　　）的提取物。

A. 5%　　B. 10%　　C. 15%～20%　　D. 10%～20%

4. 干浸膏，系指中药饮片用适宜的溶剂提取有效成分后，蒸去部分溶剂，至含水量为（　　）的提取物。

A. 5%　　B. 10%　　C. 5%～20%　　D. 10%～20%

5. 工业化生产中，对于中药饮片有效成分的提取，可通过考察（　　）并与定额或历年生产实际浸膏得率比较，可了解中药饮片的质量、有效成分提取是否完全。

A. 浸膏得率　　B. 浸膏中某有效成分的含量

C. 药材单耗　　D. 溶剂单耗

二、多项选择题

1. 中药提取物包括（　　）。

A. 挥发油　　B. 油脂　　C. 浸膏　　D. 流浸膏

E. 有效成分

2. 在工业化生产中，经常用（　　）等经济指标来衡量中药饮片的质量、提取物的质量、有效成分是否提取完全和生产成本等问题。

A. 提取物的得率　　B. 提取物中某有效成分的含量

C. 某有效成分收率　　D. 溶剂单耗

E. 药材单耗

3. 在工业化生产中，对于中药饮片有效成分的提取，通过考察（　　）并与定额或历年生产实际该有效成分的相应经济指标比较，可了解该有效成分提取是否完全。

A. 提取物的得率　　B. 提取物中某有效成分的含量

C. 某有效成分收率　　D. 溶剂单耗

E. 药材单耗

三、计算题

现有某中药饮片 100 kg，经水煎煮提取后得到提取液 450 kg，提取液经适当浓缩去掉 360 kg 的水，将浓缩液加入同等质量的 95% 乙醇进行醇沉，过滤，回收乙醇 65 kg，所得稠浸膏为 20 kg。试求该中药饮片浸膏得率及乙醇单耗。

学习评价

根据每一小组成员在本学习过程中的表现，填写学习任务过程性考核记录表（见书后附表）。

岗位任务二　中药提取液的浓缩

思维导图

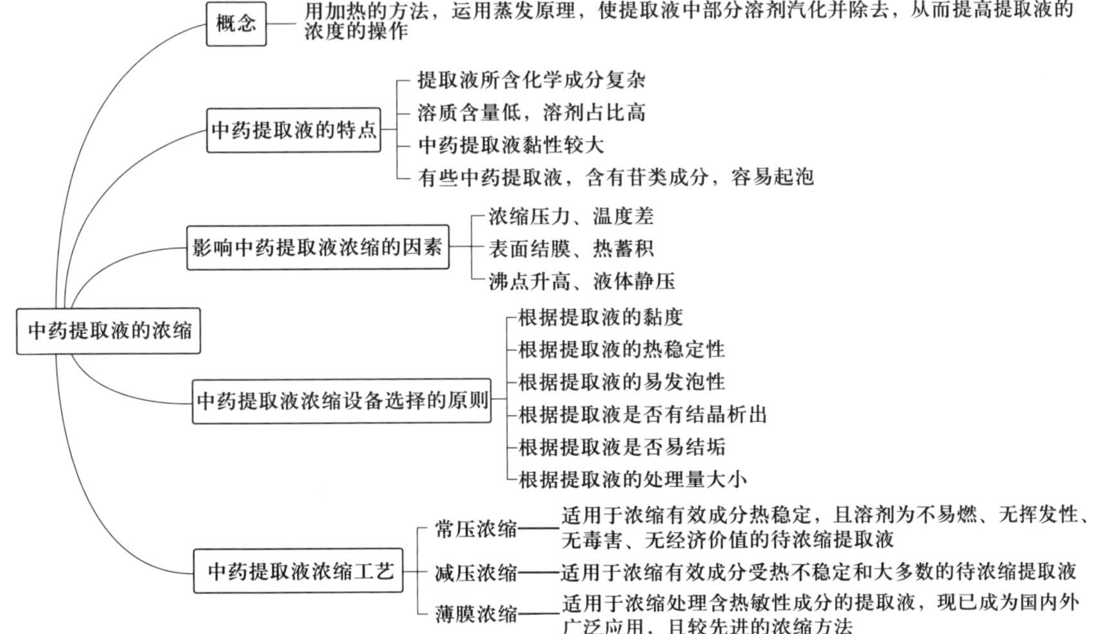

学习目标

知识目标

1. 掌握浓缩的概念，中药提取液浓缩设备选择的原则，常压浓缩、减压浓缩、薄膜浓缩等各种浓缩工艺的特点和工艺流程。

2. 熟悉影响中药提取液浓缩的因素，各种浓缩工艺的基本原理、操作方法和重要工艺参数。

3. 了解中药提取液的特点，中药提取液浓缩岗位职责、岗位标准操作规程、岗位质量控制要点和生产管理要点，设备结构、工作原理、标准操作规程、清洁与消毒标准操作规程、维护保养标准操作规程，浓缩操作的安全知识。

技能目标

1. 能根据中药提取液所含溶剂和有效成分的特性选择合理的浓缩工艺，并能运用相应浓缩工艺的生产工艺流程和设备生产中药提取物。

2. 能根据 SOP 进行安全生产操作，并能够预判和排查基本的安全风险。

3. 能根据工作任务完成情况，规范撰写作业单。

4. 能将学到的理论知识和技能运用到生产实际中，学会用学到的理论知识和技能解决生产实际问题。

素质目标

1. 具有团队协作、沟通交流的能力。

2. 具备爱岗敬业的工匠精神、科学严谨的学习态度、一丝不苟的工作作风和创新意识。

3. 树立正确的规范意识、效率意识和安全意识。

4. 具备优良的劳动纪律观念、心理素质、职业道德和素养。

【案例导入】

王幸福，是我国当代比较有名的中医大家。他出自中医世家，具有 40 多年临床经验，给患者治病注重临床疗效，崇尚大道至简，效法仲景，治过数以万计病者。作为中医行业的权威性老专家，王幸福老师多次去到韩国、日本、中东等地，参与中医的论坛与峰会，普及中医文化，推广临床实践，为世界各国了解中医做出了突出贡献。目前为止，著有中医学系列文集《杏林薪传》《杏林求真》《用药传奇》《医灯续传》等重要专著，在他的专著中，多部专著一再提到，“中医不传之谜在于量”。

他认为，治疗疾病，准确掌握药量的增减，对于提高临床疗效确有重要意义。他在给患者治疗疾病的过程中，对于“中医不传之谜在于量”有较高的体会和认识，对很多中药通过控制合适的量能起到治疗相应疾病方面积累了丰富的经验，其中有一个医案，他在治疗肺结核时，根据教科书的要求，地骨皮开始的用量为 15 ~ 20 g，疗效不明显，后学习了辽宁名医刘树勋的经验，将地骨皮增至 50 ~ 90 g，迅速收到显著的疗效，一般 3 个月左右就能治愈。由此可见，药量的大小起着至关重要的作用。

以上例子说明了中药剂量的增减，对提高临床疗效具有举足轻重的影响。当然，中药用量的增减，要有理论和实践根据，要有别人用药经验的借鉴，不能盲目乱投。

讨论：

1. 通过“中医不传之谜在于量”的案例，思考中药提取液浓缩对中药提取物治疗疾病的疗效有影响吗？如果有，有何影响？

2. 中药提取液浓缩的目的是什么？

建议学时

4 学时

学习过程

一、阅读以下材料

中药提取液浓缩是用加热的方法，运用蒸发原理，使提取液中部分溶剂汽化并除去，从而提高提取液的浓度的操作。

（一）中药提取液的特点

中药提取液是将中药饮片用一定的提取溶剂和方法把所含有效成分提取出来后得到的成品。中药提取液性质复杂，其特点取决于所提取化学成分的组成、性质、提取溶剂的种类、性质和提取方法等。

1. 提取液所含化学成分复杂

中药有效成分提取，经常为多种中药饮片混合提取，有些为一种中药饮片单独提取，但在每一种中药饮片中，均含有多类化学成分，工业化生产中采用水或有机溶剂乙醇提取时，均会提取出一类或多类化学成分，一般不会提取得到单一成分。

2. 溶质含量低，溶剂占比高

中药提取中，为了能够将中药饮片中的有效成分尽量提取完全，一般采用多次提取的方法，每次提取时溶剂必须浸没中药饮片，每次提取溶剂的用量通常为中药饮片重量的 6 ~ 10 倍，提取液中所含固体量通常只占提取液总量的 2% 左右。

3. 中药提取液黏性较大

多数中药提取液由于含有糖类、蛋白质、淀粉、鞣质等物质，一般都比较黏，并且是提取液浓度越高越黏。

4. 有些中药提取液，含有苷类成分，容易起泡；有些中药提取液的有效成分对热敏感，容易分解等。同时，中药提取液也附带了提取溶剂的特点，如水的极性强，水的吸热量高，操作过程中，有烫伤风险。有机溶剂易挥发，易燃，长期接触对人体有一定的健康损害等。

基于以上特点，在对中药提取液浓缩操作时，为了获得高浓度比、高相对密度的提取物，如稠浸膏、流浸膏等；同时，为了提高浓缩的效率，又不损失有效成分，就必须根据中药提取液的特点、有效成分的性质，结合影响中药提取液浓缩的因素，采用合适的浓缩设备，制定合理的浓缩工艺。

（二）影响中药提取液浓缩的因素

1. 浓缩压力

根据蒸发理论，加大提取液的蒸发面积，减少蒸发的压力，可大大提高蒸发效率。因此在实际蒸发浓缩操作中，为了降低生产成本，避免有效成分因浓缩温度高而受到破坏，进行减压蒸发是强化浓缩的有效方法。

2. 温度差

根据热传导与分子动力学理论，汽化是由于分子受热后振动能力超过分子间内聚力而产生的。因此要使蒸发速度加快，必须使加热温度与液体温度间有一定的温度差（一般不应低于 20 ℃），以满足蒸发所需的热能。当蒸发速度加快，此温度差应适当调大。

3. 表面结膜

液体的汽化在液面总是最大的。由于热量的损失，液面的温度下降最快，加之液体的挥发，液面浓度增加也较快。液面温度下降和浓度升高造成液面黏度增加，导致液面产生结膜现象。结膜后不利于传热及蒸发，通过经常搅动可以避免结膜现象，使蒸汽发散加快，提高蒸发速度。

4. 热蓄积

热蓄积是蒸发后期的重要问题，能使局部产生过热现象，导致提取液有效成分的变质。产生的原因是液体黏度增大或部分沉积物附着换热面所致，克服的办法是加强搅拌，或不停地除去沉积物。

5. 沸点升高

由于提取液浓度及黏度的增大导致沸点升高，防止的办法是减压蒸发或加入稀提取液后再继续蒸发。

6. 液体静压

提取液的静压对提取液的沸点和对流有一定的影响，液层愈厚，静压愈大，所需促进对流的热量也愈大，因此，液体内对流不良时，底部提取液因受较大压力而沸点也较上层为高。为加速蒸发，避免有效成分受高温而破坏，可采用减压浓缩。

（三）中药提取液浓缩设备选择的原则

在中药提取物生产过程中，提取液浓缩所用的浓缩设备种类很多，结构各异，工业化生产中，进行中药提取液浓缩操作的设备是蒸发器。如何根据提取液的性质选择合适的浓缩设备对中药提取物生产整个过程来说是非常重要的。根据中药提取液的特点及有效成分提取方法的不同，中药提取液是一种复杂的混合物，同时由于各化学成分的相互影响，导致不同提取液之间物性有差异。因此，必须根据提取液的性质及在浓缩过程中的现象选择符合工艺要求的浓缩设备。

在选择浓缩设备时应根据被浓缩提取液的物性，如提取液的黏度、发泡性、热敏性以及是否容易结垢，或析出结晶等诸多方面来考虑，使选用的浓缩设备能符合工艺生产的要求，能保证产品的质量。并具有较高的生产效率和合理的经济性。浓缩设备选择的基本原则为：

1. 提取液的黏度

提取液在蒸发过程中黏度的变化范围是设备选型的关键因素之一。提取液的黏度随着溶剂的不断蒸发而逐渐增加，黏度的增加导致浓缩液流动性变差，直接影响着传热过程。因此，提取液在浓缩过程中应将黏度的变化作为浓缩设备选型的关键因素考虑。

2. 提取液的热稳定性

含热敏性成分的提取液在较长时间受热或在较高温度时，提取液中的热敏性成分容易发生分解、异构化、聚合或将要保留的低沸点成分蒸出。因此，对于此种提取液，一般应选择储液量少，提取液停留时间短的蒸发器。如膜式蒸发器，而且可采用真空操作，以降低提取液的沸点和受热温度。

3. 提取液的易发泡性

在中药提取液浓缩过程中，由于提取液的黏度大、表面张力小，并有高分散度的固体颗粒以及胶状物的存在。浓缩过程往往会由于提取液特性的缘故容易出现起泡现象，且泡膜强度往往较大，不易破碎，同时会发生泡的重叠，以至逐渐充满蒸发器顶部的汽液分离空间，并随泡膜内二次蒸汽排出，造成提取液的大量夹带损失。对于易发泡物料的蒸发，可采用升膜式蒸发器、强制循环式蒸发器，以及设有破沫装置的外加热式蒸发器。

对于易起泡提取液的浓缩，在真空条件下会加速溶液的发泡。因此，在制定此类提取液的浓缩工艺条件时，应充分考虑设备的选型和操作工艺条件。升膜式蒸发器产生的高速二次蒸汽具有破泡作用；强制循环式及外加热式蒸发器具有较大的料液循环速度，也具有破泡作用。同时对易起泡料液的浓缩可加大气液分离的空间及增加除沫装置，也可起到阻止起泡及破泡的作用。

4. 有结晶析出的提取液

在提取液浓缩过程中，若有结晶析出，一般应采用管外沸腾型蒸发器，如强制型蒸发器、外循环式蒸发器等。这些蒸发器的加热管内始终充满提取液，管内不蒸发而阻止了结晶的析出，同时由于提取液在管内有较大的流速，使结晶无法附着于管壁。

5. 易结垢的提取液

提取液在传热面上结垢是由于提取液被浓缩后的黏度增大，悬浮的微粒沉积，无机盐的晶析以及局部过热焦化等原因所致。无论提取液的性质如何，长期使用后的蒸发器传热面总有不同程度的结垢、垢层的产生导致传热系数的变小，导热性变差，明显影响了蒸发效果，严重的甚至造成堵塞，使蒸发操作无法运转。因此，对于十分容易结垢的物料蒸发应首先考虑选择容易清洗和清除结垢的浓缩设备。如外加热式蒸发器、强循环式蒸发器等。但如果需严格控制出料的浓度，不使浓缩液有较大黏度和固含量，也可使用管内沸腾的蒸发器，如升膜式蒸发器。

6. 处理量的大小

提取液处理量也是浓缩设备选型考虑的主要因素，一般而言，传热面积大于 10 m^2 时可采用强制循环式及外加热式蒸发器，不宜采用刮板式、离心式、甩盘式、旋液式蒸发器。传热面积在 20 m^2 以上时，可采用高效的升膜式、降膜式、外加热式、强制循环式蒸发器及多效蒸发器等为宜。

（四）中药提取液浓缩工艺

浓缩是中药提取生产过程中重要的单元操作。由于中药提取液性质不同，浓缩方法亦不同。同时，浓缩时的药液温度和受热时间的长短对药效均有影响，因此浓缩方法的选择十分重要。

1. 常压浓缩

常压浓缩是在常压下加热提取液，使提取液中的溶剂汽化的操作。

常压浓缩是最传统的浓缩技术，操作简单，常压浓缩的设备一般用单效蒸发器，在多效蒸发系统中，某一效的蒸发过程也可以在常压下进行，并非独立系统。常压浓缩有较大的负载量，可浓缩大量提取液，溶质不易夹带，若溶剂是水不需要回收，但需要注意废水的排放对环境的污染，废水的排放应满足《提取类制药工业水污染物排放标准》（GB 21905—2008），并考虑生产企业废水处理费用的成本问题。

（1）基本原理。常压浓缩是将蒸发器内产生的水蒸气（即二次蒸汽）直接与大气相通，压力即为常压。由于常压下提取液的沸点比纯水高，以及蒸发器内提取液静压头和管道系统内二次蒸汽压力的损失，使加热蒸汽（即一次蒸汽）和二次蒸汽之间的有效传热温度差比较小，生产强度比较低。

常压浓缩适用于有效成分热稳定，且溶剂为不易燃、无挥发性、无毒害、无经济价值的待浓缩提取液。

（2）工艺流程。常压浓缩的工艺流程主要根据提取液浓缩时所使用的设备和蒸发系统进行制定。常压浓缩的一般工艺流程如图 7－1 所示。

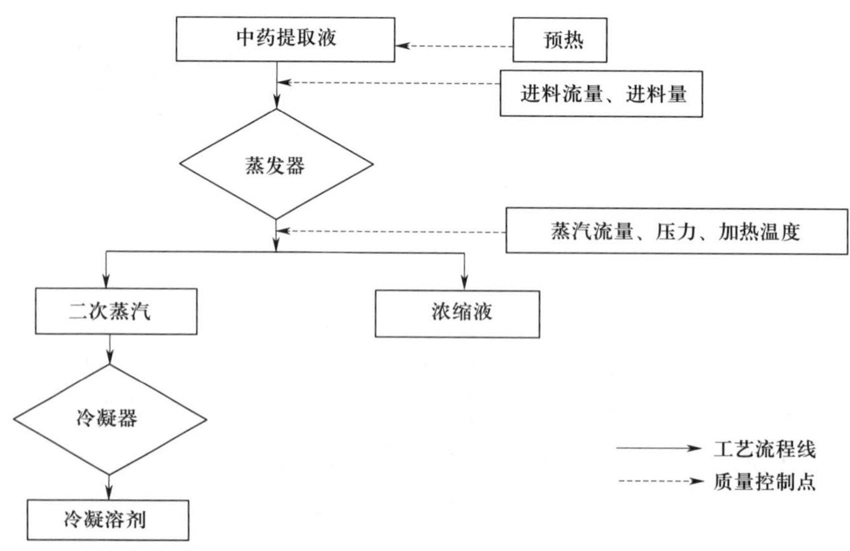

图 7－1　常压浓缩工艺流程图

提取液浓缩过程：提取液经过预热加入蒸发器，进入加热室，蒸发器的底是夹层，内通蒸汽加热，使提取液在常压下沸腾并汽化，浓缩后的浓缩液从蒸发器底部排除。汽化所产生的蒸汽在蒸发室及其顶部的除沫器中将其中夹带的液沫分离，送往冷凝器除去。

（3）操作方法与工艺参数

1）操作方法。把提取液输送到原料罐中，打开蒸发系统的所有仪表和显示装置，开启进料管线上流量计前后的阀门，开启调节阀前后的阀门，打开循环水进出口阀门。

待浓缩罐累计一定液位后开启循环泵，经流量计和预热器向蒸发器送料。调整进料流量，并打开预热器的蒸汽进出口阀门，控制进料温度在 100 ℃左右。

当蒸发器液位到达计量程的 30% ~50% 时，启动循环泵，调节循环流量。打开蒸发器的蒸汽进口阀门对物料进行加热，水汽通过除沫器除沫后，被分离经过冷凝器冷凝后被除去。

调节蒸汽量维持蒸发室内温度 100 ℃左右，微正压。打开蒸发器溢流口阀门，蒸发器进入正常操作。

待蒸发结束后，关闭蒸发系统，并对设备进行清洗和维护。

2）工艺参数。在进行蒸发前要考虑和计算相关的工艺参数，如蒸发器的生产能力（单位时间内的溶剂蒸发量称为蒸发器的生产能力）、生产强度、蒸发器的总传热系数 K、传热速率 Q、传热面积 S、蒸发传热的平均温度差 Δt、以及所选物料的浓度 C，同时还要考虑蒸发过程中物料和仪器设备的损耗量等。

常压浓缩要严格控制蒸汽流量、压力、温度，防止焦煳和溢锅。

（4）常用设备。工业化生产中常用的常压浓缩设备主要为敞口倾倒式夹套锅和带搅拌夹套釜式蒸发器等。

2. 减压浓缩

减压浓缩又称真空浓缩，将蒸发器中的压力降到低于大气压下，使蒸发器内形成一定的真空度，从而使溶液的沸点降低，进行沸腾蒸发的操作。

减压浓缩可使提取液沸点降低，能防止或减少热敏性成分的分解，且不易结焦；同时，可增大传热温度差，使蒸发过程传热推动力增大，溶剂蒸发速率加快；此法对加热热源的要求也可降低，如可利用低压蒸汽。故减压浓缩在生产中应用较为广泛。可用于大量连续生产流浸膏和其他浸膏。

（1）基本原理。减压浓缩是当蒸发器内形成一定的真空度（ -19.9 ~ -13.0 kPa）时提取液沸点降低，在较低的加热温度下即可实现沸腾蒸发。

减压浓缩适用于浓缩有效成分受热不稳定和大多数的待浓缩提取液。

（2）工艺流程。减压浓缩的工艺流程主要根据提取液浓缩时所使用的设备和蒸发系统进行制定。减压浓缩的一般工艺流程如图 7 -2 所示。

减压浓缩根据蒸发器的效数可分为单效减压浓缩和多效减压浓缩两种方法。

1）单效减压浓缩。单效减压浓缩是指将蒸发中汽化出来的二次蒸汽直接冷凝排放不再利用的蒸发操作。主要在小批量、间歇生产的情况下使用。提取液被连续加入，蒸发的溶剂气体经除沫装置除沫后进入冷凝器由水直接冷凝。由于是减压操作，冷凝器的下部要有 10 m 高（俗称大气腿）的出水管以保证冷凝水的顺利排出，不凝气则通过真空泵系统排出，

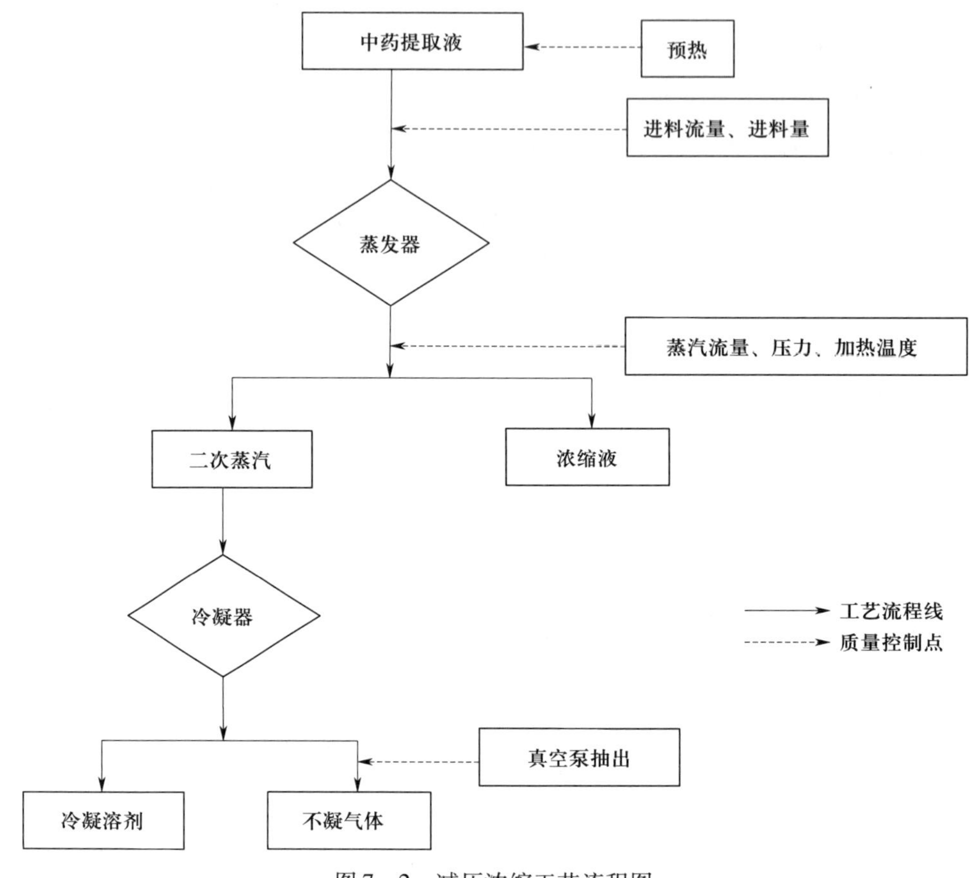

图 7-2　减压浓缩工艺流程图

如图 7-3 所示。

2）多效减压浓缩。在中药有效成分提取过程中，要使用大量的水（或乙醇等）从中药饮片中提取有效成分，提取液需要经蒸发浓缩蒸走大量溶剂水（或乙醇等）才能制得中药提取物，供各种中药制剂的生产。大量水或乙醇的蒸发需要消耗大量的加热蒸汽，这是中药提取物生产过程中能量消耗最大的过程。在对中药提取液进行浓缩的过程中，多效减压浓缩是减少加热蒸汽消耗量比较重要和有效的途径，即开发二次蒸汽的剩余热量的利用。

多效减压浓缩是将加热蒸汽通入第一个蒸发器，提取液受热沸腾，所产生的二次蒸汽通入第二个蒸发器，作为第二个蒸发器的加热蒸汽。这样将几个蒸发器连接起来一同操作，即组成多效蒸发器。蒸发器所产生的用于下一个蒸发器加热的蒸汽统称为二次蒸汽。每一个蒸发器称为一效，通入加热蒸汽的蒸发器称为第一效，利用第一效二次蒸汽加热的蒸发器称为第二效，以此类推。

由于温度差的损失，与加热蒸汽相比，二次蒸汽压力、温度总要低些，效数越多，则蒸汽反复利用次数越多，故产出的二次蒸汽的压力、温度也将越低，因此二次蒸汽的利用次数总是有限度的；从另一方面来讲，蒸汽每增加一次利用必增加一台蒸发器，设备投资费用也将随效数的增加而增加。多效浓缩效数的确定需要根据提取液的数量、物性以及投资成本等

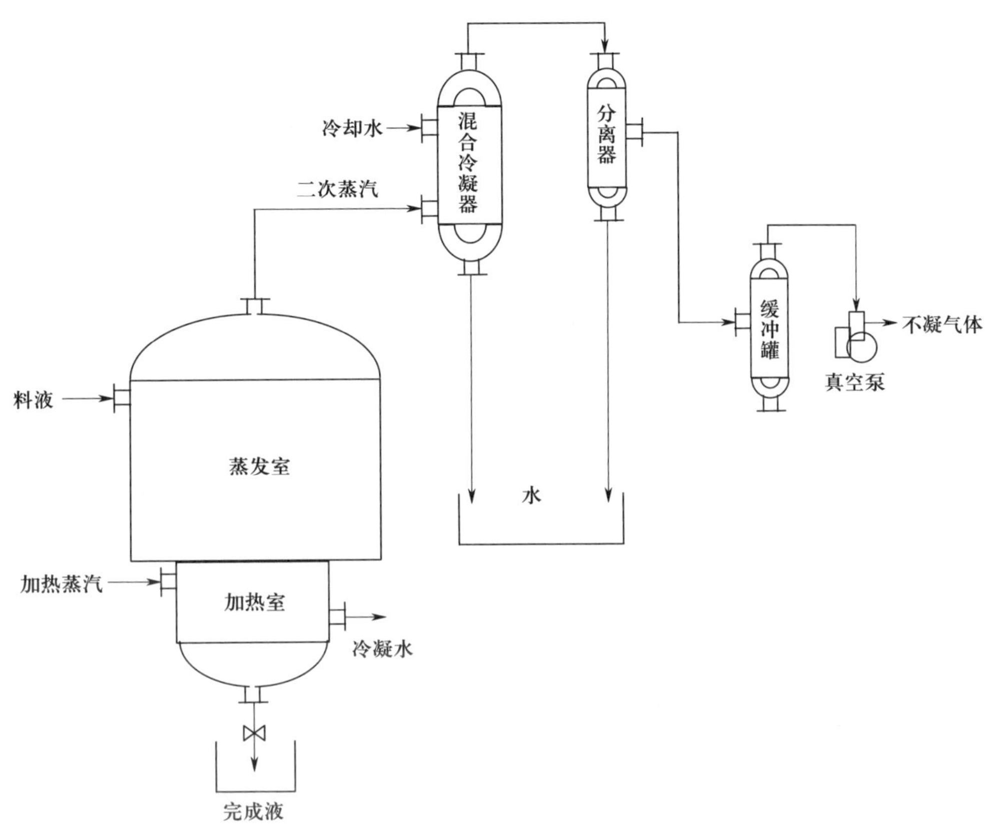

图 7-3　单效减压浓缩流程图

方面进行合理选择，工业化生产中提取液浓缩设备用得最多的是三效蒸发器。

在操作过程中，由于多效浓缩的操作压力是逐效降低，故多效蒸发器的末效必须与真空系统相连。末效产生的二次蒸汽进入冷凝器被冷凝成水而去除，达到浓缩的目的。多效蒸发器多次利用二次蒸汽，因此节约蒸汽和降低了生产成本。

多效减压浓缩的操作流程根据加热蒸汽与料液的流向的不同，分为顺流（并流）、逆流、平流 3 种形式，下面以三效减压浓缩为例进行介绍。

①顺流加料流程。顺流加料又称并流加料，料液和加热蒸汽流向一致，即料液和蒸汽由第一效依次流入下一效，无需泵输送，工艺流程如图 7-4 所示。

提取液浓缩时，提取液进入第一效，浓缩后由底部排出，依次流入第二效和第三效被连续地浓缩，完成液由第三效的底部排出。加热蒸汽通入第一效加热室的壳层，蒸发出的二次蒸汽进入第二效的加热室壳层作为加热蒸汽，第二效的二次蒸汽又进入第三效的加热室作为加热蒸汽，第三效的二次蒸汽则送至冷凝器被全部冷凝，冷凝器后面连真空装置。

顺流加料的优点：a. 由于后一效蒸发室的压力比前一效的要低，故提取液在效间输送可以利用各效间的压力差，而不必另外用泵；b. 因后一效提取液的沸点也较前一效的低，故前一效提取液进入后一效时，会因过热而使溶剂迅速蒸发，可产生较多的二次蒸汽；c. 由于辅助设备少，装置安排紧凑，管路短，温度差损失小；d. 装置操作简便，工艺条件稳定，设备维修量少。缺点：由于后一效提取液的浓度较前一效的高，且温度又较低，所以沿提取液流动方向其浓度逐渐增高，黏度也增高，致使传热系数逐渐下降，因而此种流程不宜处理黏度较大或黏度随温度、浓度变化大的提取液。

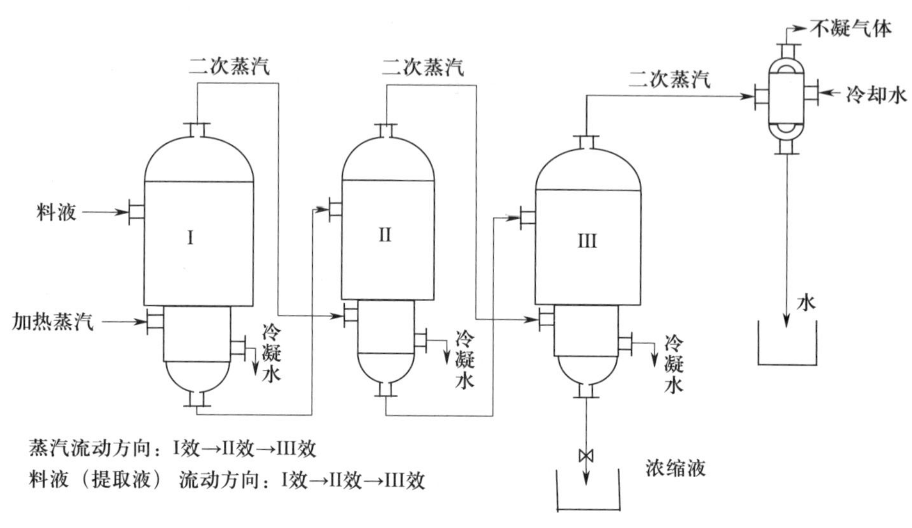

图 7－4　顺流多效浓缩流程图

②逆流加料流程。料液和蒸汽的流向相反，料液由第三效进入，用泵依次输送至前一效，完成液由第一效底部排出，而加热蒸汽的流向是第一效顺序至第三效。工艺流程如图 7－5 所示。

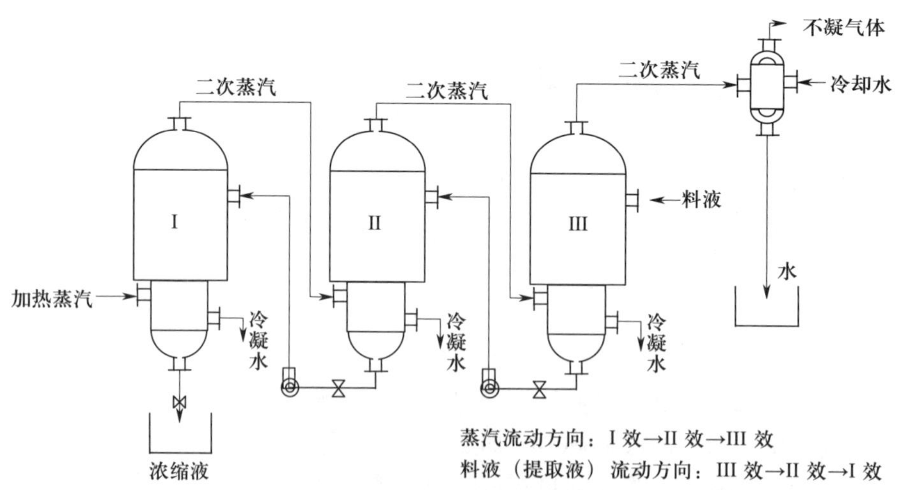

图 7－5　逆流多效浓缩流程图

逆流加料的优点：a. 随着逐效提取液浓度的不断提高，温度也相应升高，因此各效提取液的黏度较为接近，使各效的传热系数也大致相同；b. 由于浓缩液的排出温度较高，利用其热可进一步迅速蒸发溶剂，可获得较高浓度的完成液。缺点：a. 辅助设备较多，各效间需设备料液泵和预热器，有动力消耗；b. 操作较复杂、工艺条件不易稳定。此种流程适宜处理黏度随温度和浓度变化较大的溶液，而不宜处理含热敏性成分的提取液。

③平流加料流程。相同的料液分别加入每一效之中，相同的完成液也分别自各效中排出，而蒸汽的流向仍是由第一效流至第三效，工艺流程如图 7 –6 所示。

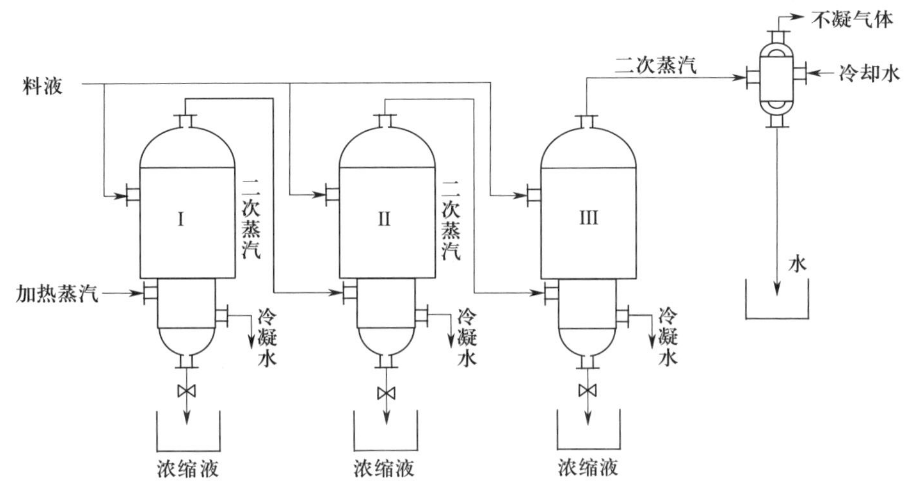

图 7 –6　平流多效浓缩流程图

此种流程适用于处理蒸发过程伴有结晶析出的提取液，也可用于同时浓缩两种以上的不同提取液，但后一效的操作压力、温度均比一效要低。

（3）操作方法与工艺参数

1）操作方法。减压浓缩是在密闭的蒸发容器中，通过抽气，使其接近真空，以降低其内部的压力，使提取液沸腾温度降低的蒸发操作。

以真空浓缩罐为例介绍减压浓缩的操作方法，先将罐内各部分清洗干净，然后通入蒸汽进行罐内消毒，开出液口和放气阀门，使空气和冷凝水逸出；然后关闭两个阀门，开真空泵抽真空，真空度达 –0.066 5 MPa 左右，抽入提取液；达到浸没加热管后，停止抽液，开蒸汽加热。注意温度不能太高，否则提取液会随二次蒸汽跑出。蒸发完毕，先关蒸汽阀门，关闭真空泵，打开放气阀后再出料。

2）工艺参数。减压浓缩的工艺参数包括真空度、蒸发温度等。减压蒸发应严格控制真空度与温度，避免泡溢。

（4）常用设备。工业化生产中常用的减压浓缩设备主要为蒸发器，同时还应配置真空泵、缓冲罐、气液分离器等辅助设备。

3. 薄膜浓缩

薄膜浓缩是利用提取液形成薄膜而蒸发的操作。

薄膜浓缩具有使提取液受热温度低，浓缩时间短，溶剂蒸发速度快，可连续操作和缩短生产周期等特点。

（1）基本原理。薄膜浓缩的原理是料液在蒸发器内形成薄膜而具有极大的汽化面积，从而使热量传递速度快而均匀，最终实现对提取液的浓缩。

薄膜浓缩过程没有液体静压的影响，能较好地防止出现物料过热现象。因此薄膜浓缩适于浓缩处理含热敏性成分的提取液，现已成为国内外广泛应用、较先进的浓缩方法。

（2）工艺流程。薄膜浓缩的工艺流程主要根据提取液浓缩时所使用的设备和蒸发系统进行制定。薄膜浓缩的一般工艺流程如图 7－7 所示。

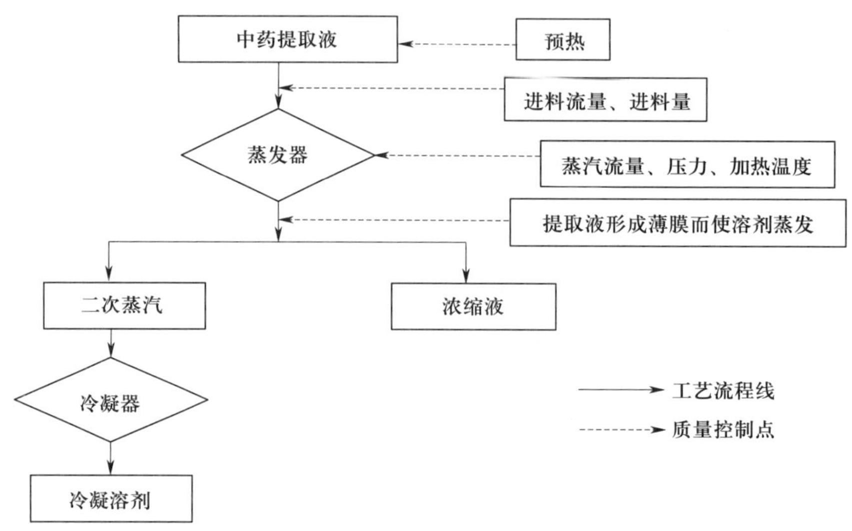

图 7－7　薄膜浓缩工艺流程图

（3）操作方法与工艺参数

1）操作方法

①启动。a. 先开启循环冷却水泵，使冷凝器处于运行状态。打开浓缩液容器、抽真空阀。b. 打开进料阀，从高位槽中依靠真空度把提取液抽进设备中。c. 接通电源，启动旋转薄膜蒸发器的电机，观察电机转动方向是否正确。d. 缓慢打开蒸汽阀，让蒸汽进入夹套，从旁通阀排除夹套内不凝性气体后，再接通疏水器。调节蒸汽压力在 0.15 MPa 左右。e. 从底部视镜观察出料情况，严禁在设备内部充满液体情况下运转。f. 系统稳定 5 min 后，取样分析浓缩液浓度，调节进料阀，控制进料量大小，使浓缩液达到预定需要的浓度。g. 当浓缩液容器液面将满时，按步骤切换至另一个容器。

②关闭。a. 先关蒸汽阀。b. 关闭进料阀。c. 待蒸发器中料液放净后，关闭出料阀。d. 向蒸发器中加进 60 ℃左右的水冲洗，把设备冲洗干净。e. 停电机。f. 停循环水泵，停喷射泵，打开真空破坏阀，使系统处于常压状态。

2）工艺参数

①进料温度。考虑进料温度时，要满足料液进入蒸发器后达到操作真空度下的沸点温度。

②进料量。进料量的大小受蒸发器润湿比的影响。在蒸发过程中，流体的流速在加热筒

体的高度方向上不断变小，使润湿比也不断减小。最小润湿比是能保证在底部刮板区域内形成液体薄膜所对应的润湿比。润湿比低于最小值时，在蒸发表面会出现干表面，这样会导致物料结焦，加大刮板的磨损，增大动力消耗。如果是处理含热敏性成分的提取液，产品质量也会受到影响。最大润湿比又称为液泛率，指流体的流量高至不能在蒸发表面维持薄膜流，此时下部或者整个刮板都被液体浸泡，传热效率和蒸发效率下降，蒸发速率减少到降膜蒸发同样的水平。薄膜蒸发器必须在引起上部液泛的最大润湿比和引起下部干枯结焦的最小润湿比这两个极限之间操作。

③传热温差。在蒸发操作过程中，温差的选择是很重要的。当温差过小时，在传热过程中所得到的热量不够，使蒸发不能很好地进行。但温差过大时，也会使传热系数下降。因此选用适当的温度差以保证有较大的传热系数来提高蒸发强度是很重要的。

④真空度。在处理含热敏性成分的提取液时，薄膜蒸发器需要在一定的真空度条件下操作，以保证物料在蒸发表面时，不会因温度高而发生热分解或热聚合而变质。所以选择的操作真空度要满足此真空度下物料所对应的沸点温度，该温度应低于物料发生化学反应所对应的热分解或热聚合温度。

（4）常用设备。工业化生产中常用的薄膜浓缩设备主要为升膜式蒸发器、降膜式蒸发器、刮板式薄膜蒸发器、离心薄膜蒸发器等。

二、填写工作单

通窍鼻炎片是由国家药品监督管理局批准可在制药企业中生产的中药制剂。《中国药典》（2020 年版，一部）记载，通窍鼻炎片具有散风固表、宣肺通窍的功效。用于风热蕴肺、表虚不固所致的鼻塞时轻时重、鼻流清涕或浊涕、前额头痛，慢性鼻炎、过敏性鼻炎、鼻窦炎见上述证候者。通窍鼻炎片的制备，处方中各中药有效成分的提取和提取液的浓缩环节对通窍鼻炎片成品质量起着非常重要的作用。《中国药典》（2020 年版，一部）记载的通窍鼻炎片的处方及制法如下：

【处方】炒苍耳子 120 g　　防风 90 g　　黄芪 150 g　　白芷 90 g
辛夷 90 g　　炒白术 90 g　　薄荷 30 g

【制法】以上七味，取白芷 90 g、炒白术 50 g 粉碎成细粉，剩余炒白术及其余炒苍耳子等五味，加水煎煮二次，每次 2 h，合并煎液，过滤，滤液减压浓缩至相对密度为 1.28 ~ 1.32（80 ℃）的浓缩液，与上述粉末混匀，干燥，粉碎，制颗粒，压制成 600 片，包糖衣，即得。

【生产实例】某生产企业要生产 60 万片“通窍鼻炎片”，其制法为，取白芷 90 g、炒白术 50 g，共计 140 g 的 1 000 倍中药饮片量，粉碎成细粉；将剩余白术及其余苍耳子等五味，共计 520 g 的 1 000 倍中药饮片量，第一次加 4 倍量的水，煎煮 2 h，过滤，收集滤液，约得 3 倍量的提取液；药渣再加 3 倍量的水（第二次提取），继续煎煮 2 h，过滤，收集滤液，与第一次提取液合并，约得 6 倍量的提取液，即 3 227 kg 提取液。

浓缩工艺的确定：根据处方中药成分的性质，该处方多数中药中含有不稳定的挥发性成分，同时，浓缩过程需蒸发去除近 3 000 kg 的水，耗能特别高，因此该企业制定了节能高效的多效减压浓缩工艺。根据该企业现有浓缩设备，采取三效逆流加料方式进行浓缩，耗时 19 h 20 min，将该批中药提取液浓缩至稠膏状态，收膏量为 68 kg，稠膏质量控制，相对密度为 1.28，含水量 19.8%。

以小组为单位阅读生产实例及相关资料，设计“通窍鼻炎片”生产过程中稠膏的生产工艺，填写作业单中的表 7-1 浓缩岗位“通窍鼻炎片”生产过程中稠膏的生产工艺设计工作单。课后利用课余时间对中药提取液浓缩过程中用到的器具和设备进行认知，学习浓缩岗位的相关资讯，为将来在中药制药企业中从事中药提取液浓缩工作打下坚实的基础。

三、工具和设备认知

扫二维码，可查阅部分浓缩器具和设备的视图以及设备使用介绍，供学习者学习参考。

四、岗位认知

扫二维码，可查阅中药提取液浓缩岗位的职责和标准操作规程等资料，供学习者学习参考。

作业单

表 7-1　“通窍鼻炎片”生产过程中稠膏的生产工艺设计工作单

<table>
<tr><td>姓　名</td><td colspan="2"></td><td>学　号</td><td></td><td>班　级</td><td></td></tr>
<tr><td>组　号</td><td colspan="2">第　　组</td><td>组　长</td><td></td><td>日　期</td><td>年　月　日</td></tr>
<tr><td colspan="2">处方组成</td><td colspan="5"></td></tr>
<tr><td colspan="2">处方中需进行提取的中药饮片及各自的质量/g</td><td colspan="5"></td></tr>
<tr><td colspan="2">需提取的中药饮片总质量/kg</td><td colspan="5"></td></tr>
<tr><td colspan="2">提取溶剂</td><td colspan="5"></td></tr>
<tr><td colspan="2">提取方法</td><td colspan="5"></td></tr>
<tr><td colspan="2">浓缩工艺</td><td colspan="5"></td></tr>
<tr><td colspan="7">工艺流程</td></tr>
</table>

续表

关键环节	准备工作	提取及浓缩设备	
		溶剂总用量/L	
	称量/kg		
	提取过程	加热方式	
		压力/Pa	
		提取次数/次	
		每次提取时间/h	
		每次溶剂用量/L	
	过滤	设备	
		每次滤液得量/kg	
		提取液总得量/kg	
	浓缩	加料方式	
		加热方式	
		浓缩时长/h	
	稠膏质量检查	稠膏得量/kg	
		稠膏得率/%	
		稠膏相对密度	
		稠膏含水量/%	
总结及问题分析			

学习评价

根据每一小组成员在本学习过程中的表现，填写学习任务过程性考核记录表（见书后附表）。

岗位任务三　中药提取液的干燥

思维导图

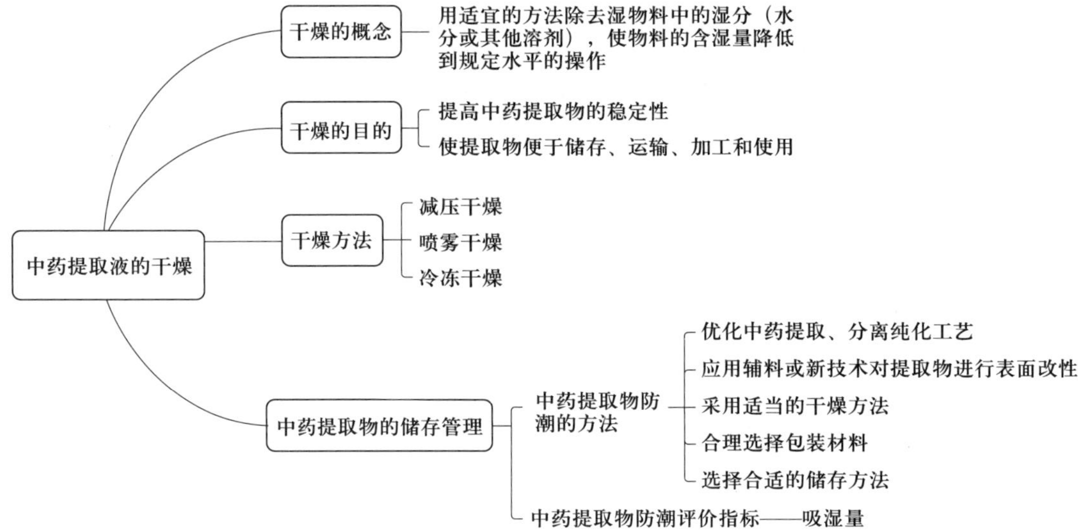

学习目标

知识目标

1. 掌握干燥的概念，减压干燥、喷雾干燥、冷冻干燥等干燥方法的特点和工艺流程。

2. 熟悉各种干燥方法的基本原理、操作方法和重要工艺参数，熟悉中药提取物的储存管理。

3. 了解干燥岗位职责、岗位标准操作规程、岗位质量控制要点和生产管理要点，设备结构、工作原理、标准操作规程、清洁与消毒标准操作规程、维护保养标准操作规程，干燥操作的安全知识。

技能目标

1. 能根据中药提取液所含溶剂和有效成分的特性选择合适的干燥方法，并能运用相应干燥方法的生产工艺流程和设备生产中药提取物。

2. 能根据中药提取物的特性正确选择合适的方法对中药提取物进行储存管理。

3. 能根据 SOP 进行安全生产操作，并能够预判和排查基本的安全风险。

4. 能根据工作任务完成情况，规范撰写作业单。

5. 能将学到的理论知识和技能运用到生产实际中，学会用学到的理论知识和技能解决生产实际问题。

素质目标

1. 具有团队协作、沟通交流的能力。
2. 具备爱岗敬业的工匠精神、科学严谨的学习态度、一丝不苟的工作作风和创新意识。
3. 树立正确的规范意识、效率意识和安全意识。
4. 具备优良的劳动纪律观念、心理素质、职业道德和素养。

【案例导入】

当归为伞形科植物当归［*Angelica sinensis*（Oliv.）Diels］的干燥根。当归是药食同源的中药，用它可做出美味佳肴，如当归汽锅鸡、当归生姜羊肉汤等，是养生保健的佳品。当归还是治疗妇科疾病的圣药，古往今来，当归是传统中药中应用最多的一种，故有“十方九归”和“药王”的美誉。宋代《太平惠民和剂局方》中记载了一个补血、养血的经典药方——四物汤，里面就有当归。随着现代人生活节奏的日益加快，处于亚健康的人越来越多，当归作为药食同源的中药，具有较大的开发价值，在治疗疾病和养生保健方面具广阔的市场前景。

当归中的有效成分主要为挥发油，《中国药典》（2020 年版，一部）中记载“当归流浸膏”的制备采用的是 70% 的乙醇作溶剂渗漉法提取，提取液在 60 ℃以下浓缩至稠膏状，后再加适量初漉液和 70% 乙醇制成流浸膏。

讨论：

1. 当归流浸膏的制备，提取液浓缩过程为何要在低温 60 ℃以下的条件下进行操作?
2. 可否将浓缩后呈稠膏状的当归提取物进一步进行干燥，制成干浸膏？说说你的看法。

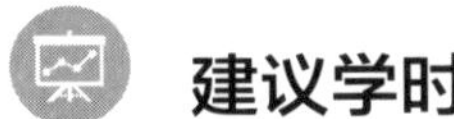

建议学时

4 学时

学习过程

一、阅读以下材料

在中药提取液浓缩后，所进行的干燥是指用适宜的方法除去湿物料中的湿分（水分或其他溶剂），使物料的含湿量降低到规定水平的操作。干燥的目的在于提高其稳定性，达到一定规格标准以便于储存、运输、加工和使用。

（一）干燥方法

由于中药提取液的性质、预期干燥程度、干燥条件等不同，中药提取液干燥所采用的干燥方法也不尽相同。常见的干燥方法有减压干燥、喷雾干燥和冷冻干燥等。

1. 减压干燥

减压干燥又称为真空干燥，是在密闭的容器中抽去空气减压进行干燥的一种方法。

减压干燥具有以下特点：

①干燥的温度低、干燥速率快，干燥后的物料呈疏松海绵状且易粉碎。

②密闭操作减少了物料与空气接触的机会，避免了物料被污染或氧化变质。

③挥发性液体可回收利用。

基于以上特点，此种干燥方法目前工业化生产中应用得较多。

（1）基本原理。减压干燥是利用真空将被干燥物料内部水分和表面水分由真空泵及时抽走，以达到干燥物料目的的方法。

减压干燥适用于干燥含热敏性成分的提取物；用其他干燥方法时提取物会变质或黏结从而使产品质量下降的物料；不能被氧化或细菌污染的提取物；要求低水分、大气压下水分难以蒸发的提取物及需回收溶剂的提取物。

（2）工艺流程。减压干燥的工艺流程主要根据提取液浓缩后所使用的干燥设备进行制定。减压干燥的一般工艺流程如图 7－8 所示。

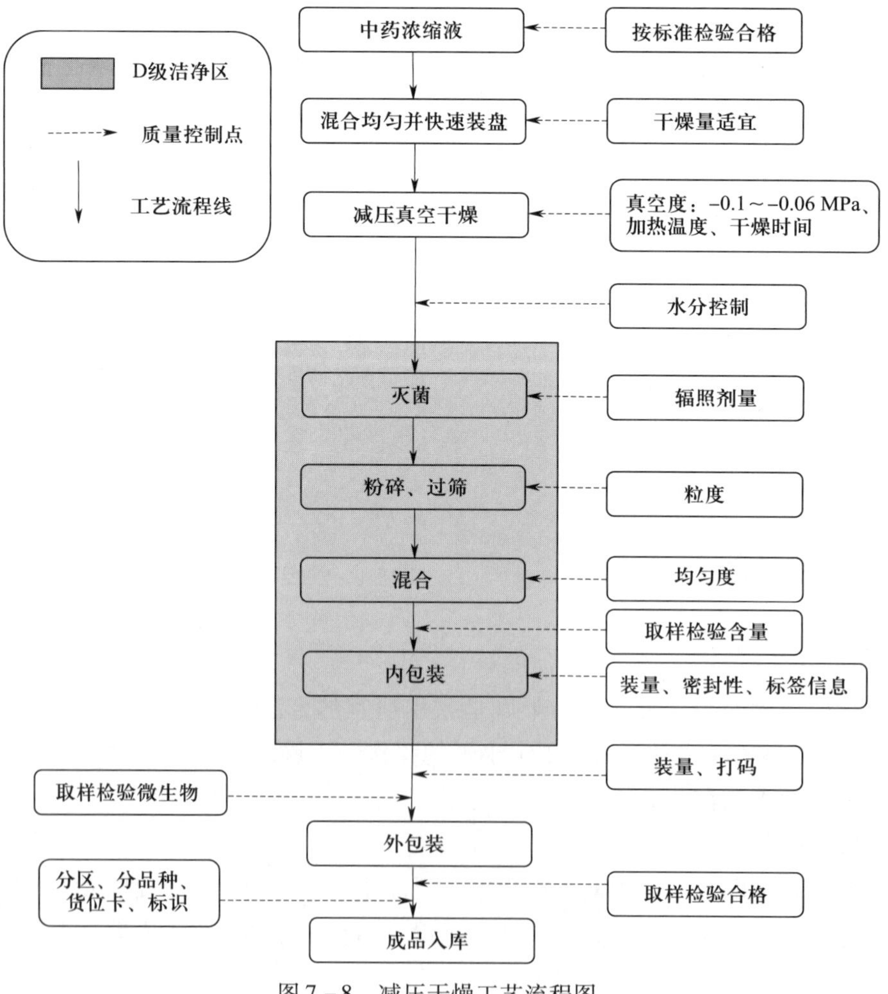

图 7－8　减压干燥工艺流程图

(3) 操作方法与工艺参数

1) 操作方法。操作前检查设备装置，熟悉其相关管路及操作方法。将干燥盘连同被干燥物料放入干燥器内，将蒸汽通入干燥器的夹层，使干燥器内温度上升至指定温度。将干燥器阀门关上，旋紧螺丝，开启真空泵，使其维持一定的真空度，一般控制在 -0.1 ~ -0.06 MPa。每间隔一段时间，记录冷凝溶剂收集容器中液体的量。继续进行减压干燥操作，直到物料的质量不变即可停止干燥。

2) 工艺参数。减压干燥的工艺参数主要包括真空度、干燥温度和干燥时间等。

(4) 常用设备。干燥设备的选择对获得高质量的提取物至关重要，实际生产中，应根据干燥物料的形状、性质、产品的最终状态及操作方式选择合适的干燥设备。中药提取液经浓缩后往往呈浓缩液、悬浮液、浆料以及膏状物等状态，因此，在对浓缩后的提取液干燥前，应按照最终需要得到的提取物的标准要求，确定生产工艺及操作方式后，根据被干燥物料的形状、性质及产品的要求选择适宜的干燥设备。

干燥设备的选择是一个受许多因素影响的过程，在选择干燥设备时应进行综合考虑。工业化生产中常用的减压干燥设备有箱式真空干燥机、锥形真空干燥机、耙式真空干燥机等。

2. 喷雾干燥

喷雾干燥是指将溶液、乳浊液、悬浮液等物料通过雾化器把物料分散成细小雾滴，并将热气体与雾滴接触，雾滴中湿分被热气流带走，从而实现物料干燥的一种干燥技术。

喷雾干燥的优点是：干燥速度较快，在喷雾干燥过程中，由于雾滴群的表面积很大，所以物料所需的干燥时间很短，只需数秒至数十秒钟；同时，在高温气流中，雾滴表面温度不会超过干燥介质的温度，加上干燥时间短，最终产品的温度不高，可避免有效成分被破坏；喷雾干燥可直接将提取液干燥成粉末或颗粒状成品，无需浓缩、粉碎等单元操作，操作简便，易于自动化生产控制；喷雾干燥后的成品能保持物料原有的色、香、味及生物活性，成品呈细颗粒或粉状，复溶性和质量好。喷雾干燥是目前中药制药生产企业中广泛推广和使用的干燥技术。

喷雾干燥的缺点是：所用的设备容积较大，热效率不高。中药提取液的性质差异很大，比如有的中药提取液中脂溶性成分含量较高，有的含糖量较高，有的软化点低等，在喷雾干燥操作过程中，被干燥物料会发生粘壁、吸湿及结块等现象，限制了喷雾干燥技术在相应物料干燥方面的应用。

(1) 基本原理。喷雾干燥是流化技术应用于液态物料的干燥方法。根据操作的流程按喷雾和干燥两个过程对物料进行干燥，喷雾是将提取液通过雾化器的作用，喷洒成极细小的雾状液滴。干燥是通过载热体（热空气、过热水蒸气、惰性气体等）同雾滴均匀混合，进行热交换和质交换使水分（或溶剂）蒸发的过程。喷雾干燥实质是喷雾与干燥二者的密切结合，喷雾是干燥的必要条件，二者共同决定着成品质量的好坏。

喷雾干燥尤其适用于干燥含热敏性成分的中药提取液。

(2) 工艺流程。喷雾干燥的一般工艺流程如图 7-9 所示。

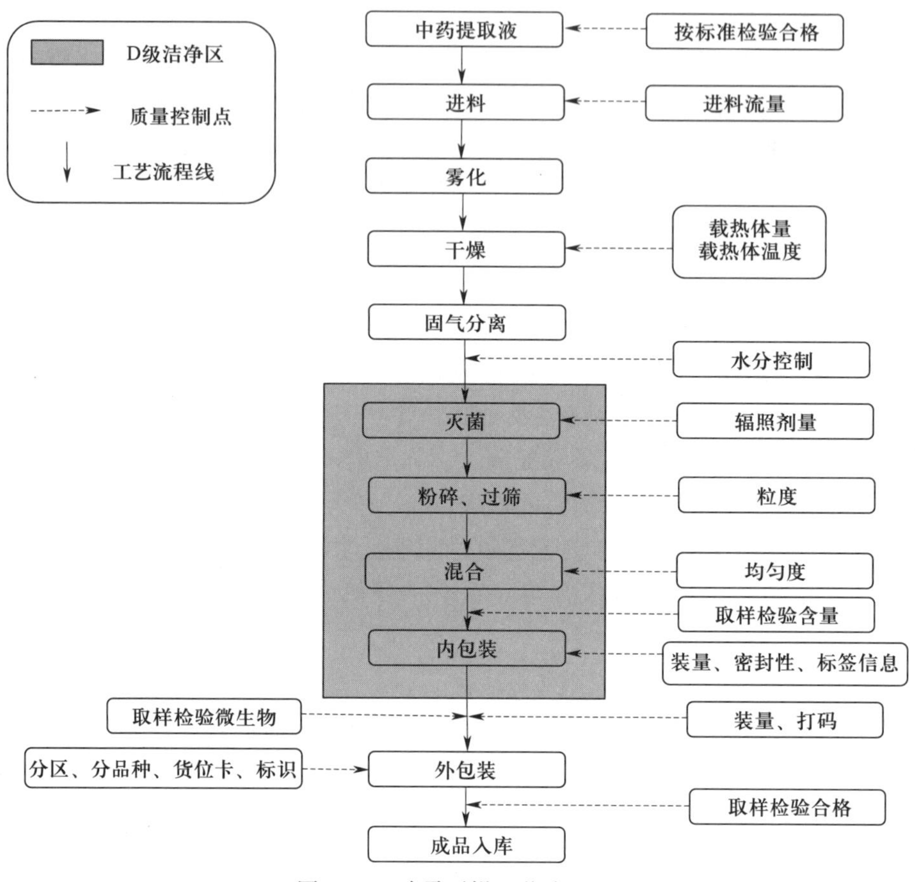

图7－9　喷雾干燥工艺流程图

（3）操作方法与工艺参数

1）操作方法。喷雾干燥过程分为3个阶段，即：供料及料液雾化、雾滴干燥、干燥产品与废气分离。喷雾干燥设备通常由空气加热系统、料液雾化系统、干燥系统、气固分离系统和控制系统等部分组成，在生产使用时，一般步骤为：a. 开启风机，检查风机类设备的运行情况；b. 开启空气加热系统，进行筒身预热；c. 设定进风温度、出风温度、风机速率、进料泵速率，雾化器参数等；d. 待各参数达到设定值、雾化器运转正常后开启进料泵进料。同时打开干燥筒身底部和旋风分离器底部的收料器，收集干燥成品；e. 干燥完毕后，按设备操作规程清洁设备。

2）工艺参数。喷雾干燥的工艺参数主要包括料液相对密度、进料流量、进风温度等。

（4）常用设备。喷雾干燥设备通常由空气加热系统、物料雾化系统、干燥系统、气固分离系统和控制系统等部分组成。不同型号的喷雾干燥设备，其空气加热系统、气固分离系统和控制系统区别不大，但雾化系统和干燥系统则有多种配置。工业化生产中常用的喷雾干燥设备有ZPG系列的喷雾干燥机、CS系列的喷雾干燥机等。

3. 冷冻干燥

冷冻干燥是指通过升华从冻结的物料中去掉水分或其他溶剂的一种干燥技术。冷冻干燥包括真空冷冻干燥、常压冷冻干燥和微波冷冻干燥等多种干燥技术。目前在中药制药行业中广泛应用的是真空冷冻干燥技术。

真空冷冻干燥与其他传统干燥技术相比，具有以下特点：

①真空冷冻干燥是在物料冷冻、真空条件下进行低温干燥，可避免产品因高热而分解变质，挥发性成分的损失较少或破坏极少，产品质量好。

②真空冷冻干燥所得的产品质量稳定、密度小、含水量低，可长期保存而不变质，质地疏松、极易粉碎。对中药提取液进行冷冻干燥时可先将中药提取液浓缩至密度 1.1 以上，然后在 -80 ℃左右进行速冻，这样可大大减少干燥的时间。

③工业化生产中，冷冻干燥设备投资大、成本高、价格贵，操作时按仓计，若需干燥的物料不足一仓，费用摊销大。冻干成品易吸潮，干燥后成品须及时密封保存。

（1）基本原理。真空冷冻干燥是将湿物料冻结至共晶点温度下，使物料中的水分变成固态冰，然后在较高真空环境下，通过给物料加热，将冰直接升华成水蒸气，再用真空系统中的水汽凝结器将水蒸气冷凝除去，从而获得干燥成品。

真空冷冻干燥尤其适用于干燥含热敏性成分和易氧化成分的中药提取液。

（2）工艺流程。冷冻干燥的一般工艺流程如图 7 -10 所示。

（3）操作方法与工艺参数

1）操作方法。真空冷冻干燥过程一般分为 3 个阶段，即：预冻、升华干燥和解析干燥。在操作时，一般步骤为：a. 预冻，将待干燥物料预先冻结，使物料组织内的水分或者物料间的溶剂结成冰晶，预冻的最低温度必须低于成品共熔点温度，一般低于物料共熔点 5 ~ 10 ℃，同时为了使物料完全冻实，一般要求在物料温度达到预定最低温度后至少保持 1 ~ 2 h。b. 升华干燥，升华干燥操作前，应检查真空冷凝器的温度，一般升华温度低相应地要求真空冷凝器的温度也低，一般的物料预冻结束前 1 h 左右就应使用真空冷凝器降温。预冻结束后开始抽真空升华，升华干燥时，冰晶直接气化进入真空冷凝器，冷凝温度一般在 -40 ℃以下，水蒸气被压缩、冷凝成液体，收集到其贮液器（冷阱）中，升华干燥过程中，真空冷冻机上显示的温度为物料温度，物料温度不宜超过物料的共熔点。一般情况下，物料越厚，水蒸气传递速率越慢，为了减少升华时的阻力，冷冻干燥时物料厚度不宜超过 12 mm。c. 解析干燥，升华干燥完成后，一般还要持续干燥一段时间，目的是为了确保物料干燥更彻底，通过解析干燥可使成品中的水分含量达到 2%。该阶段操作时可适当提高干燥温度和冻干箱的真空度，以缩短干燥时间。一般温度控制在 25 ~ 30 ℃，以不破坏成品中的有效成分为宜。

2）工艺参数。冷冻干燥的工艺参数主要包括进料量、预冻速率、预冻温度、预冻时间、真空冷凝器降温时间和温度、干燥时间等。

（4）常用设备。冷冻干燥设备通常由干燥箱、制冷系统、真空系统、加热系统、控制系统及辅助系统等部分组成。工业化生产中常用的冷冻干燥设备主要为真空冷冻干燥机等。

（二）中药提取物的储存与包装

中药提取物是一种由多成分组成的复杂成品，中药提取物在储存过程中常易受外界环境

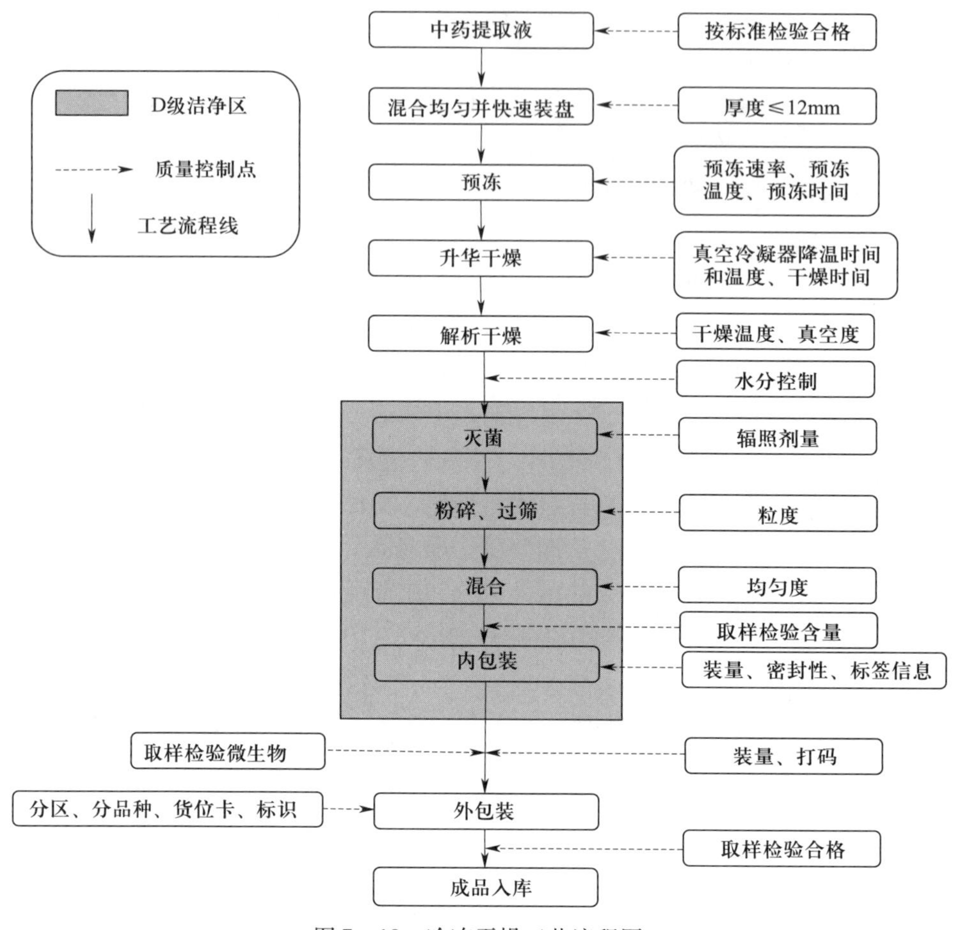

图 7－10　冷冻干燥工艺流程图

因素，如温度、光照、水分等的影响而发生质量变异。尤其是空气中的水分对中药提取物的稳定性影响较大，是引发其他质量问题的关键因素。吸湿是中药提取物，特别是浸膏常发生的现象，吸湿后的提取物不仅影响成品性状，如流动性变差及黏性过强等，还会使有效成分含量降低，甚至产生毒性物质、发生霉变等，使提取物不能满足后续制剂生产的要求，造成经济损失。

有效的防潮方法是保证中药提取物质量不受影响的关键。

1. 中药提取物防潮的方法

（1）优化中药提取、分离纯化工艺。中药提取物之所以易吸湿是由于其中含有大量吸湿性较强的糖类、鞣质、树胶等，采用适当而高效的提取溶剂及先进的工艺，在提取有效成分的同时最大限度地除杂，可降低提取物的吸湿率。分离纯化技术，如膜分离技术、大孔树脂吸附分离技术等，均可减少提取物中的无效成分，起到防潮作用。但新技术的应用亦要注意规模化生产的可行性、生产成本、临床疗效及安全性等问题。例如，经研究发现，在川乌总生物碱的提取工艺中，使用大孔树脂可除去约 82% 的水溶性杂质。这些水溶性杂质的去除可有效防止川乌总生物碱的吸湿。

（2）应用辅料或新技术改善提取物的吸湿性。吸湿量是评价吸湿性最直接的指标。吸湿性强，则吸湿量大。在易吸湿的中药提取物中加入不易吸湿的辅料（如微晶纤维素、微粉硅胶等），可减小提取物的总吸湿量，降低吸湿程度。但加入一定量的辅料，一方面会提高成本，另一方面会增大服用量，影响患者的顺应性。

（3）采用适当的干燥方法。中药提取、分离纯化后须进行干燥处理，常见的干燥方法主要有减压干燥、喷雾干燥、冷冻干燥及微波干燥等。由于各种干燥方法的干燥原理不同，处理后的浸膏粉末也表现出不同的物理性质。以益母浸膏粉为例，经研究发现，益母草提取液经微波干燥后，产物防潮效果最好，但当干燥结束时会因物料的局部温度升高而导致焦化。这就说明在对中药提取液进行干燥时，提取液的干燥方法很重要，同时在干燥时也应考虑干燥方法对提取物质量的影响。

（4）合理选择包装材料。通过选用防潮材料对中药提取物进行包装，可在一定程度上降低提取物的吸湿性。防潮包装材料主要为金属、橡胶、玻璃、塑料及经防潮处理的纤维制品等，各种材质的包装防潮效果不一。制药行业中使用较多的是塑料、铝箔和玻璃等。防潮材料的选用主要依据环境条件、包装等级及经济成本等几方面因素综合决定。

（5）选择合适的储存方法。任何中药提取物都有保存有效时限，若提取物保存不当，即使在保存有效时限内也会发生失效或变质，因此中药提取物的储存条件是不容忽视的因素。中药提取物品种众多，不同提取物的保存方法各不相同，但大多要求密闭、低温和避光保存。在《中国药典》（2020 年版，一部）中对一些中药提取物的储存条件做出了具体规定。现将不同类型的中药提取物应在不同的储存条件储存的原因总结如下：

1）流浸膏和稠浸膏。流浸膏和稠浸膏含水量较高，且比较黏稠，暴露在空气中容易发霉变质，遇到潮湿环境容易吸水被稀释；空气湿度过低会导致表面容易结皮或形成硬块；环境温度较高时容易引起发酵。故流浸膏、稠浸膏应密封，置阴凉处或常温处储存。如甘草流浸膏、当归流浸膏等。

2）植物油脂（含挥发油）提取物。此类提取物暴露于空气中容易被自动氧化，出现酸败，产生异臭；环境温度较高时酸败加剧，同时导致挥发油挥发而损失；温度较低时，会出现结晶析出或沉淀。故植物油脂（含挥发油）提取物通常需要置阴凉处密封、遮光储存。如香果脂、八角茴香油等。

3）固体粉末状中药提取物。此类提取物通常为干浸膏、某类成分的总提物或一些成分单体，极易吸潮结块。环境湿度较高时还容易出现表面湿润或颜色加深，一些成分容易水解；有些成分暴露在空气中容易自动氧化、分解变质；光照和较高温度都容易加速裂解和氧化。故此类中药提取物通常需要遮光、密封，有些需要置阴凉干燥处保存。如丹参酮提取物、三七总皂苷等。

4）固态晶体中药提取物。此类提取物通常为一些植物成分单体或某一类成分混合物，这类提取物有的遇光或热渐变色，有的容易升华，有的有强烈的刺激气味，有些晶体在湿度较低的环境下容易失水风化，遇到氧气又容易裂解，具有旋光性的结晶体遇到光照和较高温度容易消旋。故此类提取物通常要遮光、密封或密闭，有些需要放置在阴凉干燥处保存。如穿心莲内酯、天然冰片等。

将中药提取物置于相对湿度较低的环境（常使用干燥剂）中，可减慢其吸湿速度。

2. 中药提取物防潮评价指标

在中药浸膏防潮效果评价中常用的指标是吸湿量，该指标仅表征了提取物吸入的水分量，难以体现提取物粉体吸湿后表观特征发生的变化。因此在中药提取物防潮过程中，除考察吸湿量外，还应将粉体的分散性、黏性及流动性也作为评价指标。总之，中药提取物的防潮应贯穿于中药提取、分离纯化、干燥、包装及储存的整个过程，而不应只限于某一环节。将各个环节有机结合，才能较好地解决中药提取物吸湿问题。

二、填写工作单

大黄为蓼科植物掌叶（*Rheum palmatum* L.）、唐古特大黄（*Rheum tanguticum* Maxim. ex Balf.）或药用大黄（*Rheum officinale* Baill.）的干燥根和根茎。大黄具有泻下攻积、清热泻火、凉血解毒、逐瘀通经和利湿退黄的功效。临床上用于实热积滞便秘、血热吐衄、目赤咽肿、痈肿疔疮、肠痈腹痛、瘀血经闭、产后瘀阻、跌打损伤、湿热痢疾、黄疸尿赤、淋证和水肿等的治疗。大黄浸膏是大黄的加工成品，目前广泛作为中药制剂生产的原料应用于中药制剂的生产。《中国药典》（2020 年版，一部）中“大黄浸膏”的制法如下：

【制法】 取大黄（最粗粉）1 000 g，用 75% 乙醇回流提取 2 次（10 000 ml、8 000 ml），每次 1 h，合并提取液。过滤，滤液减压回收乙醇至稠膏状，低温干燥，研细，过四号筛，即得。

注意：以上大黄的投药量可根据操作器具和设备的实际情况进行灵活调整。

选题 1：现有一批合格的大黄饮片，按照以上大黄浸膏的制法，在实训室使用实验器具及设备开展大黄浸膏的制备，填写作业单中的表 7 – 2 大黄浸膏制备工作单。

选题 2：现有一批合格的大黄饮片，按照以上大黄浸膏的制法，在生产车间使用适合的生产设备开展大黄浸膏的生产，填写作业单中的表 7 – 3 大黄浸膏生产工作单。

以小组为单位选取上述参考选题其中的 1 题，阅读工作情景描述与相关资料，设计大黄浸膏生产的计划，对操作过程用到的器具和设备进行认知，对干燥岗位的相关资讯进行学习，填写作业单中的表 7 – 2 大黄浸膏制备工作单或表 7 – 3 大黄浸膏生产工作单。

三、工具和设备认知

扫二维码，可查阅部分干燥岗位器具和设备的视图以及设备使用介绍，供开展选题 1、选题 2 的学习者学习参考。

四、岗位认知

扫二维码，可查阅干燥岗位的职责和标准操作规程等资料，供开展选题 2 的学习者学习参考。

 作业单

表 7-2　　大黄浸膏制备工作单

姓　名		学　号		班　级	
组　号	第　　组	组　长		日　期	年　月　日
中药饮片名称					
工艺流程					

<table>
<tr><td rowspan="18">关键环节</td><td rowspan="4">准备工作</td><td colspan="2">提取器具及设备</td><td></td></tr>
<tr><td colspan="2">提取饮片粒度</td><td></td></tr>
<tr><td colspan="2">溶剂</td><td></td></tr>
<tr><td colspan="2">溶剂总用量/L</td><td></td></tr>
<tr><td colspan="3">称量/kg</td><td></td></tr>
<tr><td rowspan="7">提取过程</td><td colspan="2">提取方法</td><td></td></tr>
<tr><td rowspan="2">加热</td><td>方式</td><td></td></tr>
<tr><td>操作关键点</td><td></td></tr>
<tr><td colspan="2">压力/Pa</td><td></td></tr>
<tr><td colspan="2">提取次数/次</td><td></td></tr>
<tr><td colspan="2">每次提取时间/h</td><td></td></tr>
<tr><td colspan="2">每次溶剂用量/L</td><td></td></tr>
<tr><td rowspan="2">过滤</td><td colspan="2">器具及设备</td><td></td></tr>
<tr><td colspan="2">方法及操作关键点</td><td></td></tr>
<tr><td rowspan="4">浓缩</td><td colspan="2">浓缩方法</td><td></td></tr>
<tr><td colspan="2">器具及设备</td><td></td></tr>
<tr><td colspan="2">稠膏得量/kg</td><td></td></tr>
<tr><td colspan="2">稠膏得率/%</td><td></td></tr>
</table>

续表

关键环节	干燥	干燥方法	
		干燥温度/℃	
		干燥时间/h	
		浸膏（干膏）得量/kg	
		浸膏（干膏）得率/%	
	粉碎	粉碎方法	
		器具及设备	
		粉碎粒度	
	大黄浸膏质量检查	性状	
		浸膏含水量/%	
	清场		
操作时长/h			
总结及问题分析			

作业单

表 7－3　大黄浸膏生产工作单

姓　名		学　号		班　级	
组　号	第　　组	组　长		日　期	年　月　日
执行标准		检查人		复核人	

续表

工艺流程

<table>
<tr><td colspan="2">中药饮片名称</td><td colspan="2"></td><td>合格证</td><td></td><td>包装整洁</td><td></td></tr>
<tr><td colspan="2">主要设备名称和型号</td><td colspan="6"></td></tr>
<tr><td colspan="2">中药饮片粒度要求</td><td colspan="6"></td></tr>
<tr><td>清洁、清场
合格标志</td><td></td><td colspan="2">设备容器具清洁完好</td><td></td><td>计量器具
符合要求</td><td colspan="2"></td></tr>
<tr><td rowspan="18">关键
环节</td><td rowspan="2">计量</td><td colspan="2">溶剂总用量/L</td><td colspan="4"></td></tr>
<tr><td colspan="2">中药饮片质量/kg</td><td colspan="4"></td></tr>
<tr><td rowspan="7">提取</td><td colspan="2">提取方法</td><td colspan="4"></td></tr>
<tr><td rowspan="2">加热</td><td>方式</td><td colspan="4"></td></tr>
<tr><td>操作关键点</td><td colspan="4"></td></tr>
<tr><td colspan="2">压力/Pa</td><td colspan="4"></td></tr>
<tr><td colspan="2">提取次数/次</td><td colspan="4"></td></tr>
<tr><td colspan="2">每次提取时间/h</td><td colspan="4"></td></tr>
<tr><td colspan="2">每次溶剂用量/L</td><td colspan="4"></td></tr>
<tr><td>过滤</td><td colspan="2">方法及操作关键点</td><td colspan="4"></td></tr>
<tr><td rowspan="3">浓缩</td><td colspan="2">浓缩方法</td><td colspan="4"></td></tr>
<tr><td colspan="2">稠膏得量/kg</td><td colspan="4"></td></tr>
<tr><td colspan="2">稠膏得率/%</td><td colspan="4"></td></tr>
<tr><td rowspan="5">干燥</td><td colspan="2">干燥方法</td><td colspan="4"></td></tr>
<tr><td colspan="2">干燥温度/℃</td><td colspan="4"></td></tr>
<tr><td colspan="2">干燥时间/h</td><td colspan="4"></td></tr>
<tr><td colspan="2">浸膏（干膏）得量/kg</td><td colspan="4"></td></tr>
<tr><td colspan="2">浸膏（干膏）得率/%</td><td colspan="4"></td></tr>
</table>

续表

<table>
<tr><td rowspan="5">关键环节</td><td rowspan="2">粉碎</td><td>粉碎方法</td><td></td></tr>
<tr><td>粉碎粒度</td><td></td></tr>
<tr><td rowspan="2">大黄浸膏质量检查</td><td>性状</td><td></td></tr>
<tr><td>浸膏含水量/%</td><td></td></tr>
<tr><td colspan="2">清场</td><td></td></tr>
<tr><td>操作时长/h</td><td colspan="3"></td></tr>
<tr><td colspan="4">总结及问题分析</td></tr>
<tr><td colspan="4">质量控制要点记录：
生产管理要点记录：
问题分析：</td></tr>
</table>

学习评价

根据每一小组成员在本学习过程中的表现，填写学习任务过程性考核记录表（见书后附表）。

项目学习总结评价　中药提取物的生产设计

学习目标

知识目标

熟悉中药提取物生产相关的工艺流程。

技能目标

1. 能够查阅、归纳、整理、分析、总结、运用文献资料。
2. 能制定中药提取物的生产设计。
3. 能根据工作任务完成情况，规范撰写作业单。
4. 能将学到的理论知识和技能运用到生产实际中，学会用学到的理论知识和技能解决生产实际问题。

素质目标

1. 具有团队协作、沟通交流的能力。
2. 具备爱岗敬业的工匠精神、科学严谨的学习态度、一丝不苟的工作作风和创新意识。

3. 树立正确的规范意识、责任意识。
4. 具备优良的劳动纪律观念、心理素质、职业道德和素养。

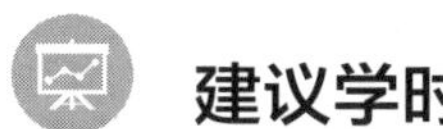

建议学时

8 学时

学习过程

一、查阅资料

1. 《中国药典》(2020 年版，一部)。
2. 《中药提取物生产技术》教材。
3. 网络资源：中国知网、万方数据库等。

二、中药提取物的生产设计

选题 1：完成生产 2 kg 山楂叶提取物的工艺设计，要求山楂叶提取物按干燥品计算，含总黄酮以芦丁（$C_{27}H_{30}O_{16}$）计，不得少于 80.0%。填写作业单中的表 7 – 4 中药提取物的生产设计工作单（电子版）。

选题 2：完成生产 2 kg 丹参酮提取物的工艺设计，要求丹参酮提取物按干燥品计，含丹参酮ⅡA（$C_{19}H_{18}O_3$）不得少于 9.8%。填写作业单中的表 7 – 4 中药提取物的生产设计工作单（电子版）。

设计内容：

（1）设计的背景和意义、设计依据、设计范围及设计原则。
（2）生产方法及工艺流程。
（3）中药提取物生产过程中的技术经济指标计算。
（4）质量标准的确定。
（5）主要设备选型一览表、设备图片。
（6）生产相关文件。
（7）结论。

以小组为单位选取上述参考选题中的 1 题，阅读工作情景描述及相关资料，进行相关中药提取物的生产设计。

三、设计的展示和交流

以小组为单位，运用 PPT 演示文稿、纸质打印图样等形式，向全班同学展示、汇报设计成果，按设计的内容进行汇报。展示中，其余小组对汇报小组所展示的内容进行评价。汇报小组根据其他小组评价的意见对自己的设计进行归纳与总结。

学习评价

按照实事求是的原则，在教师的指导下按照自我评价、小组评价和教师评价三种方式对本小组成员在学习任务完成中的表现进行综合评价，填写学习评价表7－5中药提取物的生产设计学习任务综合评价表。

教师评价包括设计成果的优点、存在的问题及改进措施的点评，对完成工作任务过程中亮点与不足的点评。

作业单

表7－4　中药提取物的生产设计工作单

<table>
<tr><td>姓　名</td><td></td><td>学　号</td><td></td><td>班　级</td><td></td></tr>
<tr><td>组　号</td><td>第　　组</td><td>组　长</td><td></td><td>日　期</td><td>年　月　日</td></tr>
<tr><td colspan="2">设计题目</td><td colspan="4"></td></tr>
<tr><td colspan="6">设计依据、设计范围及设计原则</td></tr>
<tr><td colspan="6">1. 设计的背景和意义

2. 设计依据

3. 设计范围

4. 设计原则</td></tr>
<tr><td colspan="6">生产方法及工艺流程</td></tr>
<tr><td colspan="6">1. 处方

2. 工艺流程

3. 生产方法</td></tr>
<tr><td colspan="6">中药提取物生产过程中的技术经济指标计算</td></tr>
<tr><td colspan="6">1. 提取物收率/%

2. 提取物中有效成分（单一成分或某类有效成分）含量/%

3. 单耗（溶剂单耗或能量单耗或中药饮片单耗等）</td></tr>
<tr><td colspan="6">质量标准确定</td></tr>
</table>

续表

设备的选型						
设备选型一览表						
序号	操作项目	设备名称	型号	产量或容积	厂家	备注

生产相关的文件、法规和标准等

序号	操作项目	文件、法规和标准名称	文件、法规和标准类型（SOP、SMP 等）	备注

结论

表 7－5　　中药提取物的生产设计学习任务综合评价表

姓　名						学　号			班　级		
组　号	第　组					组　长			日　期	年　月　日	
中药提取物生产设计						设计的展示和交流					
60 分		分值	自评	互评	教师评价	40 分		分值	自评	互评	教师评价
资讯	信息采集	3				展示交流	设计描述	5			
	技术分析	3									
	标准规范	3					设计展示	5			
设计决策	设计合理	4									
	成本意识	4					效果处理	5			
	方案特色	4									
	规划分工	4					交流沟通	5			
实施过程	工作态度	4									
	协作精神	4					问题反馈	5			
	技术能力	4									
	工作质量	4					规划分工	5			
	安全规范	4									
	团队意识	3					接受批评	5			
结果检查	工作有序	3									
	复杂程度	3					提出建议	5			
	完成情况	3				加分					
	质量情况	3									
合计						合计					
自评、互评、教师评价平均值						自评、互评、教师评价平均值					
总计：											
									指导教师签字：		

项目八

中药提取物的质量控制

中药提取物是以中药饮片为原料，按照对提取的最终产品的用途需要，经过物理、化学等提取分离过程，定向获取和浓集中药饮片中的某一种或多种有效成分的产品。它是中药制剂的主要原料和组成部分，有些中药提取物甚至被直接作为药用。因此，中药提取物的质量控制就成为确保中药制剂质量的一个重要环节。

岗位任务一　中药提取物的质量要求

思维导图

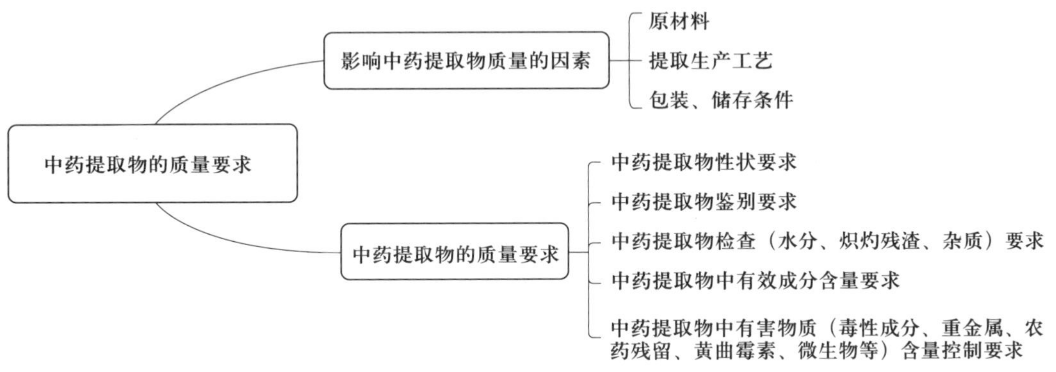

学习目标

知识目标

1. 熟悉中药提取物性状要求，中药提取物鉴别要求，中药提取物中有效成分含量要求，中药提取物检查要求，中药提取物中有害物质含量控制要求。

2. 了解影响中药提取物质量的因素，中药提取物的关键生产环节与出现提取物质量问题的关系。

技能目标

1. 能根据工作任务完成情况，规范撰写作业单。

2. 能将学到的理论知识和技能运用到生产实际中，学会用学到的理论知识和技能解决生产实际问题。

素质目标

1. 具有良好的沟通和协作能力。

2. 具备爱岗敬业的工匠精神、科学严谨的学习态度、一丝不苟的工作作风和创新意识。

3. 树立正确的规范意识、效率意识和安全意识。

4. 具备优良的劳动纪律观念、心理素质、职业道德和素养。

【案例导入】

《中国药典》(2020 年版，一部）收录的人参总皂苷鉴别项下共有两项检查，分别如下：

（1）取本品 0.1 g，置于试管中，加水 2 ml，用力振摇，产生持久性泡沫。

（2）取本品 0.1 g，加甲醇 10 ml 使之溶解，作为供试品溶液；另取人参对照药材 1 g，加水 100 ml 煎煮 2 h，过滤，滤液通过 D101 型大孔吸附树脂柱（内径为 1 cm，柱高为 15 cm)，用水洗至无色，弃去水液，再用 60% 乙醇 20 ml 洗脱，收集洗脱液，蒸干，残渣加甲醇 10 ml 使之溶解，作为对照药材溶液。再取人参皂苷 Rb_1 对照品、人参皂苷 Rg_1 对照品与人参皂苷 Re 对照品，加甲醇溶解制成每 1 ml 各含 2 mg 的混合溶液，作为对照品溶液。照薄层色谱法（通则 0502）试验，吸取上述 3 种溶液各 2 μl，分别点于同一硅胶 G 薄层板上，以三氯甲烷：乙酸乙酯：甲醇：水（15：40：22：10）在 10 ℃以下放置的下层溶液为展开剂，展开，取出，晾干，喷以 10% 硫酸乙醇溶液，在 105 ℃加热至斑点显色清晰，分别置于日光和紫外光灯（365 nm）下检视。供试品色谱中，在与对照药材色谱和对照品色谱相应的位置上，日光下显相同颜色的斑点，紫外光下显相同颜色的荧光斑点。

讨论：

1. 鉴别（1）用来鉴别哪类成分？原理是什么？

2. 鉴别（2）用来鉴别哪些有效成分？原理是什么？

建议学时

2 学时

学习过程

一、阅读以下材料

（一）影响中药提取物质量的因素

中药提取物的质量受原材料、生产工艺、包装、储存条件等诸多因素的影响，其质量一致性难以得到保障，因此，对中药提取物生产的全过程进行标准化的质量控制是必要的。

1. 原材料

中药材的质量状况非常复杂，受多种因素的影响，包括种属、药用部位等内部因素和产地、种植、采收、储藏等外部因素。不同种属中药材的质量存在差异，如大果越橘（*V. accinium macrocarpon*）、欧洲越橘（*V. myrtillux*）和蓝莓（*V. uliginosum*）中主要功效成分花青素的含量均大于25%，而中国越橘（*V. vitis-idaea*）中花青素的含量仅为12%，差异很大；中药材不同药用部位也存在差异，如贯叶连翘花中金丝桃素以花中含量最高，叶其次，果实含量低，而茎的含量甚微，根部不含金丝桃素，故以用花叶部位入药为宜；不同种植条件，包括温湿度、日照时间、土壤等都会对中药材的质量产生影响，如四川与上海的川芎中挥发油总量就存在明显差异；由于药材在不同生长时期，其药用部位有效成分的含量也会有所不同，如朝鲜淫羊藿叶中总黄酮含量以 5 月花期最高，为 12. 06%，7 月以后明显降低，为 5. 92%，而淫羊藿苷的含量不足最高时的 1/3，故以花期前后采摘为好；此外，由于中药材的有效成分会发生氧化、光化、酶解等反应，因此储藏的时间、温度、湿度等也会对中药材的质量产生影响，如不同储藏期的麸炒枳实，定性一致，但定量差异较大。储藏 4 年的与当年样品比较，辛弗林含量下降 56. 7%，挥发油含量下降 49. 7%，水溶性物含量下降 15. 4%，醇溶性物含量下降 27. 1%。由此可见，中药提取物质量的控制必须加强原药材的质量控制，规范药材的质量是保障中药提取物质量的前提。

2. 提取生产工艺

通常说“质量是生产出来的，而不是检验出来的”，这体现了生产过程特别是生产工艺对产品质量的重要性。中药提取物的生产工艺除了应确定合理的工艺流程和参数等技术指标外，更应重视和规范产品质量。一般来说，生产一种规格的中药提取物，只能有一种生产工艺，如果不同质量的原材料采用不同的生产工艺，将难以得到符合质量指标的产品，其技术水平再高也是不可取的。例如，对金银花提取液采用超滤法和醇沉法进行提取物得率和绿原酸含量研究，结果发现，采用醇沉法的提取物得率（12. 48%）较超滤法（10. 38%）高，但绿原酸得率仅为 67. 82%，而超滤法绿原酸得率达 95. 37%，且能更有效地保留有效成分。

3. 包装、储存条件

很多天然活性成分是不稳定的，如茶叶提取物中的儿茶素类衍生物、贯叶连翘提取物中的贯叶金丝桃素、葡萄籽提取物中的原花色素类等，提取物的质量随光照、环境温度、湿度、酸碱度和时间等因素而变化。质量稳定性研究是决定产品（包括药材）包装方法和包装材料、确定储藏方法和时间的依据，是保障产品质量不可缺少的一个方面。

（二）中药提取物的质量要求

1. 中药提取物性状要求

中药提取物的性状一般是指对其形、色、气、味、溶解性以及物理常数等进行的宏观描述，在一定程度上可以反映药品的质量特性。如《中国药典》（2020 年版，一部）中收载的“人参茎叶总皂苷”的性状描述为本品为黄白色或淡黄色的粉末；微臭，味苦；具吸湿性。本品在甲醇或乙醇中易溶，在水中溶解，在乙醚或石油醚中几乎不溶。

2. 中药提取物鉴别要求

中药提取物的鉴别是指通过其有效成分或标识成分的特征反应、色谱光谱特征（即指纹图谱）等，来对其进行定性的一种手段。如《中国药典》（2020 年版，一部）中收载的“山楂叶提取物”的鉴别项下，规定供试品溶液和牡荆素鼠李糖苷对照品溶液在同一硅胶 GF_{254} 薄层板的相同位置上，应显相同颜色的荧光斑点；又如三七总皂苷鉴别项下要求含量测定（高效液相色谱法）项下供试品色谱图中应呈现与三七总皂苷对照提取物中三七皂苷 R_1、人参皂苷 Rg_1、人参皂苷 Re、人参皂苷 Rb_1、人参皂苷 Rd 色谱峰保留时间相同的色谱峰。

3. 中药提取物检查（水分、炽灼残渣、杂质）要求

（1）水分。水分含量是表征中药提取物质量的一个重要参数，水分含量的高低不仅影响有效成分的含量，而且过高的水分还可能导致提取物变质，因而中药生产企业在提取物入库前一般都要进行水分含量的测定。如《中国药典》（2020 年版，一部）中收载的“丹参酮提取物”的水分检查项下，规定水分不得超过 5.0%。

（2）炽灼残渣。中药提取物多由有机化合物组成，有机物经炽灼炭化，再加硫酸湿润，加热使硫酸蒸气除尽后，于高温（700 ~ 800 ℃）炽灼至完全灰化，使有机质破坏分解变为挥发性物质逸出，残留的非挥发性无机杂质（多为金属的氧化物或无机盐类）成为硫酸盐，称为炽灼残渣。炽灼残渣检查法是检查有机药物中混入的各种无机杂质的一种方法。如《中国药典》（2020 年版，一部）中收载的“黄芩提取物”的炽灼残渣检查项下，规定不得超过 0.8%。

（3）杂质。杂质是指药物中存在的无治疗作用或影响疗效，甚至对人体健康有害的物质。分为一般杂质和特殊杂质两类。一般杂质是指自然界中分布比较广泛，普遍存在于药材中，易在中药提取物的生产过程中引入的杂质。如泥沙（硅酸盐）、重金属、砷盐、有机氯类农药、甲醇、酸、碱、氯化物、硫酸盐、铁盐等。它们的检查方法均在《中国药典》（2020 年版，四部）附录中加以规定。特殊杂质是指中药提取物生产和储存过程中，可能引入或产生的某种（类）特有杂质，而非大多数提取物普遍存在的。这类杂质被列入《中国药典》中有关品种检查项下，如大黄流浸膏中的土大黄苷。

药物中含有的杂质是影响药物纯度的主要因素，杂质增多，不但会使药物含量和活性降低，毒副作用增加，而且还可能使药物发生理化常数、外观性状的变化，因此有必要对中药提取物的杂质进行检查。但杂质检查的要求不能太高，要求太高会增加生产成本，同时要求也不能过低，要求过低会影响药物的疗效，影响患者身体健康和安全性。所以杂质检查必须在有利于生产的前提下，不影响疗效，不影响健康，制定恰当的检查项目和限度。

4. 中药提取物中有效成分含量的要求

中药提取物的含量测定是质量控制中的一项重要指标，是研究中药提取物有效成分或指标性成分的含量是否符合质量标准规定，以判别药物优劣的一种定量指标。中药提取物多是由一种乃至多种成分组成，进行定量分析的成分最好是有效成分或指标性成分。如成分类别清楚，可对其大类总成分如总生物碱、总黄酮、总蒽醌等进行测定。如果以上测定干扰大、含量偏低，可选择适宜溶剂进行浸出物测定，以间接控制质量。如在《中国药典》（2020 年版，一部）中收载的“大黄浸膏”的含量测定项下，规定大黄素和大黄酚的总量不得少于 0.8%；在山楂叶提取物含量测定项下，规定总黄酮含量不得低于 80.0%；在水牛角浓缩粉浸出物检测项下，规定按干燥品计算，含水溶性浸出物不得少于 3.5%。

5. 中药提取物中有害物质（毒性成分、重金属、农药残留、黄曲霉毒素、微生物等）含量控制要求

中药提取物是以中药饮片为原料，经溶剂提取、分离、干燥而得的产品。因种植和生产过程、土壤、大气环境及自身代谢等因素影响，其不仅含有主要药效成分，同时也有微量有害成分存在。主要包括毒性成分、重金属、农药残留、黄曲霉毒素、微生物等。

（1）毒性成分。中药提取物中如含有现代研究发现的毒性成分及法定标准注明为毒性成分的，均需进行毒性成分的质量控制研究，提供研究资料，方法可行的列入质量标准。对毒性成分规定含量高限、既是毒性成分又是有效成分的，规定含量范围。其中含有《中国药典》或其他法定标准已建立了毒性成分质量控制方法的提取物，必须对其毒性成分建立有效的质量控制方法，并列入质量标准；如提取物中含有文献报道较明确的或基础研究相对较成熟的毒性成分时，应对毒性成分的质量控制进行研究，提供研究资料，建立质量控制方法，一般均须列入质量标准。

（2）重金属。重金属通常是指一类密度大于 4.5 g/cm^3 的金属或合金物质，常见的对人类健康具有影响的重金属主要有铅、镉、汞、铜、铬等，还有一种非金属元素砷，由于在分析重金属污染时，它经常与重金属元素一同出现，习惯上将砷归入重金属部分进行分析阐述。中药提取物中重金属的来源有两种：一是原材料药材本身含有重金属；二是与产地的生态环境、炮制加工、制备工艺、储藏等环境有关。这些重金属对人体健康都有极大的危害，如含汞类中药提取物具有肾毒性、中枢神经系统毒性，还可能会导致免疫功能障碍和生殖功能的异常；含铅类中药提取物具有肝毒性、肾毒性，甚至还会引起中毒性脑病；含砷化合物的中药提取物有原浆毒作用，可以抑制含巯基酶的活性，对组织代谢造成严重干扰，引起肝、肾、心和肠充血，还可能出现肝小叶中心的坏死以及毛细血管的扩张等。所以中药提取物的重金属污染问题越来越得到重视，《中国药典》（2020 年版，一部）收载的中药提取物检查项下几乎都有重金属检查项目，对重金属及有害元素进行了限量控制。如人参茎叶总皂苷中规定，铅不得超过 2 mg/kg、镉不得超过 0.2 mg/kg、砷不得超过 2 mg/kg、汞不得超过 0.2 mg/kg、铜不得超过 20 mg/kg。

（3）农药残留。农药残留是指农药使用后残存于中药材中的农药原体、有毒代谢物、

降解物和杂质的总称。中药材农药残留种类包括有机氯、有机磷、氨基甲酸酯、拟除虫菊酯等，这些农药对人体健康都有极大的危害。而中药材在加工、提取过程中，残留的农药也可能随中药的有效成分一起被提取出来，从而污染中药提取物。

国际上从1970年起就开始研究药用植物的农药残留问题，1980年，世界卫生组织将农药残留测定单独列为检测项目。《中国药典》（2000年版，一部）首次对中药材制定了农药残留限量标准，其后更是不断增加品种，完善检测农药种类，同国际接轨。《中国药典》（2020年版，一部）收载的中药提取物中人参茎叶总皂苷、人参总皂苷检查项下都对农药残留进行了限度控制。如规定六六六（总BHC）不得超过0.1 mg/kg、滴滴涕（总DDT）不得超过1 mg/kg、五氯硝基苯（PCNB）不得超过0.1 mg/kg。

（4）黄曲霉毒素。中药材及其提取物、制剂等在储存过程中常发生霉变现象，产生对人体有害的霉菌毒素，其中黄曲霉毒素是由真菌黄曲霉（*Aspergillusflavus*）和寄生曲霉（*Aspergillus parasiticus*）产生的一类代谢产物，毒性极强。其广泛存在于自然界中，基本结构为二呋喃环和香豆素，主要有黄曲霉毒素B_1、B_2、G_1、G_2，其中黄曲霉毒素B_1毒性最强也最为常见。《中国药典》（2005年版）增补本中首次收载了黄曲霉毒素的测定方法，但并未对具体品种进行限量规定。而发展至今，《中国药典》（2020年版，一部）也仅对部分药材及饮片的黄曲霉毒素进行了限度控制。规定每1 000 g药材含黄曲霉毒素B_1不得超过5 μg，含黄曲霉毒素G_2、黄曲霉毒素G_1、黄曲霉毒素B_2和黄曲霉毒素B_1的总量不得超过10 μg。而并未对中药提取物进行限度控制，这就需要医药工作者进一步研究。

（5）微生物。微生物污染是中药饮片外源性污染的主要形式之一，是影响中药饮片质量安全的重要因素。饮片微生物污染会改变药品的理化性质并进一步降低药品的有效性，甚至某些被微生物降解的产物会导致使用者产生不良反应。

中药饮片微生物污染主要来源有3类：植物类来源于土壤、肥料、植物自身的微生物群落、空气、中药材采收、生产、加工、运输、储存、操作人员的交叉污染、药材本身原因；动物类来源于动物源性细菌（大肠、沙门、布氏菌、芽孢杆菌等或病毒）、动物的代谢物和排泄物；矿物类来源于自然界中各种菌。

而中药提取物除了受到原材料中药饮片的影响外，在提取和储存环节也很容易受到微生物的污染。通过微生物检验，制定中药提取物微生物限度标准，一方面可以加强中药提取物的质量控制，全面提升中药提取物产业发展水平，另一方面可以加强中药提取物安全性控制，有效控制外源性污染物对中药提取物安全性造成的影响。

《中国药典》（2020年版，一部）对中药提取物的微生物限度要求是需氧菌总数不得超过10^3 CFU/g，霉菌和酵母菌总数不得超过10^2 CFU/g，对耐热菌数未做要求，控制菌未作统一规定。虽然国家药典委员会对中药提取物及中药饮片的微生物限度标准进行了增修订，使《中国药典》（2020年版）的标准与国际标准更加协调，但在样品分类、检验项目和限度标准等方面的规定还有待进一步完善。

二、填写工作单

（一）阅读以上材料

以小组为单位阅读以上材料，记录学习要点。

（二）听取教师 PPT 讲解

每位学生认真记录笔记。

（三）查阅资料回答问题

以小组为单位，结合阅读材料、PPT 和查阅资料的情况，回答作业单中的各项问题。

作业单

一、单项选择题

1. 中药提取物要严格控制水分的目的是（　　）。

A. 减轻质量　　B. 去除有害物质

C. 防止风化　　D. 防止变质或有效成分分解

2. 中药提取物安全性检查中，外源性有害物质不包括（　　）。

A. 吡咯里西啶　　B. 黄曲霉毒素

C. 农药残留　　D. 重金属及有害元素

3. 《中国药典》（2020 年版，一部）规定人参总皂苷的有机氯农药五氯硝基苯不得超过（　　）mg/kg。

A. 0. 1　　B. 0. 2

C. 0. 3　　D. 0. 4

4. 《中国药典》（2020 年版，一部）规定，人参茎叶总皂苷的重金属砷不得超过（　　）mg/kg。

A. 2　　B. 0. 2

C. 20　　D. 0. 02

二、多项选择题

1. 影响中药提取物质量的因素有（　　）。

A. 中药饮片　　B. 提取溶剂

C. 包装储存　　D. 提取条件

2. 中药提取物有害物质包括（　　）。

A. 黄曲霉毒素　　B. 毒性成分

C. 农药残留　　D. 重金属及有害元素

三、简答题

1. 查阅《中国药典》(2020 年版，一部)，列出三七总皂苷的检查项下都有哪些检测项目及要求。

2. 查阅《中国药典》(2020 年版，一部)，找出大黄流浸膏和大黄浸膏需要检查的毒性成分是什么。其检测方法和限度要求是什么。

学习评价

根据每一小组成员在本学习过程中的表现，填写学习任务过程性考核记录表（见书后附表）。

岗位任务二　中药提取物的质量检查

思维导图

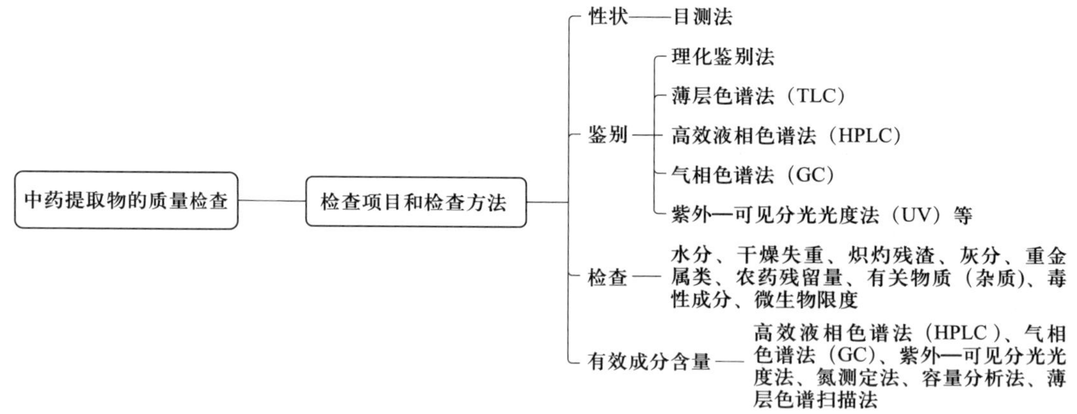

学习目标

知识目标

1. 掌握中药提取物的质量检查项目。
2. 掌握中药提取物各检查项目的常用检查方法。

技能目标

1. 能通过中药提取物质量检查结果，分析判断中药提取物质量的合格情况。
2. 能熟练使用质量检验的工具器皿和设备对中药提取物进行质量检验，并能有效管理所使用的设备和器具。

3. 能够快速、准确、及时地反馈中药提取物质量中存在的问题，提出整改方案或意见。

4. 能根据工作任务完成情况，规范撰写作业单。

5. 能将学到的理论知识和技能运用到生产实际中，学会用学到的理论知识和技能解决生产实际问题。

素质目标

1. 具有团队协作、沟通交流的能力。

2. 具备爱岗敬业的工匠精神、科学严谨的学习态度、一丝不苟的工作作风和创新意识。

3. 树立正确的规范意识、效率意识和安全意识。

4. 具备优良的劳动纪律观念、心理素质、职业道德和素养。

【案例导入】

近年来，银杏叶的开发和利用得到了迅速发展。银杏叶提取物的主要功效是抑制血小板凝聚、抗氧化、抗炎、改善记忆、降血脂和心脑血管保护等。其质量控制的关键是其活性成分的含量，安全性控制关键在于其毒性成分的限量。《中国药典》（2020 年版，一部）收录的银杏叶提取物采用高效液相色谱法检测 3 种成分，分别为总银杏酸、总黄酮醇苷和萜类内酯。

讨论：

1. 查阅《中国药典》（2020 年版，一部），看看 3 种成分的含量要求都是什么？

2. 根据各自的含量要求来判断 3 种成分中哪些是有效成分？哪些是毒性成分？

建议学时

2 学时

学习过程

一、阅读以下材料

中药提取物质量检查项目和检查方法如下：

1. 性状

性状主要是采用看、摸、闻、尝等方法，对中药提取物的颜色、形状、气味等特征进行观察。

2. 鉴别

（1）理化鉴别法。理化鉴别法是利用中药提取物所含化学成分的某些物理性质或化学反应对其进行定性分析。如皂苷的表面活性与其分子内部的亲水性和疏水性结构的比例有关，利用表面活性的性质，可用发泡实验初步判断有无皂苷类成分。具体的步骤是：取中药提取物 0.1 g，置于试管中，加水 2 ml，用力振摇，产生持久性的泡沫（15 min 以上）即呈阳性，含蛋白质和黏液质的水溶液虽也能产生泡沫，但不能持久，很快就消失，据此可判断该中药提取物中是否含有皂苷类化合物。

（2）薄层色谱法（TLC）。薄层色谱法是将供试品溶液点于薄层板上，在展开容器内用展开剂展开，使供试品所含成分分离，所得色谱图与适宜的标准物质按同法所得的色谱图对比，亦可用薄层色谱扫描仪进行扫描，用于鉴别、检查或含量测定。该方法具有样品用量少，方法简便，适用范围广，重现性好等特点。

（3）高效液相色谱法（HPLC）。高效液相色谱法是采用高压输液泵将规定的流动相泵入装有填充剂的色谱柱，对供试品进行分离测定的色谱方法。注入的供试品，由流动相带入色谱柱内，各组分在柱内被分离，并进入检测器检测，由积分仪或数据处理系统记录和处理色谱信号。HPLC 法由于具有分离效能高、分析速度快等优点，近年来已广为普遍用于中药提取物有效成分的定量分析，在中药提取物的定性鉴别中亦能发挥很好的作用。如《中国药典》（2020 年版，一部）收录的“三七三醇皂苷”鉴别项下要求供试品照含量测定项下的方法试验，供试品色谱中应呈现与对照品三七皂苷 R_1、人参皂苷 Rg_1、人参皂苷 Re 色谱峰保留时间相同的色谱峰。还有部分中药提取物有效成分的特征图谱或指纹图谱也都是采用 HPLC 法来进行鉴别。

（4）气相色谱法（GC）。气相色谱法的流动相为气体，称为载体，通常多用氮气，具有高效、高选择性、高灵敏度、样品用量少、分析速度快等特点。对于一些具有挥发性成分的中药提取物的鉴别具有独特的优势。如《中国药典》（2020 年版，一部）收录的“松节油”鉴别项下就采用 GC 法测定供试品和对照品溶液，要求供试品色谱中应呈现与对照品色谱峰保留时间相一致的色谱峰。

（5）紫外—可见分光光度法（UV）。该法是根据中药提取物所含成分的不饱和程度有差异，因而导致其紫外吸收曲线的形态、峰位、峰强度亦异而以达到鉴别的目的。如《中国药典》（2020 年版，一部）收录的“穿心莲内酯”鉴别项下要求供试品溶液，照紫外—可见分光光度法测定，在 224 nm 的波长处有最大吸收。

（6）荧光分析法。荧光分析法是指利用中药提取物中所含有的某些成分可在紫外光或日光下产生一定颜色的荧光来鉴别中药提取物的方法。荧光分析法的最大特点是分析灵敏度高、选择性强和使用简便。如《中国药典》（2020 年版，一部）收录的“甘草浸膏”鉴别项下要求供试品溶液，按照薄层色谱法试验后，置于紫外光灯（365 nm）下检视。供试品色谱中，在与对照品色谱相应的位置上，显相同的橙黄色荧光斑点。

3. 检查

中药提取物的常见检查项目有水分或干燥失重、炽灼残渣、灰分、重金属类、农药残留量、有关物质、毒性成分、微生物限度等。

（1）水分。中药提取物的含水量（%）多采用烘干法进行测定，可参照《中国药典》

(2020 年版，四部）通则 0832 水分测定法第二法。具体操作如下：取供试品 2 ~ 5 g，如果供试品的直径或长度超过 3 mm，在称取前应快速制成直径或长度不超过 3 mm 的颗粒或碎片平铺于干燥至恒重的扁形称量瓶中，厚度不超过 5 mm，疏松供试品不超过 10 mm，精密称定，开启瓶盖在 100 ~ 105 ℃温度下干燥 5 h，将瓶盖盖好，移置干燥器中，放冷 30 min，精密称定，再在上述温度下干燥 1 h，放冷，称重，至连续两次称重的差异不超过 5 mg 为止。根据减失的质量，计算供试品的含水量。

(2）干燥失重。中药提取物干燥失重的测定，可参照《中国药典》(2020 年版，四部）通则 0831 干燥失重测定法。具体操作如下：取供试品，混合均匀（如为较大的结晶，应先迅速捣碎使之成 2 mm 以下的小粒)，取约 1 g 或各品种项下规定的质量，置于与供试品相同条件下干燥至恒重的扁形称量瓶中，精密称定，除另有规定外，在 105 ℃温度下干燥至恒重。由减失的质量和取样量计算供试品的干燥失重。

(3）炽灼残渣。中药提取物炽灼残渣的测定，可参照《中国药典》(2020 年版，四部）通则 0841 炽灼残渣检查法。具体操作如下：取供试品 1.0 ~ 2.0 g 或各品种项下规定的质量，置于已炽灼至恒重的坩埚（如供试品分子结构中含有碱金属或氟元素，则应使用铂坩埚）中，精密称定，缓缓炽灼至完全炭化，放冷；除另有规定外，加硫酸 0.5 ~ 1 ml 使之湿润，低温加热至硫酸蒸气除尽后，在 700 ~ 800 ℃温度下炽灼使之完全灰化，移置于干燥器内，放冷，精密称定后，再在 700 ~ 800 ℃温度下炽灼至恒重，即得。如需将残渣留作重金属检查，则炽灼温度必须控制在 500 ~ 600 ℃。

(4）灰分。灰分测定分为总灰分测定和酸不溶性灰分测定。总灰分是指中药提取物经加热炽灼灰分遗留下的无机物。酸不溶性灰分是指总灰分加入稀盐酸后的不溶性灰分，即主要是不溶于稀盐酸的砂石、泥土等硅酸盐类化合物。

1）总灰分。可参照《中国药典》(2020 年版，四部）通则 2302 灰分测定法。具体操作如下：测定用的供试品须粉碎，使之能通过二号筛，混合均匀后，取供试品 2 ~ 3 g（如须测定酸不溶性灰分，可取供试品 3 ~ 5 g)，置于炽灼至恒重的坩埚中，称定质量（准确至 0.01 g)，缓缓炽热，注意避免燃烧，至完全炭化时，逐渐升高温度至 500 ~ 600 ℃，使之完全灰化并至恒重。根据残渣质量，计算供试品中总灰分的含量（%）。如供试品不易灰化，可将坩埚放冷，加热水或 10% 硝酸铵溶液 2 ml，使残渣湿润，然后置于水浴上蒸干，残渣照前法炽灼，至坩埚内容物完全灰化。

2）酸不溶性灰分。可参照《中国药典》(2020 年版，四部）通则 2302 灰分测定法。具体操作如下：取总灰分测定后所得的灰分，在坩埚中小心加入稀盐酸约 10 ml，用表面皿覆盖坩埚，置于水浴上加热 10 min，表面皿用热水 5 ml 冲洗，洗液并入坩埚中，用无灰滤纸过滤，坩埚内的残渣用水洗于滤纸上，并洗涤至洗液不显氯化物反应为止。滤渣连同滤纸移置同一坩埚中，干燥，炽灼至恒重。根据残渣质量，计算供试品中酸不溶性灰分的含量（%）。

(5）重金属类。中药提取物中重金属类检测主要分为重金属、重金属及有害元素、砷盐等几个检测项目。

1）重金属。中药提取物重金属的测定，可参照《中国药典》（2020 年版，四部）通则 0821 重金属检查法第二法。具体操作如下：称取硝酸铅 0.159 9 g 置于 1 000 ml 量瓶中，加硝酸 5 ml 与水 50 ml 溶解后，用水稀释至刻度，摇匀，作为储备液。精密量取储备液 10 ml，置于 100 ml 量瓶中，加水稀释至刻度，摇匀，即得标准铅溶液（每 1 ml 相当于 10 μg 的 Pb）。本液仅供当日使用。配制与储存用的玻璃容器均不得含铅。

取炽灼残渣项下遗留的残渣，加硝酸 0.5 ml，蒸干，至氧化氮蒸气除尽后放冷，加盐酸 2 ml，置于水浴上蒸干后加水 15 ml，滴加氨试液至对酚酞指示液显微粉红色，再加醋酸盐缓冲液（pH3.5）2 ml，微热溶解后，移置纳氏比色管中，加水稀释成 25 ml，作为乙管；另取配制供试品溶液的试剂，置于瓷皿中蒸干后，加醋酸盐缓冲液（pH3.5）2 ml 与水 15 ml，微热溶解后，移置纳氏比色管中，加标准铅溶液一定量，再用水稀释至 25 ml，作为甲管；在甲、乙两管中分别加硫代乙酰胺试液各 2 ml，摇匀，放置 2 min，同置于白纸上，自上向下透视，乙管中显出的颜色与甲管比较，不得更深。

2）重金属及有害元素。原子吸收分光光度法适用于测定中药提取物中重金属及有害元素铅、镉、砷、汞、铜。原子吸收分光光度法的测量对象是呈原子状态的金属元素和部分非金属元素，是基于测量蒸气中原子对特征电磁辐射的吸收强度进行定量分析的一种仪器分析方法。原子吸收分光光度法遵循分光光度法的吸收定律，一般通过比较对照品溶液和供试品溶液的吸光度，计算供试品中待测元素的含量。

3）砷盐。中药提取物砷盐的测定，具体操作可参照《中国药典》（2020 年版，四部）通则 0822 砷盐检查法。但要注意以下几点：①所用仪器和试液等照本法检查，均不应生成砷斑，或至多生成仅可辨认的斑痕。②制备标准砷斑或标准砷对照液，应与供试品检查同时进行。③本法所用锌粒应无砷，以能通过一号筛的细粒为宜，如使用的锌粒较大时，用量应酌情增加，反应时间亦应延长为 1 h。④醋酸铅棉花是取脱脂棉 1.0 g，浸入醋酸铅试液与水的等容混合液 12 ml 中，湿透后，挤压除去过多的溶液，并使之疏松，在 100 ℃ 以下干燥后，储于玻璃塞瓶中备用。

（6）农药残留量。中药提取物的农药残留量一般为检测有机氯农药残留量，可参照《中国药典》（2020 年版，四部）通则 2341 农药残留量测定法第一法进行测定。该方法是采用气相色谱法，选择以硅氧烷类为固定液的气相毛细管色谱柱，使用电子捕获检测器，来测定中药提取物中有机氯农药残留量。

有机氯类农药残留量测定条件如下：选择 SE－54（30 m × 0.32 mm × 0.25 μm）或 DB－1701 气相毛细管色谱柱和 63Ni－ECD 电子捕获检测器。进样口温度为 230 ℃；检测器温度为 300 ℃；采用不分流进样的方式；程序升温，升温过程为初始 100 ℃，每分钟升高 10～220 ℃，再每分钟升高 8～250 ℃，保持 10 min。以 BHC 包括 $\alpha\beta\gamma\delta$－BHC，4 种 DDT，五氯硝基苯共 9 种有机氯农药为对照品配制混合对照品溶液，所用溶剂为石油醚。供试品溶液采用非极性有机溶剂萃取提取物中的残留农药，并进一步纯化制备供试品溶液，根据测定结果，按外标法计算 9 种农药残留量。

（7）有关物质（杂质）。中药提取物有关物质多采用高效液相色谱法或气相色谱法进行检测。

1）高效液相色谱法（HPLC 法）。如《中国药典》（2020 年版，一部）收录的灯盏花素就采用 HPLC 法来测定有关物质。具体操作如下：取本品适量（相当于野黄芩苷 20 mg），置于 50 ml 量瓶中，加甲醇适量，超声处理（功率 300 W，频率 50 kHz）45 min，放至室温，加甲醇稀释至刻度，摇匀，作为供试品溶液。精密量取供试品溶液 1 ml，置于 100 ml 量瓶中，加甲醇稀释至刻度，摇匀，作为对照溶液。照【含量测定】项下的色谱条件，取对照溶液 5 μl，注入液相色谱仪，调节检测灵敏度，使主成分色谱峰的峰高为满量程的 10%，再精密量取供试品溶液与对照溶液各 5 μl，分别注入液相色谱仪，记录色谱图至主成分峰保留时间的 2.5 倍。供试品溶液色谱中，其他成分峰面积的和不得大于对照溶液主峰峰面积的 2 倍。

2）气相色谱法（GC 法）。《中国药典》（2020 年版，一部）收录的薄荷脑就采用 GC 法来测定有关物质。具体操作如下：取本品适量，加无水乙醇稀释制成每 1 ml 含 50 mg 的溶液，作为供试品溶液；精密量取薄荷脑对照品适量，加无水乙醇制成每 1 ml 含薄荷脑 0.5 mg 的溶液，作为对照品溶液。照【含量测定】项下的色谱条件，其中柱温为 110 ℃，取对照品溶液 1 μl 注入气相色谱仪，调节检测灵敏度，使主成分色谱峰的峰高为满量程的 20% ~30%；再精密量取供试品溶液与对照品溶液各 1 μl，分别注入气相色谱仪，记录色谱图至主成分峰保留时间的 2 倍。供试品色谱图中如有杂质峰，各杂质峰面积的和不得大于对照品溶液的主峰面积（1.0%）。

（8）毒性成分。中药提取物毒性成分多采用 HPLC 法进行检测。如《中国药典》（2020 年版，一部）收录的银杏叶提取物就采用 HPLC 法来测定其毒性成分总银杏酸。具体操作如下：以十八烷基硅烷键合硅胶为填充剂（柱长为 150 mm，柱内径为 4.6 mm，粒径为 5 μm）；以含 0.1% 三氟乙酸的乙腈为流动相 A，含 0.1% 三氟乙酸的水为流动相 B，进行梯度洗脱；检测波长为 310 nm。理论板数按白果新酸峰计算应不低于 4 000。对照品溶液的制备：取白果新酸对照品适量，精密称定，加甲醇制成每 1 ml 含 1 μg 的溶液，作为对照品溶液；另取总银杏酸对照品适量，用甲醇制成每 1 ml 含 20 μg 的溶液，作为定位用对照溶液。供试品溶液的制备：取本品粉末约 2 g，精密称定，置于具塞锥形瓶中，精密加入甲醇 10 ml，称定质量，超声使其溶解，放冷，用甲醇补足减失的质量，摇匀，过滤，取续滤液，即得。精密吸取供试品溶液、对照品溶液及定位用对照溶液各 50 μl，注入液相色谱仪，计算供试品溶液中与总银杏酸对照品相应色谱峰的总峰面积，以白果新酸对照品外标法计算总银杏酸含量，本品含总银杏酸不得过 5 mg/kg。

（9）微生物限度。中药提取物的微生物限度检查一般采用平皿法。用胰酪大豆胨琼脂培养基测定需氧菌总数，用沙氏葡萄糖琼脂培养基测定霉菌和酵母菌总数。需注意的是供试品微生物计数中所使用的培养基应进行适用性检查。供试品的微生物计数方法应进行方法适用性试验，以确认所采用的方法适合于该产品的微生物计数。若检验程序或产品发生变化可能影响检验结果时，计数方法应重新进行适用性试验。具体操作可参照《中国药典》（2020年版，四部）通则1105非无菌产品微生物限度检查：微生物计数法。

4. 有效成分含量

中药提取物有效成分含量测定方法有高效液相色谱法、气相色谱法、紫外—可见分光光度法、氮测定法、容量分析法（滴定分析法）、薄层色谱扫描法等。

（1）高效液相色谱法（HPLC法）。高效液相色谱法是中药提取物有效成分含量测定中最为常用的方法。《中国药典》（2020年版，一部）收录的人参茎叶总皂苷和人参总皂苷中的有效成分人参皂苷 Rg_1、Re、Rd就采用HPLC法进行检测。高效液相色谱法的分析原理是在高压条件下溶质在固定相和流动相之间进行的一种连续多次交换的过程，它利用溶质在两相间分配系数、亲和力、吸附力或分子大小不同引起排阻作用的差别，使不同溶质得以分离。

（2）气相色谱法（GC法）。挥发油类中药提取物中的有效成分含量测定一般采用气相色谱法。如《中国药典》（2020年版，一部）收录的丁香罗勒油、八角茴香油、广藿香油、肉桂油等有效成分的含量测定均采用GC法。

（3）紫外—可见分光光度法。紫外—可见分光光度法是在190～800 nm波长范围内测定物质的吸光度，用于鉴别、杂质检查和定量测定的方法。常用的含量测定方法有：对照品比较法、计算分光光度法、吸收系数法、比色法。具有灵敏度高、精度好、操作简便等优点，也是中药成分含量测定常用的一种方法。中药提取物中有效成分为皂苷类、黄酮类等化合物时，多采用紫外—可见分光光度法来进行含量测定。《中国药典》（2020年版，一部）收录的人参茎叶总皂苷、人参总皂苷、山楂叶提取物中的总黄酮均采用该方法进行含量测定。

（4）氮测定法。氮测定法为测定含氮有机物中含氮元素量的分析方法。本法的原理是供试品在硫酸及硫酸钾、无水硫酸铜等催化剂的作用下，经加热分解使转化为硫酸铵，再经碱化使氨馏出，用硼酸溶液收集，再用硫酸滴定液滴定，计算氮含量。测定步骤包括消化、蒸馏和滴定三步。根据测定范围的高低分为常量法（相当于含氮量25～30 mg）、半微量法（相当于含氮量1.0～2.0 mg），以及定氮仪法（常量及半微量），应按品种标准中规定的方法选用。《中国药典》（2020年版，一部）收录的水牛角浓缩粉的含量测定就是采用氮测定法中的常量法进行测定，要求按干燥品计算，含总氮（N）不得少于15.0%。

（5）容量分析法。容量分析法是将一种已知准确浓度的试剂溶液（标准溶液）滴加到待测物质的溶液中，直到所加的试剂与待测定物质按化学计量关系定量反应为止，然后根据所用标准溶液的体积和浓度，计算出待测物质的含量。这种分析方法是通过“滴定”来实现的，因此，常称为滴定分析法。容量分析所用的仪器简单，还具有方便、迅速、准确（可准确至0.1%）的优点，特别适用于常量组分测定。在中药提取物成分分析中，非水酸碱滴定法也较为常用。如《中国药典》（2020 年版，一部）收录的北豆根提取物中总生物碱的含量测定就是采用该方法。

（6）薄层色谱扫描法。薄层色谱扫描法是指用一定波长的光照射在薄层板上，对薄层色谱中可吸收紫外光或可见光的斑点，或经激发后能发射出荧光的斑点进行扫描，将扫描得到的图谱及积分数据用于鉴别、检查和含量测定。测定时可根据不同薄层扫描仪的结构特点，按照规定方式扫描测定，一般选择反射方式，采用吸收法或荧光法。除另有规定外，含量测定应使用市售薄层板。测定薄层色谱扫描用于含量测定时，通常采用线性回归二点法计算，如线性范围很窄时，可用多点法校正多项式回归计算。供试品溶液和对照品溶液应交叉点于同一薄层板上，供试品点样不得少于 2 个，对照品每一浓度不得少于 2 个。扫描时，应沿展开方向扫描，不可横向扫描。《中国药典》（2020 年版，一部）收录的益母草流浸膏就采用该方法来测定盐酸水苏碱的含量。

二、填写工作单

（一）阅读以上材料

以小组为单位阅读以上材料，记录学习要点。

（二）听取教师 PPT 讲解

每位学生认真记录笔记。

（三）查阅资料回答问题

以小组为单位，结合阅读材料、PPT 和查阅资料的情况，回答作业单中的各项问题。

作业单

一、单项选择题

1. 一般情况下，中药提取物炽灼残渣的测定温度是（　　）℃。

A. 700 ~ 800　　B. 500 ~ 600

C. 500 ~ 800　　D. 600 ~ 700

2. 如需将残渣留作重金属检查，则炽灼温度必须控制在（　　）℃。

A. 700 ~ 800　　B. 500 ~ 600

C. 500 ~ 800　　D. 600 ~ 700

3. 中药提取物农药残留量大多采用的检测方法（　　）。

A. HPLC 法　　B. GC 法

C. UV 法　　D. TLC 法

4. 中药提取物的微生物限度检查一般采用（　　）。

A. 平皿法　　B. 薄膜过滤法

C. MPN 法　　D. CFU 法

5. 中药提取物定性鉴别中使用最多的色谱法是（　　）。

A. 纸色谱法　　B. 薄层色谱法

C. 高效液相色谱法　　D. 气相色谱法

6. 中药提取物定量分析中采用最多的方法是（　　）。

A. 薄层色谱法　　B. 紫外—可见分光光度法

C. 高效液相色谱法　　D. 气相色谱法

7. 最适于分析挥发油及其挥发性组分的方法是（　　）。

A. 薄层色谱法　　B. 紫外—可见分光光度法

C. 高效液相色谱法　　D. 气相色谱法

8. 荧光分析中常用的紫外光波长为（　　）nm。

A. 365　　B. 254

C. 265　　D. 280

9.《中国药典》（2020 年版）规定，用烘干法测定中药提取物的水分时，其干燥温度是（　　）℃。

A. 90 ~ 100　　B. 100 ~ 105

C. 105 ~ 110　　D. 110 ~ 120

10. 恒重是指连续两次干燥或炽灼后的重量差异小于（　　）mg。

A. 1　　B. 0.5

C. 0.3　　D. 0.1

二、多项选择题

1. 中药提取物鉴别的方法有（　　）。

A. 理化鉴别法　　B. 薄层色谱法

C. 高效液相色谱法　　D. 气相色谱法

E. 紫外—可见分光光度法

2. 中药提取物有效成分含量测定的方法有（　　）。

A. 高效液相色谱法　　B. 气相色谱法

C. 紫外—可见分光光度法　　D. 氮测定法

E. 滴定分析法

三、简答题

1. 查阅《中国药典》（2020 年版，一部），请找出浸膏类和挥发油类的有效成分含量测定大多分别使用哪种方法。

2. 查阅《中国药典》（2020 年版，四部），请找出用于检测中药提取物重金属类的检测项目都有哪些。它们分别采用的方法是什么？

学习评价

根据每一小组成员在本学习过程中的表现，填写学习任务过程性考核记录表（见书后附表）。

项目学习总结评价　中药提取物的质量检查

任务目标

知识目标

1. 掌握中药提取物质量检查的要求、质量检查的项目及检查方法。
2. 熟悉每一种检查方法的操作要点。
3. 了解中药提取物质量检查的安全知识。

技能目标

1. 能开展中药提取物质量检查计划的制订。
2. 能够根据制订的检查计划进行中药提取物质量检查。
3. 能够熟练使用质量检验的工具器皿和设备。
4. 能够有效管理质量检查和监督使用的设备和器具。
5. 能够快速、准确、及时地反馈中药提取物质量中存在的问题，并提出整改方案或意见。
6. 能根据工作任务完成情况，规范撰写作业单。
7. 能对本次工作任务完成过程中存在的问题进行分析，提出今后改进的措施。

素质目标

1. 具有团队协作、沟通交流的能力。
2. 具备爱岗敬业的工匠精神、科学严谨的学习态度、一丝不苟的工作作风和创新意识。
3. 树立正确的规范意识、效率意识和安全意识。
4. 具备优良的劳动纪律观念、心理素质、职业道德和素养。

建议学时

12 学时

任务实施

一、阅读以下材料

中药提取物的质量检查就是依据《中国药典》、部颁药品标准等，对中药提取物检品的真实性、纯度、质量进行检定和评价。生产企业一般会根据法定标准，对各方法经过验证后来制订企业内部的质量标准，检验人员需按此执行。如图 8－1 所示，中药提取物质量检查一般程序分为 4 步：

1. 取样受理。取样受理是指从整批提取物中抽取一部分具有代表性的样品。取样量一般不得少于试验所需量的 3 倍，即 1/3 供试验用，1/3 供复核用，1/3 供留样保存。供试验用的供试品量，至少可供 3 次全检用，即 3 份平行试验用量。

2. 检品检验。检品检验是指按照企业质量标准及相应的操作规程对所有检测项目进行全检。

3. 检验记录。中药提取物质量检测必须要有完整的原始记录，记录要真实、完整、清晰、具体。应用专用记录本，用蓝色或黑色签字笔书写，一般不得涂改（若有写错时，应立即在原数据上划上单线，然后在旁边改正重写并注明原因，签名签日期）。记录内容一般包括供试药品名称、来源、批号、数量、规格、包装情况、检验目的、检验方法及依据、检验日期、报告日期、检验中观察到的现象、检验数据、检验结果、结论等。原始记录应妥善保存，以备查。

4. 检验报告单。检验报告单的格式要设计简洁，内容要完整，报告内容一般包括检验项目（定性鉴别、检查、含量测定等）、标准规定（标准中规定的检测结果或数据）、检验结果（实际检验结果或数据）等内容。经检验所有项目符合规定者，作符合规定的结论，否则应提出不符合规定的项目及相应结论。

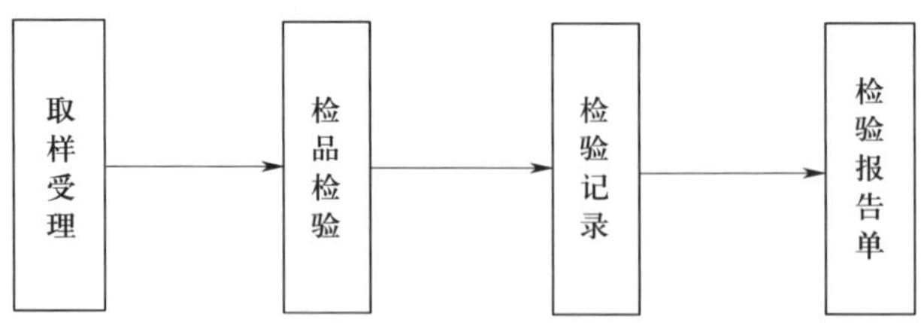

图 8－1　中药提取物质量检查程序

二、制定中药提取物质量检查计划

以小组为单位，扫二维码，对部分中药提取物质量检查的工具及设备、岗位的职责和标准操作规程等进行认知，根据教师提供的银杏叶提取物，综合运用任务一至任务二中所学的知识和技能，查阅《中国药典》（2020 年

版，一部）收录的银杏叶提取物的质量标准，进行银杏叶提取物质量检查计划的制订和设计。并填写作业单中的表 8 – 2 银杏叶提取物质量检查工作单。

三、中药提取物质量检查计划的展示、 交流

以小组为单位，运用 PPT 演示文稿、纸质打印图样等形式，向全班同学展示、汇报检查计划制订成果，重点汇报检查流程、每一个重点操作环节的操作要点和检验需要用到的仪器和设备等内容。展示中，其余小组对汇报小组所展示的内容进行评价。汇报小组根据其他小组评价的意见对本设计进行归纳与总结。

四、中药提取物质量检查计划的实施

以小组为单位，按照制订的检查计划实施银杏叶提取物的质量检查，通过检查结果回顾、总结和分析工作过程中存在的问题和不足，提出今后改进的措施。

1. 总结银杏叶提取物质量检查过程中遇到的困难和问题，列举你值得分享的工作经验。

2. 回顾本次学习任务的工作过程，对开展银杏叶提取物质量检查所需的知识和技能进行归纳与整理，写一篇字数不少于 300 字的工作总结，总结中重点关注以下问题：

（1）通过以上银杏叶提取物质量检查计划的制订和设计，你对自己制订和设计的结果满意吗？如果满意，是因为进行过多种方案的比较和优化吗？你认为本方案的优势表现在哪些方面？如果不满意，是基于时间不足还是缺乏交流或者是无从判断？

（2）本次工作任务中，银杏叶提取物的质量检查涉及性状、鉴别、检查、指纹图谱、含量测定等检测项目的内容。掌握程度如何？对于未接触过的内容，你是否已经和别人进行过交流探讨？

（3）通过展示交流，你觉得你制订的检查计划在哪些方面比别人的更有优势？哪些方面还考虑得不够周全？你是否愿意就你制订的方案优势与别人进行交流？你是否认同别人制订的检查计划？

（4）你是否一直按计划进行学习，是否已经实现项目八中药提取物的质量控制的预期学习目标？如果没有，你觉得问题出在哪些方面？你准备如何调整计划和目标？

学习评价

按照实事求是的原则，在教师指导下按照自我评价、小组评价和教师评价 3 种方式对本小组成员在学习任务完成中的表现进行综合评价，填写学习评价表 8 – 1 中药提取物的质量检查学习任务综合评价表。

教师评价包括设计成果的优点、存在的问题及改进措施的点评，对完成工作任务过程中亮点与不足的点评。

表 8－1　中药提取物的质量检查学习任务综合评价表

姓　名						学　号						班　级					
组　号	第　组					组　长						日　期	年　月　日				
检查计划制订						检查计划展示、交流						检查计划实施、结果检查					
30 分		分值	自评	互评	教师评价	30 分		分值	自评	互评	教师评价	40 分		分值	自评	互评	教师评价
资讯	信息采集	2				展示交流	计划描述	4				检查过程	准备工作	2			
	技术分析	2											仪器、设备使用	4			
	标准规范	2					计划展示	4					性　状	2			
计划决策	计划合理	2											鉴　别	4			
	成本意识	2					效果处理	4					检　查	6			
	方案特色	2											指纹图谱	4			
	规划分工	2					交流沟通	4					含量测定	6			
实施过程	工作态度	2											原始记录	6			
	协作精神	2					问题反馈	4					报告单设计	4			
	技术能力	2										结果检查	意外事件（未发生计满分，已发生计 0 分）	2			
	工作质量	2					规划分工	3									
	安全规范	2															
	团队意识	2					接受批评	3									
结果检查	工作有序	2															
	复杂程度	1					提出建议	4									
	完成情况	1				加分											
合　计						合　计						合　计					
自评、互评、教师评价平均值						自评、互评、教师评价平均值						自评、互评、教师评价平均值					
总计：																	

指导教师签字：

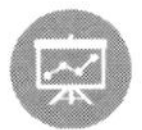

作业单

表 8－2　　银杏叶提取物质量检查工作单

姓　名		学　号		班　级	
组　号	第　组	组　长		日　期	年　月　日
品　名				批　号	
取样数量				取样日期	年　月　日
检验日期	年　月　日			报告日期	年　月　日
标准依据	《中国药典》（2020 年版，一部）				

1. 性状：本品为浅棕黄色至棕褐色的粉末；味微苦	单项结论：□符合　□不符合
检验结果	

检验人：________________　　日期：________________

2. 鉴别（1）：供试品色谱中，在与对照提取物色谱相应的位置上，显相同颜色的荧光斑点	单项结论：□符合　□不符合	
方法	薄层色谱法（通则 0502）	
薄层板	以含 4% 醋酸钠的羧甲基纤维素钠溶液为黏合剂的硅胶 G 薄层板	
展开剂	乙酸乙酯：丁酮：甲酸：水（5：3：1：1）	
显色剂	3% 三氯化铝乙醇溶液	
设备名称	紫外光灯（365 nm）	设备厂牌及型号
溶液配制	供试品溶液：取本品________g，加正丁醇 15 ml，置水浴中温浸 15 min 并时时振摇，放冷，过滤，滤液蒸干，残渣加乙醇 2 ml 使溶解，作为供试品溶液	
	银杏叶对照提取物溶液：取对照提取物________g，加正丁醇 15 ml，置于水浴中温浸 15 min 并随时振摇，放冷，过滤，滤液蒸干，残渣加乙醇 2 ml 使溶解，作为对照提取物溶液	
检验结果		

检验人：________________　　日期：________________

3. 水分：不得过 5.0%		单项结论：□符合　□不符合
方法	烘干法（通则 0832 第二法）	
设备名称	干燥箱	设备厂牌及型号
称量仪器	电子天平	仪器厂牌及型号
称量瓶恒重	1 号	2 号
第一次称量瓶干燥（105 ℃，3 h）	________g	________g
第二次称量瓶恒重（105 ℃，1 h）	________g	________g
样品称重	________g	________g
第一次称量瓶＋样品干燥（105 ℃，5 h）	________g	________g
第二次称量瓶＋样品恒重（105 ℃，1 h）	________g	________g
计算公式	$\frac{（第二次称量瓶＋样品恒重）－第二次称量瓶恒重}{样品称重}\times 100\%$	
测定结果	%	

检验人：________________　　日期：________________

续表

4. 炽灼残渣：500～600 ℃至恒重，遗留残渣不得过0.8%			单项结论：□符合　□不符合
方法	炽灼残渣检查法（通则0841）		
设备名称	马弗炉	设备厂牌及型号	
称量仪器	电子天平	仪器厂牌及型号	
试药试剂	硫酸批号：		
坩埚恒重		1号	2号
第一次坩埚称重（600 ℃，3 h）		________g	________g
第二次坩埚恒重（600 ℃，0.5 h）		________g	________g
样品称重		________g	________g
第一次坩埚＋残渣称重（600 ℃，3 h）		________g	________g
第二次坩埚＋残渣恒重（600 ℃，0.5 h）		________g	________g
计算公示	$\frac{\text{（第二次坩埚＋残渣恒重）－第二次称坩埚恒重}}{\text{样品称重}}\times 100\%$		
测定结果	%		

检验人：________________　日期：________________

5. 重金属：不得过20 mg/kg	单项结论：□符合　□不符合
溶液配制	标准铅溶液：称取硝酸铅0.159 9 g，置于1 000 ml量瓶中，加硝酸5 ml与水50 ml溶解后，用水稀释至刻度，摇匀，作为储备液 精密量取储备液10 ml，100 ml量瓶中，加水稀释至刻度，摇匀，即得（每1 ml相当于10 μg的Pb）。本液仅供当日使用
	乙管样品溶液：取炽灼残渣项下遗留的残渣加硝酸0.5 ml，蒸干，至氧化氮蒸气除尽后，放冷，加盐酸2 ml，置于水浴上蒸干后加水15 ml，滴加氨试液至对酚酞指示液显微粉红色，再加醋酸盐缓冲液（pH3.5）2 ml，微热溶解后，移置纳氏比色管中，加水稀释成25 ml，作为乙管
	甲管标准溶液：另取配制样品溶液的试剂，置瓷皿中蒸干后，加醋酸盐缓冲液（pH 3.5）2 ml与水15 ml，微热溶解后，移置纳氏比色管中，加标准铅溶液2 ml，再用水稀释成25 ml，作为甲管
	再在甲、乙两管中分别加硫代乙酰胺试液各2 ml，摇匀，放置2 min，同置于白纸上，自上向下透视，乙管中显出的颜色与甲管比较，不得更深
检验结果	

检验人：________________　日期：________________

6. 总银杏酸：本品含总银杏酸不得过5 mg/kg							单项结论：□符合　□不符合
方法	高效液相色谱法（通则0512）						
仪器名称	高效液相色谱仪			仪器厂牌及型号			
色谱柱	厂牌及型号			规格			
色谱条件	检测波长：　nm		流速：　ml/min		柱温：　℃		进样体积：　μl

续表

<table>
<tr><td>流动相</td><td colspan="4">流动相 A：0.1% 三氟乙酸乙腈溶液
流动相 B：0.1% 三氟乙酸水溶液
按下表规定进行梯度洗脱：
<table><tr><th>时间/min</th><th>流动相 A/%</th><th>流动相 B/%</th></tr><tr><td>0 ~ 30</td><td>75→90</td><td>25→10</td></tr><tr><td>30 ~ 35</td><td>90</td><td>10</td></tr><tr><td>35 ~ 36</td><td>90→75</td><td>10→25</td></tr><tr><td>36 ~ 45</td><td>75</td><td>25</td></tr></table></td></tr>
<tr><td rowspan="2">对照品</td><td colspan="3">白果新酸对照品批号：</td><td>纯度：　　%</td></tr>
<tr><td colspan="3">总银杏酸对照品批号：</td><td></td></tr>
<tr><td>系统适用性</td><td colspan="3">理论板数（N）按白果新酸峰计算应不低于 4 000；N = ____________</td><td>□符合　□不符合</td></tr>
<tr><td>重复性</td><td colspan="3">取对照溶液，连续进样 5 针，对照溶液白果新酸峰面积 RSD 应不大于 2.0%；RSD% = ____________</td><td>□符合　□不符合</td></tr>
<tr><td rowspan="4">溶液配制</td><td>定位用对照溶液</td><td colspan="3">精密称取总银杏酸对照品________ g，置于________ ml 的量瓶中，加甲醇溶解并稀释至刻度，摇匀。制成每 1 ml 中约含 20 μg 的溶液，作为定位用对照溶液</td></tr>
<tr><td>对照品溶液</td><td colspan="3">精密称取白果新酸对照品________ g，置于________ ml 的量瓶中，加甲醇溶解并稀释至刻度，摇匀。精密量取________ ml，置于________ ml 的量瓶中，加甲醇溶解并定量稀释制成每 1 ml 中约含 1 μg 的溶液，作为对照品溶液</td></tr>
<tr><td>供试品溶液</td><td colspan="3">精密称取本品粉末________ g，置于具塞锥形瓶中，精密加入 10 ml 甲醇，称定质量________ g，超声溶解，放冷，用甲醇补足减失的质量，摇匀，取续滤液作为供试品溶液</td></tr>
<tr><td>称量仪器</td><td>电子天平</td><td>仪器厂牌及型号</td><td></td></tr>
<tr><td>计算公式</td><td colspan="4">总银杏酸含量（mg/kg）=（r_U/r_S）×（c_S/c_U）× P × 1 000 000
r_U：供试品溶液中与总银杏酸对照品相应色谱峰的总峰面积
r_S：白果新酸对照品溶液峰面积
c_S：白果新酸对照品溶液浓度（μg/ml）
c_U：供试品溶液浓度（μg/ml）
P：白果新酸对照品纯度（99.7%）</td></tr>
<tr><td>计算结果</td><td colspan="4"></td></tr>
</table>

检验人：________________________　　日期：________________________

<table>
<tr><td colspan="4">7. 指纹图谱：供试品指纹图谱中应呈现 17 个与对照提取物指纹图谱相对应的色谱峰，其中 6 号峰与参照物峰保留时间相对应；全峰匹配，按中药色谱指纹图谱相似度评价系统计算供试品指纹图谱与对照提取物指纹图谱的相似度，应不得低于 0.90</td><td>单项结论：□符合　□不符合</td></tr>
<tr><td>方法</td><td colspan="4">高效液相色谱法（通则 0512）</td></tr>
<tr><td>仪器名称</td><td colspan="2">超高效液相色谱仪</td><td>仪器厂牌及型号</td><td></td></tr>
<tr><td>色谱柱</td><td>厂牌及型号</td><td></td><td>规格</td><td></td></tr>
<tr><td>色谱条件</td><td colspan="4">检测波长：　nm　流速：　ml/min　柱温：　℃　进样体积：　μl</td></tr>
</table>

续表

<table>
<tr><td rowspan="1">流动相</td><td colspan="4">流动相 A：乙腈
流动相 B：0.4%磷酸溶液
按下表规定进行梯度洗脱：
<table><tr><th>时间/min</th><th>流动相 A/%</th><th>流动相 B/%</th></tr><tr><td>0～2.3</td><td>16.6</td><td>83.4</td></tr><tr><td>2.3～4.6</td><td>16.6→19.7</td><td>83.4→80.3</td></tr><tr><td>4.6～7.3</td><td>19.7→24.0</td><td>80.3→76.0</td></tr><tr><td>7.3～9.0</td><td>24.0→27.0</td><td>76.0→73.0</td></tr><tr><td>9.0～12.0</td><td>27.0→30.0</td><td>73.0→70.0</td></tr><tr><td>12.0～14.0</td><td>30.0→40.0</td><td>70.0→60.0</td></tr><tr><td>14.0～14.01</td><td>40.0→80.0</td><td>60.0→20.0</td></tr><tr><td>14.01～15.0</td><td>80.0</td><td>20.0</td></tr></table></td></tr>
<tr><td>对照品</td><td colspan="4">芦丁对照品批号：　　　　纯度：　　%</td></tr>
<tr><td>系统适用性</td><td colspan="3">理论板数（N）按芦丁峰计算应不低于 10 000；N = ____________</td><td>□符合　□不符合</td></tr>
<tr><td rowspan="4">溶液配制</td><td>参照物溶液</td><td colspan="3">精密称取芦丁对照品________g，置于________ml 的量瓶中，加 80% 甲醇溶解并稀释至刻度，摇匀。制成每 1 ml 中约含 30 μg 的溶液，作为参照物溶液</td></tr>
<tr><td>对照提取物溶液</td><td colspan="3">精密称取银杏叶对照提取物________g，精密加入 80% 甲醇 20 ml，超声处理（功率 250 W，频率 33 kHz）10 min，过滤，取续滤液，作为对照提取物溶液</td></tr>
<tr><td>供试品溶液</td><td colspan="3">精密称取银杏叶提取物________g，精密加入 80% 甲醇 20 ml，超声处理（功率 250 W，频率 33 kHz）10 min，过滤，取续滤液，作为对照提取物溶液</td></tr>
<tr><td>称量仪器</td><td>电子天平</td><td>厂牌及型号</td><td></td></tr>
<tr><td>银杏叶对照提取物指纹图谱</td><td colspan="4"></td></tr>
<tr><td>检验结果</td><td colspan="4"></td></tr>
</table>

检验人：________________　　日期：________________

续表

<table>
<tr><td colspan="4">8. 含量测定（总黄酮醇苷）：不得少于24.0%</td><td colspan="2">单项结论：□符合　□不符合</td></tr>
<tr><td>方法</td><td colspan="5">高效液相色谱法（通则0512）</td></tr>
<tr><td>仪器名称</td><td colspan="2">高效液相色谱仪</td><td>仪器厂牌及型号</td><td colspan="2"></td></tr>
<tr><td>色谱柱</td><td>厂牌及型号</td><td></td><td>规格</td><td colspan="2"></td></tr>
<tr><td>流动相</td><td colspan="5">甲醇：0.4%磷酸溶液（50：50）</td></tr>
<tr><td>色谱条件</td><td colspan="5">检测波长：　nm　流速：　ml/min　柱温：　℃　进样体积：　μl</td></tr>
<tr><td>对照品</td><td colspan="5">槲皮素对照品批号：　纯度：　%</td></tr>
<tr><td>系统适用性</td><td colspan="4">理论板数（N）按槲皮素峰计算应不低于2 500；N = ____________</td><td>□符合　□不符合</td></tr>
<tr><td>重复性</td><td colspan="4">取对照溶液，连续进样5次，槲皮素峰峰面积的相对标准偏差应不大于2.0%。RSD% = ____________</td><td>□符合　□不符合</td></tr>
<tr><td rowspan="3">溶液配制</td><td>对照品溶液</td><td colspan="4">精密称取槲皮素对照品A ________ mg，对照品B ________ mg，分别置于________ ml的量瓶中，加甲醇溶解并稀释至刻度，摇匀，制成每1 ml中含30 μg的溶液，作为对照品溶液</td></tr>
<tr><td>供试品溶液</td><td colspan="4">取本品约35 mg，精密称定：1号________ mg，2号________ mg，分别加甲醇：25%盐酸溶液（4：1）的混合溶液各25 ml，置于水浴中加热回流30 min，迅速冷却至室温，分别转移至50 ml量瓶中，用甲醇稀释至刻度，摇匀，过滤，取续滤液，作为供试品溶液</td></tr>
<tr><td>称量仪器</td><td>电子天平</td><td>厂牌及型号</td><td colspan="2"></td></tr>
<tr><td>对照品比值</td><td colspan="4">$\frac{\text{对照品溶液B峰面积}\times\text{对照品溶液A浓度}}{\text{对照品溶液A峰面积}\times\text{对照品溶液B浓度}}\times 100\%$
对照品比值（98.0%～102.0%）= ____________</td><td>□符合　□不符合</td></tr>
<tr><td>计算公式</td><td colspan="5">分别按下表相对应的校正因子计算槲皮素、山柰酚和异鼠李素的含量，用待测成分色谱峰与槲皮素色谱峰的相对保留时间确定槲皮素、山柰酚和异鼠李素的峰位，其相对保留时间应在规定值的±5%范围之内，即得。相对保留时间及校正因子（F）见下表：
<table>
<tr><th>待测成分（峰）</th><th>相对保留时间（RRT）</th><th>校正因子（F）</th></tr>
<tr><td>槲皮素</td><td>1.00</td><td>1.000 0</td></tr>
<tr><td>山柰酚</td><td>1.77</td><td>1.002 0</td></tr>
<tr><td>异鼠李素</td><td>2.00</td><td>1.089 0</td></tr>
</table>
槲皮素/山柰酚/异鼠李素含量% = $(r_U/r_S)\times(c_S/c_U)\times P\times F\times 100\%$
r_U：供试品溶液中槲皮素/山柰酚/异鼠李素峰峰面积
r_S：槲皮素对照品溶液峰面积
c_S：槲皮素对照品溶液浓度（μg/ml）
c_U：供试品溶液浓度（μg/ml）
P：槲皮素对照品纯度（99.7%）
F：校正因子
总黄酮醇苷含量 =（槲皮素含量 + 山柰酚含量 + 异鼠李素含量）×2.51</td></tr>
<tr><td rowspan="2">含量计算</td><td colspan="3">1号－含量 =</td><td colspan="2">2号－含量 =</td></tr>
<tr><td colspan="3">平均含量% =</td><td colspan="2">相对偏差（≤2.0%）=</td></tr>
</table>

检验人：________________________　日期：________________________

续表

9. 黄酮苷元峰面积比：按【含量测定】项下的总黄酮醇苷色谱计算，槲皮素与山柰酚的峰面积比应为 0.8～1.2，异鼠李素与槲皮素的峰面积比值应大于 0.15	单项结论：□符合 □不符合
计算结果	槲皮素峰面积/山柰酚峰面积 = ________ 异鼠李素峰面积/槲皮素峰面积 = ________

检验人：________ 日期：________

10. 含量测定（萜类内酯）：本品按干燥品计算，含萜类内酯以白果内酯、银杏内酯 A、银杏内酯 B 和银杏内酯 C 的总量计，不得少于 6.0%（该检测项为学习了解内容）					单项结论：□符合 □不符合
方法	高效液相色谱法（通则 0512）				
仪器名称	高效液相色谱仪（蒸发光散射检测器）		仪器厂牌及型号		
色谱柱	厂牌及型号		规格		
流动相	正丙醇：四氢呋喃：水（1：15：84）				
色谱条件	流速： ml/min 柱温： ℃ 载气速度： L/min 漂移管温度： ℃				
对照提取物	银杏叶总内酯对照提取物批号： 纯度： %				
系统适用性	理论板数（N）按白果内酯峰计算应不低于 2 500；N = ________			□符合 □不符合	
溶液配制	对照提取物溶液	取银杏叶总内酯对照提取物适量，精密称定，加甲醇制成每 1 ml 含 2.5 mg 的溶液，即得 精密称取银杏总内酯对照提取物________ mg，置于________ ml 的量瓶中，加甲醇溶解并稀释至刻度，摇匀，制成每 1 ml 中含 2.5 mg 的溶液，即得			
	供试品溶液	取本品约 0.15 g，精密称定：1 号________ g，2 号________ g，分别加水 10 ml，置于水浴中温热使溶散，加 2% 盐酸溶液 2 滴，用乙酸乙酯振摇提取 4 次（15 ml、10 ml、10 ml、10 ml），合并提取液，用 5% 醋酸钠溶液 20 ml 洗涤，分取醋酸钠液，再用乙酸乙酯 10 ml 洗涤，合并乙酸乙酯提取液及洗涤液，用水洗涤 2 次，每次 20 ml，分取水液，用乙酸乙酯 10 ml 洗涤，合并乙酸乙酯液，回收溶剂至干，残渣用甲醇溶解并转移至 5 ml 量瓶中，加甲醇至刻度，摇匀，过滤，取续滤液，即得			
	称量仪器	电子天平	厂牌及型号		
计算公式	分别精密吸取对照提取物溶液 5 μl、10 μl，供试品溶液 5～10 μl，注入液相色谱仪，测定，用外标两点法对数方程分别计算白果内酯、银杏内酯 A、银杏内酯 B 和银杏内酯 C 的含量，再将三者含量加和，即得				
含量计算	1 号－含量 =		2 号－含量 =		
	平均含量% =		相对偏差（≤2.0%） =		

检验人：________ 日期：________

11. 鉴别（2）：在【含量测定】萜类内酯项下的色谱图中，供试品色谱中应呈现与银杏叶总内酯对照提取物色谱峰保留时间相对应的色谱峰	单项结论：□符合 □不符合
检验结果	

检验人：________ 日期：________

作业单

银杏叶提取物质量检验报告书

品　　名			
批　　号		检验编号	
规　　格		批　　量	
包装规格		报告日期	
厂牌来源		生产日期	
检验依据		有效期	——

检验项目	要求	结果
性状：	本品为浅棕黄色至棕褐色的粉末，味微苦	
鉴别：	应符合规定	
水分：	≤5.0%	
炽灼残渣：	≤0.8%	
重金属：	≤20 mg/kg	
黄酮苷元峰面积比：	槲皮素与山柰酚的峰面积比应为0.8：1.2，异鼠李素与槲皮素的峰面积比值应大于0.15	
总银杏酸：	≤5 mg/kg	
指纹图谱：	应符合规定	
总黄酮醇苷含量：	≥24.0%	
萜类内酯含量：	本品按干燥品计算，含萜类内酯以白果内酯、银杏内酯A、银杏内酯B和银杏内酯C的总量计，不得少于6.0%	

结果判定：

指导教师：　　　　复核者：　　　　检验者：

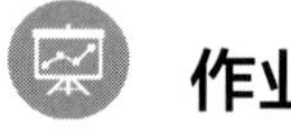

作业单

银杏叶提取物质量检查工作总结

附表

学习任务过程性考核记录表

<table>
<tr><td colspan="2">任务名称</td><td colspan="4"></td><td colspan="2">学习地点</td><td colspan="3"></td><td colspan="2">学习时间</td><td colspan="8">年　月　日—　年　月　日</td></tr>
<tr><td colspan="2">班　级</td><td colspan="4"></td><td colspan="2">团队成员</td><td colspan="3"></td><td colspan="2">组　长</td><td colspan="3"></td><td colspan="2">指导教师</td><td colspan="3"></td></tr>
<tr><td rowspan="2">序号</td><td rowspan="2">姓名</td><td colspan="7">劳动纪律</td><td colspan="9">职业道德和素养</td><td colspan="2">知识和技能</td><td rowspan="2">其他</td></tr>
<tr><td>迟到</td><td>早退</td><td>旷课</td><td>请假</td><td>离岗</td><td>闲聊</td><td>睡觉</td><td>工具</td><td>卫生</td><td>仪表</td><td>礼仪</td><td>安全意识</td><td>责任意识</td><td>服从意识</td><td>态度</td><td>展示</td><td>学习笔记</td><td>作业单质量</td></tr>
<tr><td></td><td></td><td></td><td></td><td></td><td></td><td></td><td></td><td></td><td></td><td></td><td></td><td></td><td></td><td></td><td></td><td></td><td></td><td></td><td></td><td></td></tr>
<tr><td></td><td></td><td></td><td></td><td></td><td></td><td></td><td></td><td></td><td></td><td></td><td></td><td></td><td></td><td></td><td></td><td></td><td></td><td></td><td></td><td></td></tr>
<tr><td></td><td></td><td></td><td></td><td></td><td></td><td></td><td></td><td></td><td></td><td></td><td></td><td></td><td></td><td></td><td></td><td></td><td></td><td></td><td></td><td></td></tr>
</table>

说明：1. 劳动纪律各项用“正”字记录，“一”表示有所列行为1次。

2. 职业道德和素养各项分优、良、中、及格、不及格五等，分别用A、B、C、D、E表示。其中，“工具”指是否带齐学习及实训工具；“卫生”指是否按要求打扫或清洁工作场所；“仪表”指穿戴是否符合学校规定；“礼仪”指语言是否符合学校学生管理规范；“安全意识”指是否按操作规范操作，是否乱动设备及电源；“责任意识”指办事是否认真，是否爱护设备，是否节约材料；“服从意识”指是否听从教师及管理人员的安排；“态度”指是否主动参加各种教学活动，是否具有团队精神；“展示”指材料准备是否充分，成果介绍是否从容大方得体，语言是否准确精练，是否在规定的时间内完成成果介绍。

3. 知识和技能：分优、良、中、及格、不及格五等，分别用A、B、C、D、E表示。其中“学习笔记”指课程学习（包括自学）的笔记是否完整，书写是否整齐规范；“作业单质量”指问题回答、工作总结、综述、内容要点记录等是否完整规范，图样、PPT等是否完整规范。

4. 其他：根据实际情况，提出的其他考核项目。

参考文献

［1］国家药典委员会，中华人民共和国药典（一部，四部）［M］．北京：中国医药科技出版社，2020.

［2］张素萍．中药制药生产技术［M］．3 版．北京：化学工业出版社，2021.

［3］欧绍淑．中药化学基础［M］．北京：中国中医药出版社，2018.

［4］赵磊．中药化学基础［M］．3 版．北京：中国医药科学技术出版社，2020.

［5］李医明．中药化学［M］．2 版．上海：上海科学技术出版社，2018.

［6］武子敬，郭建军．中药化学［M］．北京：电子科技大学出版社，2017.

［7］张晶，袁珂．中药化学［M］．北京：中国农业大学出版社，2015.

［8］李慧婷，伍振峰，万娜，等．浸提辅助剂在中药提取中的应用及研究进展［J］．中国实验方剂学杂志，2017，23（23）：212－219.

［9］唐乾，冯宝民，曹洪玉，等．“酶工程”课程思政元素的提取与思考［J］．大连大学学报，2022，43（2）：96－101.

［10］张树生．神农本草经理论与实践［M］．北京：人民卫生出版社，2009.

［11］吴仪洛．本草从新［M］．北京：人民卫生出版社，1990.

［12］冉新成．塑料成型模具［M］．北京：化学工业出版社，2022.

［13］龚千锋．中药炮制学［M］．北京：中国中医药出版社，2002.

［14］张中社．中药炮制技术［M］．北京：人民卫生出版社，2009.

［15］蔡翠芳．中药制药技术综合实训教程［M］．北京：化学工业出版社，2005.

［16］钟凌云，于欢，祝婧，等．炮制技术流派——樟树帮药文化探究［J］．中国实验方剂学杂志，2017，23（2）：1－6.

［17］刘特津．基于中药特色技术传承培训对樟帮炮制特色的探讨［J］．临床医学．医药论坛，2021，13（18）：138－140.

［18］龚千锋，易炳学．“樟树帮”中药传统炮制特色［N］．中国中医药报，2006－09－28（7）.

［19］李俊伟，张翼宙，等．医学类专业课程思政教学案例集［M］．北京：中国中医药

出版社，2020.

［20］沈力．中药储存与养护技术［M］．北京：人民卫生出版社，2018.

［21］浙江省食品药品监督管理局．浙江省中药炮制规范［M］．北京：中国医药科技出版社，2015.

［22］李范珠，李永吉．中药药剂学［M］．北京：人民卫生出版社，2016.

［23］杨明．中药药剂学［M］．北京：中国中医药出版社，2021.

［24］陈忠，张翼宙．医学类专业课程思政教学实录［M］．北京：中国中医药出版社，2020.

［25］狄留庆，李小芳．中药提取工艺学［M］．北京：科学出版社，2021.

［26］李小芳．中药提取工艺学［M］．北京：人民卫生出版社，2014.

［27］徐灵胎．医学源流论．古求知校注［M］.2 版．北京：中国医药科技出版社，2019.

［28］赵婷，国大亮，刘洋，等．“法随证立”的中药煎服法探讨［J］．中医杂志，2019，18（031）：96－99.

［29］史年刚，李炜弘，乔卫龙，等．药酒的制备与应用研究［J］．工艺技术，2018，59（16）：1374－1376.

［30］张易棣．影响中药疗效因素的探讨［J］．现代中医药，2010，30（3）：93－94.

［31］宋灏．煎药漫谈［J］．光明中医，2011，26（7）：1450－1451.

［32］刘小妹，杨媛媛，胡静，等．冯了性风湿跌打药酒的化学成分鉴定［J］．中国药房，2020，31（20）：2473－2480.

［33］蒲维维，杨万政，王捷．薄荷挥发油提取工艺的研究［J］．内蒙古石油化工，2011，37（22）：6－7.

［34］刘小平．中药分离工程［M］．北京：化学工业出版社，2005.

［35］赵扬，姬忠礼，王湛，等．液体过滤技术现状与我国的发展趋势［J］．合肥工业大学学报（自然科学版），2010，33（6）：812－816.

［36］陈秦娥，梁金龙．中药制剂分离与纯化新技术应用进展［J］．江西中医药，2012，43（354）：72－76.

［37］卢艳花．中药有效成分提取分离技术［M］．北京：化学工业出版社，2005.

［38］钱春喜，王清华，姚澄，等．中药有效成分分离纯化技术研究进展［J］．环球市场，2018（15）.

［39］刘光喜．中药有效成分的分离纯化技术研究概况［J］．中医药导报，2008，14（7）：118－120.

［40］王效山，王键．制药工艺学［M］．北京：北京科学技术出版社，2003.

［41］曹光明．中药浸提物生产工艺学［M］．北京：化学工业出版社，2009.

［42］伍振峰，邱玲玲，郑琴，等．中药提取物及其制剂防潮策略研究［J］．中国医药工业杂志，2011，42（1）：66－69.

［43］宋丽．中药提取物质量标准的研究进展［C］．石家庄：中国药学会学术年会暨第八届中国药师周论文集，2008.

［44］FLAMINI R，TOMASI D. The anthocyanin content in berries of the hybrid grape cultivars Clinton and Isabella［J］．Vitis，2000，39（2）：79.

［45］XU WG，XU P. The international strategy of TCM extract［J］．Research and Information on Traditional Chinese Medicine，2005，7（10）：34－36.

［46］CHEN C. Research on the modernization strategy of TCM［J］．Overseas Medicine. Plant Amedica，2001，16（11）：1－4.

［47］陈翠萍，沙明，杨松松．朝鲜淫羊藿中黄酮类成分在不同采收期的含量变化［J］．中国中药杂志，1996，21（2）：88.

［48］周件贵，桂东浩．不同贮存期麸炒枳实的质量研究［J］．中国中药杂志，1997，22（2）：89.

［49］刘振丽，张秋海，欧光长，等．超滤及醇沉对金银花中绿原酸的影响［J］．中成药，1996，18（2）：5.

［50］秦泽平，张万隆．药品储存与养护技术［M］．4版．北京：中国医药科技出版社，2021.